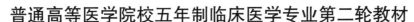
普通高等医学院校五年制临床医学专业第二轮教材

局部解剖学

（第2版）

（供五年制临床医学专业用）

主　　审　丁　炯　吕广明

主　　编　李建华　易西南

副 主 编　刘学敏　罗亚非　金利新　刘　娟

编　　者　（以姓氏笔画为序）

于世奇（河南中医药大学）　　　　王　强（甘肃中医药大学）

代冬芳（青海大学）　　　　　　　丛树园（云南中医药大学）

刘　真（山东大学）　　　　　　　刘　娟（宁夏医科大学）

刘学敏（长治医学院）　　　　　　刘瑞欣（青海大学）

李　亮（湖南中医药大学）　　　　李长兴（青海大学）

李建华（青海大学）　　　　　　　李建斌（长治医学院）

李筱贺（内蒙古医科大学）　　　　李福鑫（青海大学）

范红斌（江南大学无锡医学院）　　易西南（海南医学院）

罗亚非（贵州中医药大学）　　　　金利新（青岛大学）

编写秘书　王　茹（青海大学）　　　　　　李文佳（青海大学）

中国健康传媒集团

中国医药科技出版社

内 容 提 要

本教材是"普通高等医学院校五年制临床医学专业第二轮教材"之一，系根据普通高等医学院校五年制临床医学专业第二轮教材编写总体原则、要求和《局部解剖学》课程教学大纲的基本要求及课程特点编写而成，其内容主要分为头部、颈部、胸部、腹部、盆部与会阴、脊椎区、上肢和下肢，共8个部分，介绍了人体各分区内的器官和结构的形态、位置、毗邻和层次关系等。本教材为书网融合教材，即纸质教材有机融合电子教材、教学配套资源（PPT、微课等），题库系统，使教学资源立体化、生动化，便教易学。

本教材主要供全国普通高等医学院校五年制临床医学专业师生使用，也可供检验医学、影像医学、口腔医学、预防医学、基础医学、麻醉医学、药学、法医学、护理学等专业师生选用。

图书在版编目（CIP）数据

局部解剖学/李建华，易西南主编. — 2版. —北京：中国医药科技出版社，2023.6

普通高等医学院校五年制临床医学专业第二轮教材

ISBN 978 – 7 – 5214 – 3662 – 4

Ⅰ.①局…　Ⅱ.①李…②易…　Ⅲ.①局部解剖学–医学院校–教材　Ⅳ.①R323

中国版本图书馆 CIP 数据核字（2022）第 240856 号

美术编辑　陈君杞
版式设计　友全图文

出版　**中国健康传媒集团**｜中国医药科技出版社

地址　北京市海淀区文慧园北路甲 22 号

邮编　100082

电话　发行：010 – 62227427　邮购：010 – 62236938

网址　www. cmstp. com

规格　889×1194mm $^1/_{16}$

印张　16 $^1/_4$

字数　465 千字

初版　2016 年 12 月第 1 版

版次　2023 年 6 月第 2 版

印次　2023 年 6 月第 1 次印刷

印刷　三河市万龙印装有限公司

经销　全国各地新华书店

书号　ISBN 978 – 7 – 5214 – 3662 – 4

定价　65.00 元

获取新书信息、投稿、为图书纠错，请扫码联系我们。

出版说明

为了贯彻《中共中央、国务院中国教育现代化2035》"加强创新型、应用型、技能型人才培养规模"的战略任务要求，落实《国务院办公厅关于加快医学教育创新发展的指导意见》，紧密对接新医科建设对医学教育改革的新要求，满足新时代医疗卫生事业对人才培养的新需求，中国医药科技出版社在教育部、国家药品监督管理局的领导下，通过走访主要院校对2016年出版的"全国普通高等医学院校五年制临床医学专业'十三五'规划教材"进行了广泛征求意见，有针对性的制定了第二版教材的出版方案，旨在赋予再版教材以下特点。

1. 立德树人，融入课程思政

把立德树人贯穿、落实到教材建设全过程的各方面、各环节。课程思政建设应体现在知识技能传授中厚植爱国主义情怀，加强品德修养、增长知识见识、培养奋斗精神，不断提高学生思想水平、政治觉悟、道德品质、文化素养等。医学教材着重体现加强救死扶伤的道术、心中有爱的仁术、知识扎实的学术、本领过硬的技术、方法科学的艺术的教育，培养医德高尚、医术精湛的人民健康守护者。

2. 精准定位，培养应用人才

坚持体现《中共中央、国务院中国教育现代化2035》"加强创新型、应用型、技能型人才培养规模"的战略任务，落实《国务院办公厅关于加快医学教育创新发展的指导意见》中"立足基本国情，以服务需求为导向，以新医科建设为抓手，着力创新体制机制，分类培养研究型、复合型和应用型人才"的医学教育目标，结合医学教育发展"大国计、大民生、大学科、大专业"的新定位，注重人才培养应从疾病诊疗提升拓展为预防、诊疗和康养，以健康促进为中心，服务生命全周期、健康全过程的转变，精准定位教材内容和体系。教材编写应体现以医疗卫生事业需求为导向，以岗位胜任力为核心，以培养医工、医理、医文学科交叉融合的高素质、强能力、精专业、重实践的本科医学人才培养目标。

3. 适应发展，优化教材内容

必须符合行业发展要求。构建教材内容结构，要体现医疗机构对医学人才在临床实践能力、沟通交流能力、服务意识和敬业精神等方面的要求；体现临床程序贯穿于教学的全过程，培养学生的整体临床意识；体现国家相关执业资格考试的有关新精神、新动向和新要求；注重吸收行业发展的新知识、新技术、新方法，体现学科发展前沿，并适当拓展知识面，为学生后续发展奠定必要的基础；满足以学生为中心而开展的各种教学方法的需要，充分发挥学生的主观能动性。

4.遵循规律，注重"三基""五性"

遵循教材规律。针对普通高等医学院校本科医学类专业教学需要，教材内容应注重"三基"（基本知识、基础理论、基本技能）、"五性"（思想性、科学性、先进性、启发性、适用性）；内容成熟、术语规范、文字精炼、逻辑清晰、图文并茂、易教易学；注意"适用性"，即以普通高等学校医学教育实际和学生接受能力为基准编写教材，满足多数院校的教学需要。

5.创新模式，提升学生能力

加强"三基"训练，着力提高学生分析问题和解决问题的能力。在不影响教材主体内容的基础上要保留"案例引导""学习目标""知识链接""目标检测"模块，去掉知识拓展模块。进一步优化各模块的内容，培养学生理论联系实践的实际操作能力、创新思维能力和综合分析能力；增强教材的可读性和实用性，培养学生学习的自觉性和主动性。

6.丰富资源，优化增值服务内容

搭建与教材配套的中国医药科技出版社在线学习平台"医药大学堂"（数字教材、教学课件、图片、视频、动画及练习题等），实现教学信息发布、师生答疑交流、学生在线测试、教学资源拓展等功能，促进学生自主学习。

本套教材凝聚了省属院校高等教育工作者的集体智慧，体现了凝心聚力、精益求精的工作作风，谨此向有关单位和个人致以衷心的感谢！

尽管所有参与者尽心竭力、字斟句酌，教材仍然有进一步提升的空间，敬请广大师生提出宝贵意见，以便不断修订完善！

普通高等医学院校五年制临床医学专业第二轮教材

建设指导委员会名单

主 任 委 员　樊代明

副主任委员　（以姓氏笔画为序）

于景科（济宁医学院）　　　　　　王金胜（长治医学院）

吕雄文（安徽医科大学）　　　　　朱卫丰（江西中医药大学）

杨　柱（贵州中医药大学）　　　　吴开春（第四军医大学）

何　涛（西南医科大学）　　　　　何清湖（湖南医药学院）

宋晓亮（长治医学院）　　　　　　郑金平（长治医学院）

唐世英（承德医学院）　　　　　　曾　芳（成都中医药大学）

委　　　员　（以姓氏笔画为序）

于俊岩（长治医学院附属和平　　　于振坤（南京医科大学附属南京
　　　　医院）　　　　　　　　　　　　　明基医院）

马　伟（山东大学）　　　　　　　丰慧根（新乡医学院）

王　玖（滨州医学院）　　　　　　王伊龙（首都医科大学附属北京天坛医院）

王旭霞（山东大学）　　　　　　　王育生（山西医科大学）

王桂琴（山西医科大学）　　　　　王雪梅（内蒙古医科大学附属医院）

王勤英（山西医科大学）　　　　　艾自胜（同济大学）

叶本兰（厦门大学医学院）　　　　付升旗（新乡医学院）

朱金富（新乡医学院）　　　　　　任明姬（内蒙古医科大学）

刘春扬（福建医科大学）　　　　　闫国立（河南中医药大学）

江兴林（湖南医药学院）　　　　　孙国刚（西南医科大学）

孙思琴（山东第一医科大学）　　　李永芳（山东第一医科大学）

李建华（青海大学医学院）　　　　李春辉（中南大学湘雅医学院）

杨　征（四川大学华西口腔医　　　杨少华（桂林医学院）

　　　　学院）　　　　　　　　　杨军平（江西中医学大学）

邱丽颖（江南大学无锡医学院）　　何志巍（广东医科大学）

邹义洲（中南大学湘雅医学院）　　张　闻（昆明医科大学）

张　敏（河北医科大学）　　　　　张　燕（广西医科大学）

张秀花（江南大学无锡医学院）　　张晓霞（长治医学院）

张喜红（长治医学院）　　　　　　陈万金（福建医科大学附属第一医院）

陈云霞（长治医学院）　　　　　　陈礼刚（西南医科大学）

武俊芳（新乡医学院）　　　　　　林友文（福建医科大学）

林贤浩（福建医科大学）　　　　　明海霞（甘肃中医药大学）

罗　兰（昆明医科大学）　　　　　周新文（华中科技大学基础医学院）

郑　多（深圳大学医学院）　　　　单伟超（承德医学院）

赵幸福（南京医科大学附属　　　　郝少峰（长治医学院）

　　　　无锡精神卫生中心）　　　郝岗平（山东第一医科大学）

胡　东（安徽理工大学医学院）　　姚应水（皖南医学院）

夏　寅（首都医科大学附属北京　　夏超明（苏州大学苏州医学院）

　　　　天坛医院）　　　　　　　高凤敏（牡丹江医学院）

郭子健（江南大学无锡医学院）　　郭崇政（长治医学院）

郭嘉泰（长治医学院）　　　　　　黄利华（江南大学附属无锡五院）

曹玉萍（中南大学湘雅二医院）　　曹颖平（福建医科大学）

彭鸿娟（南方医科大学）　　　　　韩光亮（新乡医学院）

韩晶岩（北京大学医学部）　　　　游言文（河南中医药大学）

数字化教材编委会

主　审　丁　炯　吕广明
主　编　李建华　易西南
副 主 编　刘学敏　罗亚非　金利新　刘　娟
编　者　（以姓氏笔画为序）
　　　　于世奇（河南中医药大学）　　　　王　强（甘肃中医药大学）
　　　　代冬芳（青海大学）　　　　　　　丛树园（云南中医药大学）
　　　　刘　真（山东大学）　　　　　　　刘　娟（宁夏医科大学）
　　　　刘学敏（长治医学院）　　　　　　刘瑞欣（青海大学）
　　　　李　亮（湖南中医药大学）　　　　李长兴（青海大学）
　　　　李建华（青海大学）　　　　　　　李建斌（长治医学院）
　　　　李筱贺（内蒙古医科大学）　　　　李福鑫（青海大学）
　　　　范红斌（江南大学无锡医学院）　　易西南（海南医学院）
　　　　罗亚非（贵州中医药大学）　　　　金利新（青岛大学）
编写秘书　王　茹（青海大学）　　　　　　李文佳（青海大学）

序 言

"请君既奏前朝曲，又唱新翻杨柳枝"。由中国医药科技出版社组织编写的"普通高等医学院校五年制临床医学专业第二轮教材"，既要承前启后，又要继往开来；坚持德育为先，能力为重，全面发展。

"致天下之治者在人才，成天下之才者在教化"。青海大学医学院李建华教授主编的这部《局部解剖学》，在强化医学生职业道德、医学人文素养的前提下，注重培养学生临床思维能力和临床实践操作能力，满足培养应用型、复合型、技能型临床医学人才的要求。与国家执业医师资格考试和职称考试相对接，与住院医师规范化培训相衔接，体现学科发展前沿，适当拓展知识面，为学生后续发展奠定必要的基础。满足以学生为中心而开展的各种教学方法：如以问题为基础的教学法（PBL），以病例为基础的教学法（CBL）、角色置换、情境教学、模拟教学等的需要，发挥学生的主观能动性。

"物情无巨细，自适固其常"。这部教材的设计，体现了"整合医学"的概念，基础与临床之间，通过问题或者典型案例来渗透、融通、联系。重视人际沟通能力的培养，体现人文关怀、职业道德、医学伦理、社会学、法律学等素质教育。遵循教材规律，注重"三基""五性"（基本知识、基础理论、基本技能和思想性、科学性、先进性、启发性、适用性。以普通高等医学院校实际和学生接受能力为基准，适当引入"案例引导"，设计"学习目标""知识链接""目标检测"等模块，注意循序渐进、由浅入深、由易到难，能适用多数院校的教学需要。建设学习平台，丰富教学资源，推进"互联网＋医学教育"，提升教学效率。在出版纸质教材的同时，免费为师生搭建与纸质教材配套的"医药大学堂"数字资源平台，含数字教材、教学课件、视频、动画及题库等，从而使教学资源更加丰富和多样化、立体化。

"操千曲而后晓声，观千剑而后识器"，参加这部教材的编者，都是长期工作在教学第一线的教师。在严格控制教材篇幅的同时，适当增加图表的比例，提高了教材的可读性和有效使用率。在庆贺书稿完成之日，欣为之序！

中国工程院　院士　钟世镇

南方医科大学教授

2022 年冬于广州

PREFACE 前 言

局部解剖学是按照人体的局部分区，研究各区域内的器官和结构的形态、位置、毗邻和层次关系的科学。它是解剖学的分科之一，是在学习了系统解剖学的基础上，通过实地尸体解剖和观察，巩固系统解剖学的知识，为进一步学习临床课程和临床实践打下良好的基础。因此，局部解剖学是基础医学与临床医学之间的桥梁课程。

本次编写的《局部解剖学》是"普通高等医学院校五年制临床医学专业第二轮教材"之一。教材编写在保留前一版教材优点的基础上，始终坚持以"5＋3"为主体的临床医学教育综合改革为引领，体现"三基、五性、三特定"的编写原则，强调素质教育和创新能力的培养，突出基础知识与临床实践的结合，注重对学生临床思维能力及实践能力的培养，满足培养应用型、复合型、技能型临床医学人才的要求。适当引入"案例引导""学习目标""知识链接""目标检测"等模块，其中"本章小结""目标检测答案"以二维码的形式呈现。建设学习平台，丰富教学资源，推进"互联网＋医学教育"，提升教学效率。免费为师生搭建与纸质教材配套的"医药大学堂"数字资源平台，含数字教材、教学课件、视频及题库等，从而使教学资源更加丰富和多样化、立体化。

根据本门学科特点及大纲要求，《局部解剖学》分头部、颈部、胸部、腹部、盆部与会阴、脊椎区、上肢和下肢，共8个部分，介绍了人体各分区内的器官和结构的形态、位置、毗邻和层次关系等，为学生后续医学课程的学习和临床工作奠定了基础。教材主要供全国普通高等医学院校五年制临床医学专业师生使用，也可供检验医学、影像医学、口腔医学、预防医学、基础医学、麻醉医学、药学、法医学、护理学等专业选用。

本教材在编写的过程中参考了国内外多种教材和专著，采用的解剖学名词以全国科学技术名词审定委员会于2014年公布的《人体解剖学名词》为准。本版教材的编写人员来自全国11所医学院校，他们都是各院校多年来在解剖学教学、科研及临床一线的教师，具备丰富的工作经验和教学经验。在教材的编写过程中，各位编委以高度的责任感及团队精神，对每章内容力求精益求精，做了大量细致的工作，同时，参编院校的领导给予了大力支持，在此一并表示诚挚的感谢和崇高的敬意！教材中的插图由青海大学医学院普通教育2015级临床医学专业1、2班同学和成人教育2016级临床医学专业1班同学共同绘制完成，尤其是刘占杰同学和张桓同学，在此对他们的辛勤付出深表谢意。

限于我们的知识水平和经验，诸多环节尚存不尽人意之处，恳请各医学院校师生和同仁在使用过程中批评和指正，以便再版时修正。

编 者
2023 年 3 月

目 录 CONTENTS

绪　论

局部解剖学（topographic anatomy）是按照人体的局部分区，研究各区域内的器官和结构的形态、位置、毗邻和层次关系的科学。局部解剖学是在学习了系统解剖学的基础上，通过尸体解剖和观察，巩固系统解剖学的知识，为进一步学习临床课程和临床实践打下良好的基础。因此，局部解剖学是基础医学与临床医学之间的桥梁课程。

一、人体基本结构的概念

人体可分为头、颈、躯干及四肢。头与躯干，均由皮肤、浅筋膜、深筋膜、肌和骨骼等共同构成腔或管，可容纳并保护中枢、感觉器官和内脏器官等。四肢是以骨骼为支架，肌肉附着于骨骼，深筋膜包盖着肌肉，浅筋膜位于皮下。

（一）皮肤

皮肤（skin）被覆于全身表面，由浅层上皮性的表皮和深层结缔组织性的真皮组成。真皮有许多突起的乳头嵌入表皮深面，并借结缔组织的纤维束与深面的浅筋膜相连。人体各部的皮肤厚薄不一，腹侧面皮肤较薄，背侧面的较厚，但在手和足则相反。项部、背部、手掌和足底处皮肤最厚，而腋窝和面部的最薄。另外，全身皮肤的纹理也不一致，作皮肤切口时应注意上述特点。

（二）浅筋膜

浅筋膜（superficial fascia）位于皮下，又称皮下组织或皮下脂肪，属疏松结缔组织，且富有脂肪，遍布全身。浅筋膜的厚薄在不同的部位差别较大，除眼睑、乳头和男性外生殖器等处的浅筋膜内不含脂肪外，其余各部均含脂肪。浅筋膜内纤维束的强弱和松紧，关系着皮肤移动性的大小，以及解剖时剥离皮肤的难易。头皮、项、背、手掌和足底等部位的浅筋膜致密，使皮肤紧密连接于深部结构，其他部位的浅筋膜较疏松并有弹性。

浅筋膜内有皮神经，浅动、静脉和淋巴管分布。皮神经穿出深筋膜后，走行于浅筋膜内，并以细支分布于皮肤。浅动脉细小，而浅静脉较粗大，一般不与动脉伴行，多互相吻合，最后穿深筋膜注入深静脉。浅筋膜内有丰富的淋巴管，但均细小，壁薄透明，不易辨认。另外，在头、颈、腋窝和腹股沟等部的浅筋膜内可见到淋巴结（图绪 -1）。

（三）深筋膜

深筋膜（deep fascia）又称固有筋膜，是位于浅筋膜深面包裹着肌肉的一层纤维组织膜。在四肢，深筋膜还深入肌群之间，附着于骨，构成肌间隔。深筋膜包裹肌肉形成肌鞘，包裹血管和神经形成血管神经鞘，包裹腺体形成筋膜鞘或囊。在某些部位，如腕部和踝部，深膜在局部横行增厚，且两端固定于骨性突起上形成支持带，能约束其深面的肌腱。另外，深筋膜、肌间隔与骨和骨膜之间可形成骨筋膜鞘或筋膜间隙，内有疏松结缔组织充填，感染时脓液可在间隙中蓄积蔓延。解剖时应注意各处深筋膜的厚薄及其与肌肉的关系。

（四）肌

肌（muscle）包括分布于内脏器官的平滑肌、心肌和分布于躯体的骨骼肌。每块肌肉均由邻近的动脉发支营养，动脉多与支配该肌的神经伴行，经神经、血管"门"进入。解剖肌肉时应先使之紧张，

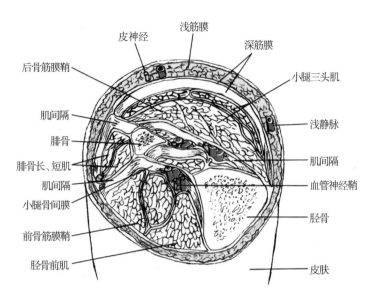

图绪－1　小腿横断面显示结构配布规律

并认清其边界，然后沿肌束的方向清除结缔组织，进行分离。

（五）血管

解剖操作时所能见到的血管（blood vessel）是动脉和静脉。动脉与伴行静脉相比则管径细，壁厚腔圆且有弹性；尸体上，动脉一般颜色发白，腔内空虚，不含血液。静脉管径较粗，壁薄且弹性差；尸体上，静脉腔内常含有凝固的血块，呈紫蓝色。静脉属支多，彼此之间多吻合。浅静脉多单独走行，而深静脉多以 2 支与动脉伴行，走行于动脉两侧。

（六）淋巴管与淋巴结

淋巴管（lymphatic vessel）形态结构与静脉相似，但管腔细，壁薄透明呈乳白色，除淋巴导管和淋巴干以及位于淋巴结附近的淋巴管较易剖露，其他部位的淋巴管解剖时不易辨认。淋巴结为大小不一的圆形或椭圆形小体，呈灰红色。淋巴结常沿血管配布，多位于人体的凹窝或较隐蔽处，如腋窝、腹股沟及胸、腹盆腔内的大血管周围。

（七）神经

神经（nerve）呈白色条索状，除皮神经之外，常与血管伴行，由结缔组织包绕形成血管神经束。脏器周围的自主神经常缠绕在脏器和血管壁上形成自主神经丛，随血管分布，解剖时较难分离。

二、解剖器械及其使用

（一）解剖刀

解剖刀为常用器械之一。常以刀刃切开皮肤、切断肌肉和其他软组织；以刀尖修洁血管和神经；以刀柄钝性分离组织等。一般用右手持刀，方式可随不同需要而异。切皮时可用抓持法，即将刀柄捏于拇指与中、环和小指三指之间，示指指腹压于刀背上，用均衡的腕力切开皮肤；修洁神经血管和其他结构时，可采用执笔法，即用拇、示和中指三指捏持刀柄前部，犹如执笔，多用手指指间关节和掌指关节的小幅度运动，沿血管和神经走行方向进行修洁（图绪－2）。

要注意保护刀刃的锋利，勿用解剖刀切割坚韧的结构和材料。用刀时应谨防误伤自己和他人。

（二）镊子

镊子分有齿镊和无齿镊两种。前者用于夹持皮肤或较坚韧的结构；后者用于夹持神经、血管和肌肉

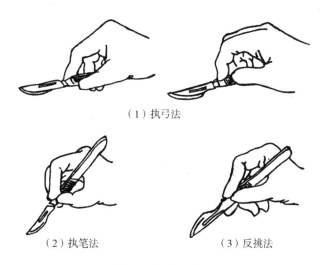

（1）执弓法

（2）执笔法　　　　　（3）反挑法

图绪-2　解剖刀持刀法

等软组织（图绪-3）。切忌用有齿镊夹持神经、血管和肌肉，以防损坏上述结构。一般用左手持镊，将镊子夹于拇指与示、中指指腹之间，用手指力量捏紧。也可两手同时持镊进行神经、血管和组织分离（图绪-4）。

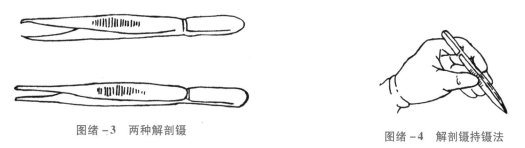

图绪-3　两种解剖镊　　　　　　　　　　图绪-4　解剖镊持镊法

（三）剪

剪有直剪和弯剪两种，并有圆头和尖头及长、短之分。圆头剪一般用于剪开、分离组织和修洁血管；尖头剪常用于剪断较坚韧结构，如肌腱、韧带、线、绳等物。正确的持剪方法，是将拇指和环指伸入剪柄的环内，中指放在剪环的前方，示指压在剪刀轴处，这样能起到稳定和定向的作用（图绪-5）。

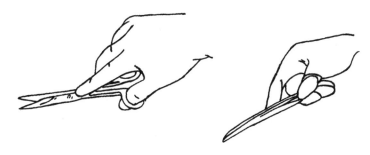

图绪-5　解剖剪（血管钳）持法

（四）血管钳

血管钳通常用于分离软组织及神经、血管等，在解剖时也可钳夹肌腱、韧带和皮肤等，作牵引固定之用。使用方法与剪相同（图绪-5）。

三、解剖操作基本技术

（一）解剖皮肤

按各局部规定的切口切开皮肤，切口深度以切透皮肤、但不伤及筋膜为宜，可先在尸体皮肤上，按拟作切口用刀尖背划一线痕，沿该线将刀刃与皮肤呈45°角切开皮肤。用有齿镊牵起切开之皮肤一角，向上翻起，用刀刃将皮肤与皮下组织划割开，将皮肤剥离、翻起。勿使过多的皮下组织附于皮片（图绪-6、图绪-7）。

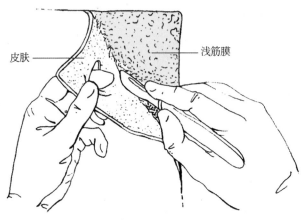

皮肤 —— 浅筋膜

图绪-6　皮肤剥离法

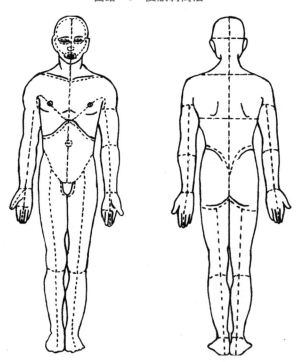

图绪-7　人体解剖常用皮肤切口

（二）解剖浅筋膜

浅筋膜的解剖主要是剖露浅静脉、皮神经，并清除纤维脂肪组织。浅静脉位于浅筋膜之中，沿其走行方向切开浅筋膜，暴露并分离之。皮神经先在浅筋膜深面走行，后逐渐分支浅出。于皮神经穿出深筋膜处开始，沿其走向剖查分离之。浅筋膜内，在某些部位有浅淋巴结，用刀尖分离脂肪组织，寻找淋巴结，观察与淋巴结相连的输入和输出淋巴管。将解剖出的主要浅静脉和皮神经保留，其余纤维脂肪组织、淋巴结及小静脉一律清除，暴露深筋膜。

（三）解剖深筋膜

深筋膜覆盖在肌肉表面，解剖时用镊子提起筋膜，沿肌纤维方向，使刀刃平贴肌表面，将筋膜从肌表面分离并切除之。腰背部及四肢的深筋膜厚而致密，可成层切除或切开翻起；躯干部深筋膜大部分与肌层结合紧密，因此，只能小片切除；某些部位的深筋膜形成腱纤维鞘或作为肌的起点，则无需除去。

（四）解剖血管、神经

深部的血管、神经均走行于肌肉与肌肉之间、肌群与肌群之间，或位于脏器周围的结缔组织内，特别是脏器的"门"，如肝门、肺门等处。解剖时，应先用刀尖沿血管、神经主干的走向，划开包绕它们的由筋膜形成的血管神经鞘，显露出血管、神经的主干，然后用镊子提起血管、神经，沿其两侧用刀尖背面或剪刀仔细作钝性分离，剔除周围的结缔组织、脂肪，以及缠绕在血管壁上的自主神经丛，沿血管、神经的主干，找出其分支并按上述方法分离之（图绪 -8）。

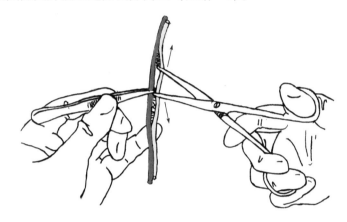

图绪 -8　血管神经解剖法

（五）解剖肌肉

沿肌纤维的方向切开并剥离肌表面的深筋膜，修出肌的境界，然后进行观察。注意肌的位置、形态、起止、肌质与腱质的配布、肌纤维的方向及血管和神经的分布。有时需按规定将肌肉切断，以便观察深层结构。切断肌肉时，先将其边界完全分清，并用刀柄或将手指伸入肌的深面，将其与深面的结构分离，然后用剪刀将肌剪断；或在肌下垫一刀柄，用刀将肌横断，以免伤及深层结构。

（六）解剖脏器

打开胸、腹腔后，首先原位暴露脏器，观察其所在位置、体表投影、毗邻关系、浆膜配布等；然后剖查其血管、神经，或根据操作要求切断神经、血管及有关固定装置，取出脏器进一步解剖观察；或切开脏器观察其腔内结构或腔壁。

四、局部解剖学的学习方法及注意事项

1. 学习局部解剖学是在学习了系统解剖学的基础上进行的，只有在掌握各局部区域的器官配布情况之后，才能更好地进行解剖操作，故在进行解剖操作之前应做好预习；认真阅读局部解剖学的有关内容，以及系统解剖学的有关章节。

2. 尸体解剖是学习局部解剖学最重要的方法，故解剖时应勤于动手，善于观察，不断总结，做到理论联系实际，充分利用所解剖的尸体学好局部解剖学。

3. 要严格按照操作要求由浅入深逐层解剖。解剖时要主次分明，先剖查主要结构，再追寻次要结

构；对主要结构要加以保护，必要时可切断，但不能切除。对于妨碍操作的次要结构，如伴行静脉、淋巴结等虽可切除，但应按操作要求进行。

4. 每次解剖操作之前应明确分工，如主刀、助手、阅读指导、查图等，其他同学应仔细观察所解剖出的每一结构，认真总结记录。

5. 每次解剖操作结束时，应把解剖器械擦洗干净，妥善保存；把尸体盖好，不得暴露在外，以防干燥；将解剖下来的组织碎片收拾干净。

第一章 头 部

PPT

📖 学习目标

1. **掌握** 头部重要的体表标志及其临床意义；脑膜中动脉、腮腺管和面动脉的体表投影；额顶枕区、颞区软组织的层次和结构特点；海绵窦的位置、构成、交通关系及穿经的结构；面神经和三叉神经在面部的行径和分布；面动脉、面静脉的行程、特点和"危险三角"的位置及临床意义；腮腺的位置、毗邻及腮腺鞘的结构特点和临床意义。

2. **熟悉** 颅内、外静脉的交通及颞下窝的位置和内容。

3. **了解** 头部的境界；翼丛、翼颌间隙、咬肌间隙的位置、毗邻、意义。

第一节 概 述

一、境界与分区

头部包括颅部和面部。头部以下颌骨下缘、下颌角、乳突尖、上项线和枕外隆凸的连线与颈部为界。又以眶上缘、颧弓上缘、外耳门上缘至乳突的连线为界分为后上方的颅部和前下方的面部。

二、体表标志和投影

（一）体表及骨性标志

头部骨性标志对于头部器官定位具有重要意义（图1-1、图1-2）。

1. **眉弓（superciliary arch）** 位于眶上缘上方1.5cm、额结节下方的弓状隆起。眉弓对应于大脑额叶的下缘，其内侧份的深面有额窦。

2. **眶上切迹（supraorbital notch）** 位于眶上缘的内、中1/3交界处，距正中线约2.5cm，有眶上血管和神经通过。

3. **眶下孔（infraorbital foramen）** 位于眶下缘中点的下方约0.8cm处，有眶下血管及神经通过。

4. **颏孔（mental foramen）** 通常位于下颌第二前磨牙根下方，下颌体上、下缘连线的中点或其稍上方，距正中线约2.5cm处。有颏血管和神经通过，为颏神经麻醉的穿刺部位。

5. **翼点（pterion）** 位于颧弓中点上方约二横指处，为额、顶、颞、蝶四骨汇合之处，呈"H"形。此处骨质薄弱，内面有脑膜中动脉前支通过。骨折时易伤及该动脉，形成颅内血肿。

6. **颧弓（zygomatic arch）** 位于耳屏至眶下缘连线上，由颞骨的颧突和颧骨的颞突共同组成，全长均可触及。颧弓上缘，相当于大脑半球颞叶前端的下缘。

7. **髁突（condylar process）** 位于颧弓下方，耳屏的前方，在张、闭口运动时，可触及其滑动。

8. **下颌角（angle of mandible）** 位于下颌体下缘与下颌支后缘相交处。

9. **乳突（mastoid process）** 位于耳垂后方，在其根部前内方有茎乳孔，面神经由此孔出颅。

10. **枕外隆凸（external occipital protuberance）** 位于头后正中线上，枕骨正中外面最突出的部分。

11. 上项线（superior nuchal line） 为自枕外隆凸向两侧延伸的骨嵴，内面与横窦平齐，是大脑和小脑的分界线。

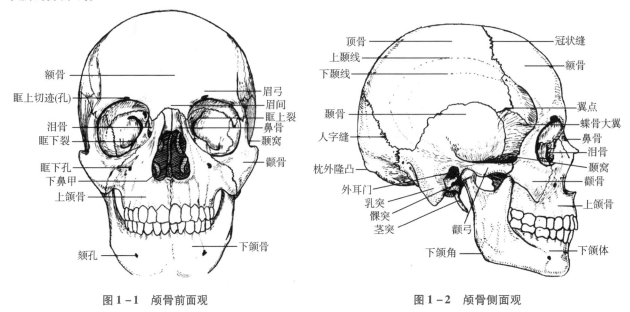

图 1 - 1　颅骨前面观　　　　　　　　　　　图 1 - 2　颅骨侧面观

（二）体表投影

进行头部体表投影，需确定以下 6 条标志线。①下水平线：通过眶下缘与外耳门上缘；②上水平线：经过眶上缘，与下水平线平行；③矢状线：是从鼻根经颅顶正中线至枕外隆凸的弧线；④前垂直线：通过颧弓中点的垂线；⑤中垂直线：经髁突中点的垂线；⑥后垂直线：经过乳突基部后缘的垂线（图 1 - 3）。

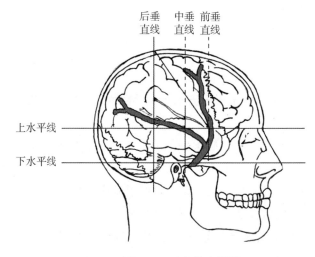

图 1 - 3　头部体表投影

1. 中央沟的投影　在前垂直线和上水平线交点与后垂直线和矢状线交点的连线上，介于中垂直线与后垂直线间的一段。

2. 中央前、后回的投影　分别位于中央沟投影线前、后各 1.5cm 宽的范围内。

3. 运动性语言中枢的投影　前垂直线与上水平线相交点上方。

4. 外侧沟的投影　位于上水平线与中央沟投影线夹角的等分线上。

5. 大脑下缘的投影　为由鼻根中点上方 1.25cm 处向外，沿眶上缘向后，经颧弓上缘外耳门上缘至枕外隆凸的连线。

6. 脑膜中动脉的投影　本干经过前垂直线与下水平线交点，其前支通过前垂直线与上水平线的交点，其后支则经过后垂直线与上水平线的交点。

第二节　面　部 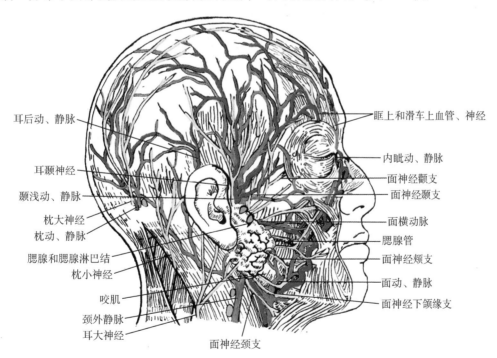微课

面部可分为眶区、鼻区、口区和面侧区。

一、面部浅层结构

（一）皮肤与浅筋膜

面部皮肤薄而柔软，富于弹性，含有较多的皮脂腺、汗腺和毛囊，是皮脂腺囊肿和疖肿的好发部位。浅筋膜由疏松结缔组织构成，颊部脂肪聚成的团块称为颊脂体。面部皮下组织疏松，感染易扩散；浅筋膜内血供丰富，所以面部创口愈合快，抗感染能力较强，但创伤时出血较多。

（二）面肌

面肌属于皮肌，位于皮下，起自面颅骨或筋膜，止于皮肤，主要集中在眼裂、口裂和鼻孔的周围，呈辐射状或环状排布。收缩时，使眼裂、口裂等开大或缩小，使面部呈现各种表情。面肌由面神经支配，面神经受损时，可引起面瘫。

（三）血管、淋巴及神经

1. 血管　分布于面部浅层的主要动脉为面动脉，与同名静脉伴行（图 1-4）。

耳后动、静脉
耳颞神经
颞浅动、静脉
枕大神经
枕动、静脉
腮腺和腮腺淋巴结
枕小神经
咬肌
颈外静脉
耳大神经
面神经颈支

眶上和滑车上血管、神经
内眦动、静脉
面神经颞支
面神经颧支
面横动脉
腮腺管
面神经颊支
面动、静脉
面神经下颌缘支

图 1-4　面部浅层结构

（1）**面动脉**（facial artery）　起自颈外动脉，经下颌下三角在咬肌点前缘处进入面部。面动脉向前上弯曲上行，经口角和鼻翼外侧至内眦，改称为内眦动脉。面动脉的搏动在下颌骨下缘与咬肌前缘相交

处可以触及。面动脉的分支有下唇动脉、上唇动脉和鼻外侧动脉。

（2）面静脉（facial vein）　行于面动脉的后方，起自内眦静脉，位置较浅至下颌角下方，与下颌后静脉的前支汇合后，穿深筋膜注入颈内静脉。面静脉通过眼静脉与海绵窦交通。口角平面以上的一段面静脉通常无瓣膜，面肌的收缩或挤压可促使血液逆流进入颅内。当面部感染时，病原体可经上述途径进入颅内而引起颅内感染，因而把鼻根至两侧口角连线所围成的三角形区称之为"危险三角"。

2. 淋巴　面部浅层的淋巴管非常丰富，吻合成网，多沿血管排列，常注入下颌下淋巴结和颏下淋巴结。

3. 神经　管理面部感觉的神经来自三叉神经，管理面肌运动的神经来自面神经。

（1）三叉神经（trigeminal nerve）　为混合神经，发出眼神经、上颌神经和下颌神经三大分支，其感觉支除分布于面深部外，终末支穿面颅各孔，分布于相应区域的皮肤（图1–5）。三个较大的终末支是眶上神经、眶下神经和颏神经。

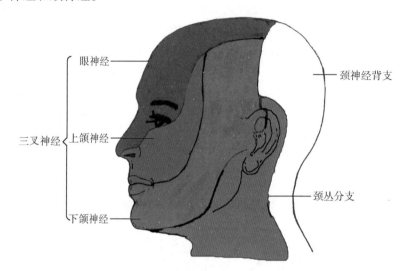

图1–5　三叉神经在头面部的分布区示意图

1）眶上神经（supraorbital nerve）　为眼神经的分支，与同名血管伴行。由眶上切迹或孔穿出，分布于额部皮肤。

2）眶下神经（infraorbital nerve）　为上颌神经的分支，与同名血管伴行，穿出眶下孔，分布于下睑、鼻背外侧及上唇的皮肤。

3）颏神经（mental nerve）　为下颌神经的分支，与同名血管伴行，出颏孔，分布于下唇及颏区的皮肤。

（2）面神经（facial nerve）　由茎乳孔出颅，向前穿入腮腺，相互交织成丛，最后呈扇形分为颞支、颧支、颊支、下颌缘支和颈支，支配面肌。

1）颞支（temporal branch）　经腮腺上缘，斜跨颧弓，支配额肌和眼轮匝肌上部。

2）颧支（zygomatic branch）　由腮腺前缘穿出，支配眼轮匝肌下部及上唇诸肌。

3）颊支（buccal branch）　穿腮腺前缘，支配颊肌和口裂周围诸肌。

4）下颌缘支（marginal mandibular branch）　从腮腺下端穿出后，行于颈阔肌深面，越过面动、静脉的浅面，沿下颌骨下缘向前，支配下唇诸肌及颏肌。

5）颈支（cervical branch）　由腮腺下端穿出，行于颈阔肌深面，并支配该肌。

二、面侧区

面侧区为位于颧弓、鼻唇沟、下颌骨下缘与胸锁乳突肌上份前缘之间的区域，包括颊区、腮腺咬肌区和面侧深区。本节只述后两个区域。

（一）腮腺咬肌区

1. 腮腺咬肌筋膜 来自颈深筋膜浅层。在腮腺后缘分为深、浅两层，包绕腮腺形成腮腺鞘，两层在腮腺前缘处融合为一层并覆盖咬肌，称为咬肌筋膜。腮腺鞘与腮腺结合紧密，并发出许多间隔深入到腺实质内，其深层薄弱且不完整，故腮腺化脓时，易入深部，形成咽旁脓肿。

2. 腮腺（parotid giand） 位于面侧区，呈楔形，底向外侧，尖向内侧突向下颌后窝，直达咽旁。上邻颧弓、外耳道和颞下颌关节，下平下颌角，前邻咬肌、下颌支和翼内肌的后缘，后邻乳突前缘及胸锁乳突肌前缘的上份。深部位于下颌后窝内及下颌支的深面。腮腺的深面与茎突诸肌及深部血管神经相邻。此部后内侧与颈部肌肉、颈内动、静脉，舌咽、迷走、副及舌下神经共同形成"腮腺床"（图1-6）。

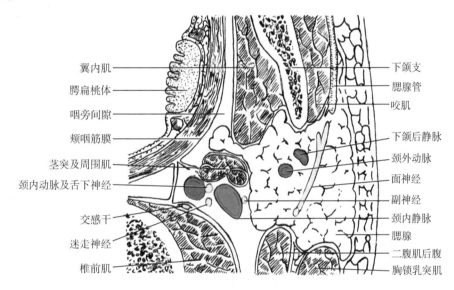

图1-6 腮腺和面侧区横断面（左侧）

左侧标注（自上而下）：翼内肌、腭扁桃体、咽旁间隙、颊咽筋膜、茎突及周围肌、颈内动脉及舌下神经、交感干、迷走神经、椎前肌

右侧标注（自上而下）：下颌支、腮腺管、咬肌、下颌后静脉、颈外动脉、面神经、副神经、颈内静脉、腮腺、二腹肌后腹、胸锁乳突肌

3. 腮腺管（parotid duct） 由腮腺浅部的前缘发出，在颧弓下一横指处，向前横跨咬肌表面，至咬肌前缘急转向内侧，穿颊肌，在颊黏膜下潜行一段距离后开口于与上颌第二磨牙相对处的颊黏膜上。开口处黏膜隆起，称腮腺乳头，可经此乳头插管，进行腮腺管造影。腮腺管的体表投影相当于自鼻翼与口角间的中点至耳屏间切迹连线的中1/3段。

4. 腮腺淋巴结（parotid lymph nodes） 位于腮腺表面和腺实质内。浅淋巴结引流耳郭、颅顶前部和面上部的淋巴，深淋巴结收集外耳道、中耳、鼻、腭和颊深部的淋巴。两者均注入颈外侧淋巴结。

5. 穿经腮腺的结构 有大量血管、神经穿过腮腺，纵行的有颈外动脉、下颌后静脉、颞浅动脉、颞浅静脉和耳颞神经；横行的有上颌动、静脉，面横动、静脉和面神经的分支。上述血管、神经的位置由浅入深依次为：面神经分支、下颌后静脉、颈外动脉及耳颞神经。而面神经从腮腺内穿过，据此可将面神经颅外段分为3段。第一段从茎乳孔至腮腺，长1.0~1.5cm，位于乳突与外耳道之间，暴露面神经主干常在此段进行。第二段行于腮腺内，称为腮腺内段。面神经主干从腮腺后内侧面进入腮腺后，先分为上、下两干，再出干发出分支并交织成网，最后形成出腮腺的五组分支。通常上干分出颞支和颧支，下干分出颊支、下颌缘支和颈支。

腮腺由颞浅动脉和面横动脉的腮腺支供血，其静脉汇入下颌后静脉；腮腺的淋巴管向腮腺淋巴结、颈浅淋巴结引流，后二者之输出淋巴管至颈深淋巴结；耳大神经分支和耳颞神经的腮腺支中的感觉纤维共同管理腮腺的感觉；交感神经来自颈上神经节，经颈外动脉丛、颞浅动脉丛到腮腺；副交感神经来自耳神经节，经耳颞神经至腮腺（图1-7、图1-8）。

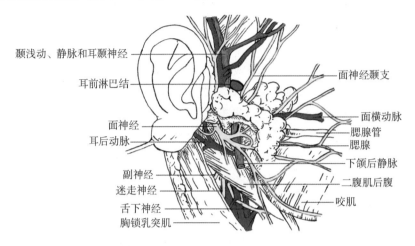

图1-7 腮腺及穿经腮腺的结构

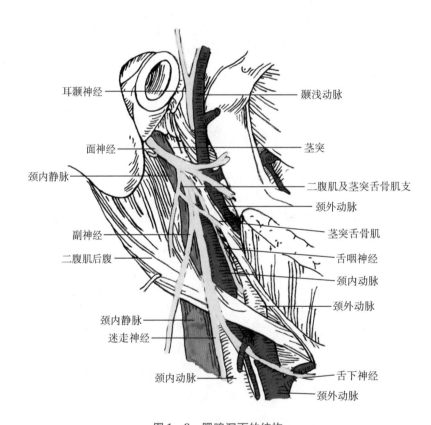

图1-8 腮腺深面的结构

6. 咬肌（masseter muscle） 起自颧弓下缘和深面，止于下颌支外侧面和咬肌粗隆。该肌的后上部为腮腺所覆盖，浅面有面横动脉、腮腺管、面神经的颊支和下颌缘支横过（图1-9、图1-10）。

（二）面侧深区

1. 境界 前壁为上颌骨体的后面，后壁为腮腺深部，外侧壁为下颌支，内侧壁为翼突外侧板和咽侧壁，顶为蝶骨大翼的颞下面，底平下颌骨下缘（图1-11）。

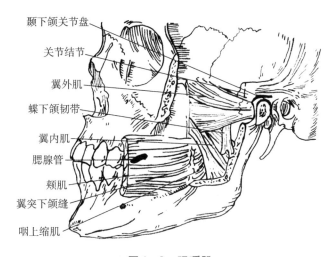

图 1－9　咀嚼肌

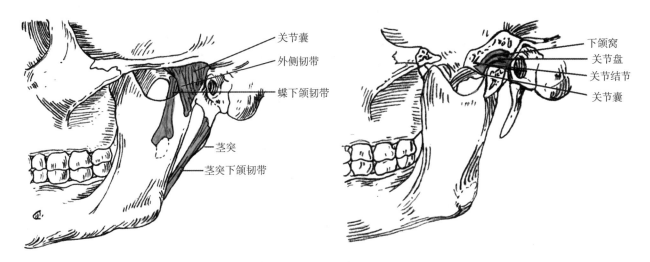

图 1－10　颞下颌关节

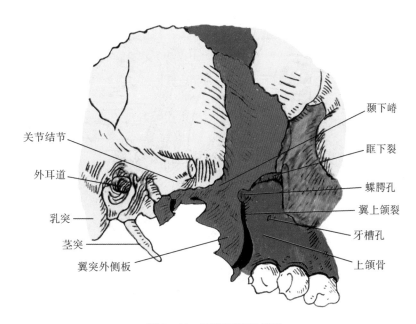

图 1－11　面侧深区的境界

2. 内容（图1-12、图1-13）

（1）翼内、外肌　①翼内肌（medial pterygoid muscle）：起自翼窝，斜向外下，止于下颌支内侧面的翼肌粗隆。②翼外肌（lateral pterygoid muscle）：起自蝶骨大翼的颞下面和翼突外侧板的外面，斜向外后方，止于下颌颈。

（2）翼丛（pterygoid plexus）　是位于颞下窝内，翼内、外肌之间的静脉丛。由上颌动脉分支伴行的静脉汇合而成，最后汇合成上颌静脉，回流到下颌后静脉。翼丛通过眼下静脉、面深静脉与面静脉相通，并经卵圆孔网、破裂孔导血管与海绵窦相通。

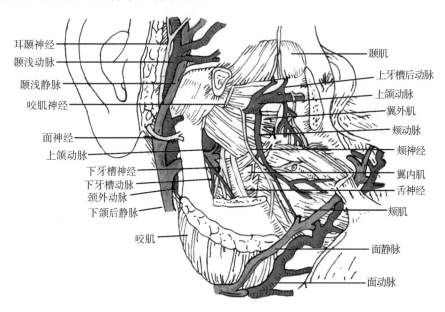

图1-12　面侧深区的血管神经（浅部）

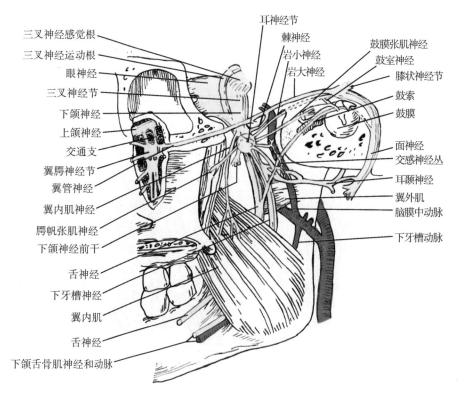

图1-13　颞下窝内侧部的结构（切除部分颅骨，从内侧面观）

（3）上颌动脉（maxillary artery）　平下颌颈高度。起自颈外动脉，经下颌颈的深面入颞下窝，经翼外肌和翼上颌裂入翼腭窝。上颌动脉以翼外肌为标志可分为三段。第一段：从起点至翼外肌下缘，位于下颌颈深面。其主要分支有下牙槽动脉和脑膜中动脉。下牙槽动脉经下颌孔入下颌管，分布于颏区；脑膜中动脉行于翼外肌深面，穿耳颞神经两根之间垂直上行，经棘孔入颅，分布于硬脑膜。第二段：位于翼外肌的浅面或深面，分支至翼内、外肌，咬肌、颞肌和颊肌。第三段：位于翼腭窝内，主要分支有上牙槽后动脉和眶下动脉。上牙槽后动脉向前下穿入上颌骨后面的牙槽孔，分布于上颌窦、上颌后份的牙槽突、牙、牙龈等；眶下动脉经眶下裂、眶下管，出眶下孔，沿途发出分支，分布于上颌前份的牙槽突、牙、牙龈，以及分布于下睑及眶下方的皮肤（图 1 - 14）。

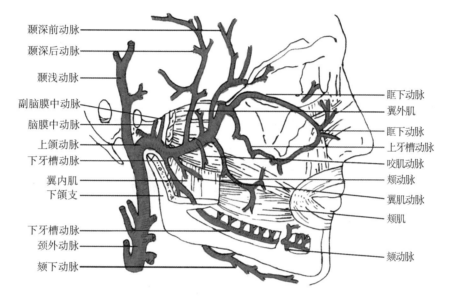

图 1 - 14　上颌动脉的行程及其分支

（4）下颌神经（mandibular nerve）　为三叉神经三个分支中最大的分支，经卵圆孔出颅进入颞下窝，分为若干支，主要分支有颊神经、耳颞神经、舌神经和下牙槽神经（图 1 - 15）。

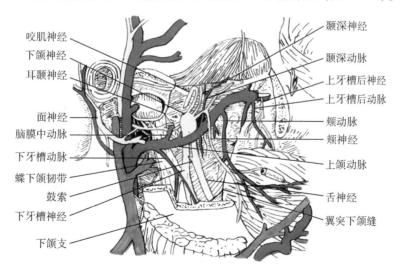

图 1 - 15　面侧深区的血管和神经（深部）

1）颊神经（buccal nerve）　经翼外肌两头之间穿出，沿颊肌外面前行，分布于颊黏膜、颊侧牙龈等。

2）耳颞神经（auriculotemporal nerve）　以两根起自下颌神经，环绕脑膜中动脉，然后合成一干，与颞浅动脉伴行，向上穿入腮腺鞘，分布于外耳道、耳郭及颞区的皮肤。

3）舌神经（lingual nerve）　经翼外肌深面下行，接受鼓索的味觉纤维和副交感纤维，继续向前下行，位于下颌支与翼内肌之间，达下颌下腺的上方，再沿舌骨舌肌的浅面行至口底，分布于下颌舌侧牙龈、下颌下腺、舌下腺、舌前2/3及口底的黏膜。

4）下牙槽神经（inferior alveolar nerve）　位于舌神经的后方经下颌孔入下颌管，管内分布于下颌骨和下颌牙，出颏孔后称颏神经，分布于颏区皮肤。

（三）面侧区的间隙

面侧区的间隙位于颅底与上、下颌骨之间，骨、肌肉与筋膜之间的间隙，彼此相通。主要包括咬肌间隙和翼下颌间隙（图1-16）。

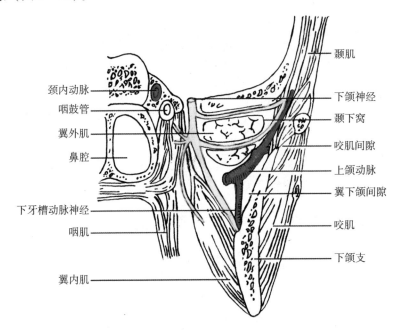

图1-16　咬肌间隙和翼下颌间隙（冠状断面）

1. 咬肌间隙（masseter space）　为位于咬肌深部与下颌支上部之间的间隙，前界为咬肌前缘、后界为下颌支后缘，上界为颧弓下缘、下界为下颌骨下缘，内侧界为下颌支外面，外侧界为咬肌和腮腺。

2. 翼下颌间隙（pterygomandibular space）　位于翼内肌与下颌支之间，与咬肌间隙经下颌切迹相通，此间隙内有舌神经、下牙槽神经和下牙槽动、静脉通过。

🌐 **知识链接** --

面部裂伤与切口

由于面部没有明显的深筋膜，所以面肌的皮肤附着点之间的皮下组织比较疏松，面部划伤易造成裂口。为防止结瘢必须非常仔细地缝合皮肤。面部挫伤后，松弛的皮下组织也使得液体和血液容易聚积在疏松结缔组织内。同样地，面部炎症可以引起比较明显的肿胀（例如，蜜蜂刺在鼻梁，其引起的肿胀可以使双眼难以睁开）。当人变老时，皮肤失去弹性，嵴和皱纹出现在与面部纤维垂直方向的皮肤上。沿着这些皮纹和皱纹线做切口可减少愈后留下的瘢痕。

第三节 颅 部

颅部由颅顶、颅底和颅腔三部分组成。颅顶又分为额顶枕区和颞区。颅底有内、外面之分，其内面分为颅前窝、颅中窝和颅后窝三部分。

一、颅顶

（一）额顶枕区

1. 境界   前为眶上缘，后为枕外隆凸和上项线，两侧借上颞线与颞区分界。

2. 层次   由浅入深分为五层，依次为：皮肤、浅筋膜、帽状腱膜及颅顶肌、腱膜下疏松结缔组织和颅骨外膜。其中，浅部三层紧密连接，难以将其各自分开，因此，常将此三层合称"头皮"。深部两层连接疏松，易分离（图1-17）。

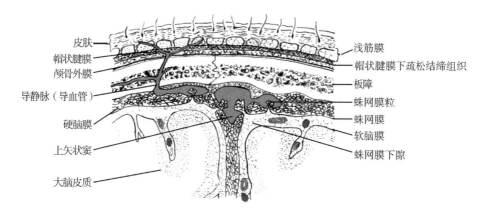

图1-17 颅顶结构层次

（1）**皮肤**   此区皮肤厚而致密，具有两个特点，一是含有大量毛囊、汗腺和皮脂腺；二是具有丰富的血管。故额顶枕区皮肤易发疖肿或皮脂腺囊肿，但此区血供丰富，创口愈合较快。

（2）**浅筋膜**   由致密的结缔组织和脂肪组织构成，并有许多结缔组织小梁，使皮肤和帽状腱膜紧密相连，并将脂肪分隔成许多小格，内有血管、淋巴管和神经穿行（图1-18）。

浅筋膜内的血管和神经，可分为前、后两组。前组：正中线约2.5cm，有眶上动、静脉和眶上神经。内侧距正中线约2cm，有滑车上动、静脉和滑车上神经。后组：枕动、静脉和枕大神经分布于枕部。枕动脉是颈外动脉的分支，枕静脉汇入颈外静脉，枕大神经穿过项深部肌群后，在上项线平面距正中线2cm处穿斜方肌腱膜，然后和枕动脉伴行，走向颅顶。

（3）**帽状腱膜**（epicranial aponeurosis）   前连枕额肌的额腹，后连枕腹，两侧逐渐变薄，与颞筋膜相续。头皮外伤若为横向伤口，因枕额肌的收缩，创口较大，缝合头皮时一定要将此层缝好，减少皮肤的张力，有利于伤口愈合。

（4）**腱膜下疏松结缔组织**   即腱膜下间隙，是位于帽状腱膜与骨膜之间的薄层疏松结缔组织。此间隙范围较广，前至眶上缘，后达上项线。头皮借此层与颅骨外膜疏松连接，故移动性大，开颅时可经此间隙将皮瓣游离后翻起，头皮撕脱伤也多沿此层分离。腱膜下间隙出血，易广泛蔓延，形成较大的血肿，瘀斑可出现于鼻根及上睑皮下。此间隙内的静脉，经导静脉与颅骨的板障静脉及颅内的硬脑膜静脉窦相通，感染可经上述途径继发颅骨骨髓炎或向颅内扩散，因此认为是颅顶部的"危险区"。

（5）**颅骨外膜**   由致密结缔组织构成，借少量结缔组织与颅骨表面相连，易于剥离。严重的头皮撕脱伤，可将头皮连同部分骨膜一并撕脱。但骨膜与颅缝结合紧密，骨膜下血肿常局限于该颅骨的范围内。

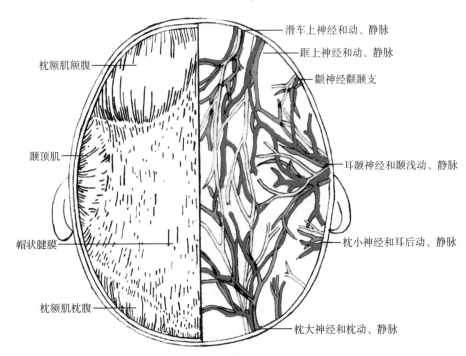

图 1 - 18　枕额肌和颅顶部的血管、神经

（二）颞区

1. 境界　位于颅顶的两侧，介于上颞线与颧弓上缘之间（图 1 - 19）。

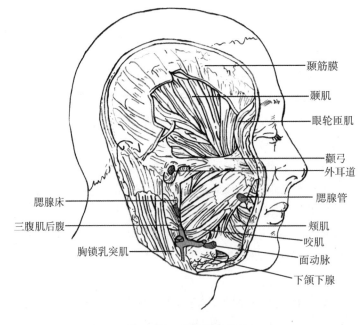

图 1 - 19　颞区层次结构

2. 层次

（1）皮肤　颞区的皮肤前薄后厚，移动性较大。

（2）浅筋膜　所含脂肪组织较少。血管和神经可分为耳前和耳后两组。耳前组：有颞浅动、静脉和耳颞神经，三者伴行，出腮腺上缘，跨颧弓到达颞区。颞浅动脉为颈外动脉的两终支之一；颞浅静脉汇入下颌后静脉；耳颞神经是三叉神经第三支下颌神经的分支。耳后组：有耳后动、静脉和枕小神经，分布于颞区后部。耳后动脉起自颈外动脉。耳后静脉汇入颈外静脉。枕小神经来自第2、3颈神经，属颈丛的分支。

（3）颞筋膜（temporal fascia）　上方附着于上颞线，向下分为浅、深两层，浅层附着于颧弓的外面，附着于颧弓的内面。两层之间夹有脂肪组织。

（4）颞肌（temporal muscle）　呈扇形，起自颞窝和颞筋膜深面，前部肌纤维向下，后部肌纤维向前，逐渐集中，经颧弓深面，止于下颌骨的冠突。经颞区开颅术切除部分颞骨鳞部后，颞肌和颞筋膜有保护脑膜和脑组织的作用，故开颅减压术常采用顶颞区入路。颞肌深部有颞深血管和神经，颞深动脉来自上颌动脉，颞深神经来自下颌神经，支配颞肌。

（5）骨膜（periosteum）　较薄，紧贴于颞骨表面。

（三）颅顶骨

颅顶各骨均属扁骨。成人颅顶骨的厚度约为0.5cm，最厚的部位可达1.0cm，颞区最薄，仅有0.2cm。由于颅顶骨各部的厚度不一，开颅钻孔时应予注意。颅顶骨呈圆顶状，并有一定的弹性。受外力打击时常集中于一点，成人骨折线多以受力点为中心向四周放射，而小儿颅顶骨弹性较大，故外伤后常发生凹陷性骨折。颅顶骨分为外板、板障和内板三层。外板较厚，而弧度较内板为小。内板较薄，质地亦较脆弱。因此，外伤时外板可保持完整，而内板却发生骨折。内、外板之间的骨松质称为板障，含有骨髓，板障静脉位于板障管内，手术时不能结扎，常用骨蜡止血（图1-20）。

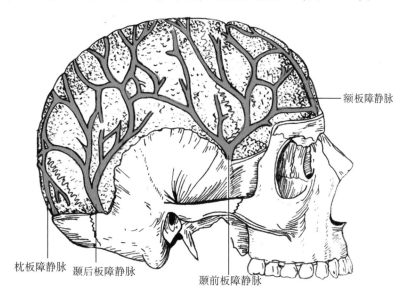

额板障静脉

枕板障静脉　　颞后板障静脉　　　颞前板障静脉

图1-20　板障静脉

⇒ 案例引导

临床案例　某中年妇女，在一次正面相撞的车祸中，头部撞到汽车仪表盘上，额部皮肤破损，出血甚多，用盐水清洁伤口，外敷消毒纱布后，患者赶往医院。医生发现患者出现"熊猫眼"，进一步检查未发现患者眼部的任何损伤。

讨论　如何控制出血？这一过程的解剖学基础是什么？眶部没有损伤，患者为什么会出现"熊猫眼"？颅顶是如何划分区域的？颅顶软组织有什么特点？

二、颅底内面

颅底内面分成3个部分，即颅前窝、颅中窝和颅后窝。颅底各部骨质厚薄不一，某些骨内形成空腔，并有许多血管和神经通过的孔、裂，故外伤使易发生骨折。颅底之硬脑膜与骨连接紧密，在骨折时常同时撕裂而出现脑脊液外漏，但不形成硬膜外血肿（图1-21）。

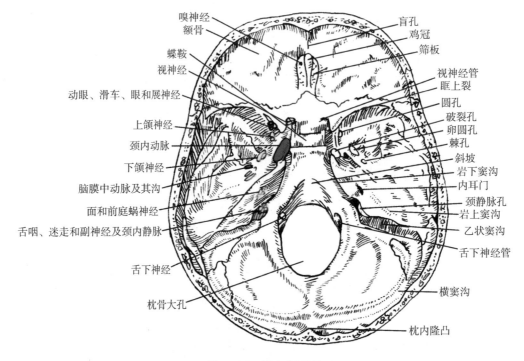

图1-21　颅底内面观

1. 颅前窝　由额骨眶板、筛骨筛板及蝶骨小翼组成，容纳大脑额叶。正中部凹陷，由筛骨筛板构成鼻腔顶，前外侧部形成额窦和眶的顶部。颅前窝骨折涉及筛板时，常伴有脑膜和鼻腔顶部黏膜撕裂，脑脊液或血液直接漏至鼻腔，形成鼻漏，还可伤及嗅神经导致嗅觉丧失；骨折线经过额骨眶板时，可见结膜下出血的典型症状。

2. 颅中窝　颅中窝（middle cranial fossa）呈蝶形，由蝶骨大翼和颞骨岩部前面组成，容纳大脑颞叶和垂体。可分为中央部和两个外侧部。中央部即鞍区，为蝶骨体上面之蝶鞍及其周围的区域，主要结构有垂体窝及窝内的垂体与两侧的海绵窦。垂体窝位于蝶鞍之中部，窝之前方有鞍结节、交叉前沟，沟之两端接视神经管，有视神经和眼动脉通过；后方有鞍背，两侧为海绵窦。垂体窝的顶为鞍膈，膈上有孔，垂体柄经此孔与漏斗相连；窝底为一薄层骨板与蝶窦相邻。海绵窦为硬脑膜窦，位于蝶鞍的两侧，窦腔内有许多被覆内皮的纤维小梁错综交织，将窦腔隔成许多互相交通的孔隙。两侧海绵窦借海绵间前、后窦连接成环状窦，向前经眼静脉与面静脉相交通，向下借卵圆孔静脉丛与翼静脉丛相通，向后与斜坡上的基底静脉丛相通。基底静脉丛向下与椎静脉丛通连。颈内动脉和展神经从海绵窦内穿过，动眼神经、滑车神经、眼神经和上颌神经在窦的外侧壁内由上到下排列通过（图1-22）。

颅中窝外侧部主要由蝶骨大翼和颞骨岩部前面构成，有许多孔裂：眶上裂内有动眼神经、滑车神经、眼神经、展神经和眼静脉通过，圆孔内有上颌神经通过，卵圆孔内有下颌神经和导静脉经过，棘孔有脑膜中动脉穿入，破裂孔处有颈内动脉从颈动脉管内口通过（图1-23）。

3. 颅后窝　颅后窝由颞骨岩部后面和枕骨构成，容纳小脑、脑桥和延髓。颅后窝有许多重要的孔裂：枕骨大孔内有脊髓、椎动脉和副神经脊髓根，舌下神经管有舌下神经通过，颈静脉孔有舌咽神经、迷走神经、副神经和颈内静脉通过，内耳门有面神经和前庭蜗神经及迷路血管通过（图 1 – 24）。

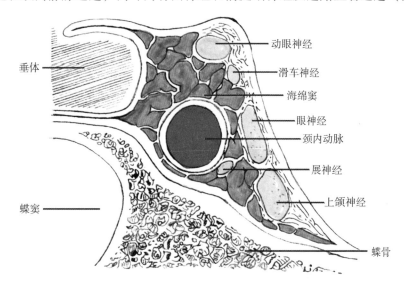

图 1 – 22 海绵窦（冠状断面）

垂体

动眼神经
滑车神经
海绵窦
眼神经
颈内动脉
展神经
上颌神经

蝶窦

蝶骨

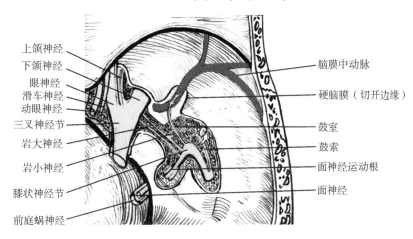

上颌神经
下颌神经
眼神经
滑车神经
动眼神经
三叉神经节
岩大神经
岩小神经
膝状神经节
前庭蜗神经

脑膜中动脉
硬脑膜（切开边缘）
鼓室
鼓索
面神经运动根
面神经

图 1 – 23 颞骨岩嵴附近的结构

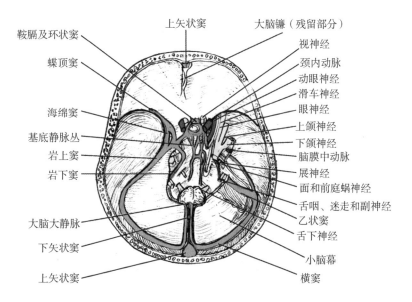

鞍膈及环状窦
蝶顶窦
海绵窦
基底静脉丛
岩上窦
岩下窦
大脑大静脉
下矢状窦
上矢状窦

上矢状窦
大脑镰（残留部分）
视神经
颈内动脉
动眼神经
滑车神经
眼神经
上颌神经
下颌神经
脑膜中动脉
展神经
面和前庭蜗神经
舌咽、迷走和副神经
乙状窦
舌下神经
小脑幕
横窦

图 1 – 24 小脑幕及颅底的神经、血管

⊕ **知识链接**

头皮撕裂伤

　　头皮撕裂伤是最常见的需要外科处理的头部损伤。由于血管吻合丰富，进入到头皮外周的动脉端都会出血，导致伤口出血较多。由于头皮第 2 层的致密结缔组织使这些血管保持敞开状态，所以当撕裂伤时它们也不会收缩。因此，若不及时止血（如通过缝合），患者就会因出血过多而发生休克甚至死亡。

　　帽状腱膜（头皮的第 3 层）在临床上非常重要。由于其非常坚韧，所以皮肤表面的划伤因伤口边缘被帽状腱膜拉拢在一起而不会被撕裂。此外，缝合头皮表浅伤时，由于帽状腱膜使皮肤不能较宽地分开，就不必进行深层缝合了。由于枕额肌的额腹和枕腹向相反方向（前、后方向）牵拉，当帽状腱膜呈冠状方向撕裂时，头皮深层伤口的间隙会较宽。

第四节　头部解剖操作技能

一、面部

（一）切口

尸体取仰卧位，肩下垫起，使面部略抬高。

（1）先从颅顶正中向前下经鼻背、人中至下颌体下缘作一正中切口。再从鼻根中点向外到眼内眦，沿睑裂两缘到眼外眦到耳前作一横切口。

（2）在鼻孔和口裂周围各作一环形切口。

（3）沿下颌体下缘至下颌角，再至乳突尖作一横切口，各切口不要过深。然后将眼裂下方的皮片向后翻到耳郭根部，上方的皮片翻向上后。

（二）层次解剖

1. 解剖面肌操作要点

（1）在眼内眦处摸认睑内侧韧带，然后修洁眼轮匝肌。修洁口轮匝肌，注意不要切掉与口轮匝肌交织的其他肌肉。在前额修洁额肌，刀刃应与肌纤维平行。

（2）在鼻上半部靠眼内眦处找出滑车下神经。

（3）跟踪面静脉到颧大肌深面，修洁提上唇肌、颧小肌和颧大肌。

（4）追踪颈阔肌，可见其后部纤维向前弯向口角，即为笑肌。在口角下方修洁降口角肌和降下唇肌。

2. 解剖腮腺区

（1）解剖腮腺咬肌筋膜　紧靠耳郭前面，自颧弓到下颌角切开腮腺表面的腮腺咬肌筋膜，向前、上、下三个方面逐渐翻起除去。

（2）以腮腺管为起点解剖穿出腮腺前缘上份至上端的结构　先在腮腺前缘、颧弓下方约一指宽处找到腮腺管，追踪到咬肌前缘，在腮腺管上方寻找副腮腺、面横血管和面神经颧支。在腮腺的上端找出颞浅动脉和静脉，并在血管的后方找出耳颞神经，在血管的前方找出面神经的颞支。

（3）解剖穿出腮腺前缘下份及下端的结构　在腮腺下方寻找面神经的颊支和下颌缘支。下端找出面神经的颈支和下颌后静脉的前支和后支。在腮腺上、前、下三个方向的结构依次有：①耳颞神经；

②颞浅血管；③面神经颞支；④面横血管；⑤面神经颧支，腮腺管，面神经颊支，面神经下颌缘支，面神经颈支，下颌后静脉的前支，下颌后静脉的后支。

（4）解剖面神经、颈外动脉和颞浅动脉、并观察其在腮腺内的排列。

将颧大肌、颧小肌和提上唇肌从起点分离向下翻开，修洁面动、静脉及其分支和属支。注意找到面深静脉，它由面静脉越过颊肌时分出，向后穿过脂肪到咬肌的深面。去掉咬肌前缘深面的颊脂体，追踪面神经的颊支到颊肌，找出与颊支有吻合的下颌神经的分支颊神经和与之相伴行的颊动脉，修洁颊神经并向后追踪到下颌支前缘。逐块除去腮腺浅部，追踪面神经各支向后至其本干。同时寻找由耳大神经和耳颞神经来的交通支。追踪面神经干到茎乳孔，找出面神经干进入腮腺前的分支耳后神经及到二腹肌后腹和茎突舌骨肌的肌支。除去腮腺实质，找出并修洁下颌后静脉、颈外动脉和它们的分支。在面神经进入腮腺处切断面神经，向前翻起。除去下颌后静脉，在耳后动脉起点之上方切断颈外动脉，向上翻起。除去剩余的腮腺实质，修洁腮腺周围的结构。

3. 解剖眶上神经、眶下神经、颏神经 滑车上神经在眶上缘内侧部的上方距正中线约一横指宽处，眶上神经常有两支，位于较外侧，翻开眼轮匝肌下内侧份，找出穿出眶下孔的眶下神经和血管，修洁它们的分支。切断并向下翻起降口角肌，找出由颏孔穿出的颏神经。

4. 解剖咬肌 解剖修洁咬肌，观察其起止形态，向前翻起其后缘上部，寻找进入咬肌的神经和血管。

5. 解剖颞肌及颞下颌关节 修洁颞筋膜，在颧弓上方将其纵行切开，筋膜向下分为两层，浅层附着于颧弓上缘，深层在颧弓深面与咬肌深面筋膜相续，沿颧弓上缘切断浅层筋膜，用刀柄检查深层筋膜延续情况，然后去掉此层筋膜。锯断颧弓，后断端紧靠颧根结节的前方，前断端由颧弓上缘最前端斜越颧骨向前下，到颧骨下缘与上颌骨颧突连接处。将颧弓和咬肌向下翻到下颌角，翻开过程中，必须切断到咬肌的神经和血管以及由颞肌加入到咬肌的纤维。在颞肌下部的深面找出向前下走行的颊神经，将它自颞肌分离。自下颌切迹中点到下颌支前缘与体交界处斜断冠突。将冠突和颞肌向上翻，用刀柄使颞肌与颞窝下部的骨分离，以显露颞深神经和颞深动脉。修洁颞下颌关节的关节囊，观察颞下颌韧带，观察关节盘和关节腔的形态。

6. 解剖面侧深区（颞下窝） 用刀柄自下颌颈和下颌支后缘的深面插入，使下颌颈和下颌支与深在的软组织分离，刀柄向下移动受阻处就是下牙槽神经和血管穿入下颌孔之处。用骨剪剪断下颌颈，并紧靠下颌孔上方水平锯断下颌支，将此段骨片去掉，小心除去脂肪纤维组织，露出深面的肌肉、血管和神经。依次找出并修洁下列结构：①在下颌孔处找到下牙槽神经和下牙槽动脉，向上追踪到翼外肌下缘。在下牙槽神经进入下颌孔的稍上方，寻找它发出的细小的下颌舌骨肌神经。②在下牙槽神经的前方，翼内肌表面找出舌神经。③追踪颊神经到翼外肌两头之间，颞深神经和咬肌神经到翼外肌上缘。④修洁位于翼外肌表面的上颌动脉及其分支。上颌动脉位于翼外肌深面待以后再解剖。在修洁过程中遇到一些小静脉交织成网，即翼静脉丛，可除掉。翼静脉丛向后下汇合成一二支较大的静脉，即上颌静脉。⑤修洁翼外肌和翼内肌已暴露的部分，观察它们的起止和形态。

（1）解剖面侧深区浅部 除去颞下颌关节盘、下颌头及翼外肌。修洁下颌神经及其分支，拉舌神经向前，找出加入其后缘的鼓索。凿开下颌管，追踪下牙槽神经到牙根和颏孔。修洁上颌动脉第一段，找出它的分支。追踪脑膜中动脉到棘孔，追踪修洁耳颞神经。

（2）解剖面侧深区深部 用骨凿和咬骨钳除去由圆孔到棘孔连线外侧的蝶骨大翼前外侧部，打开翼腭窝的后壁和颞下窝的顶，注意保留圆孔和棘孔。圆孔前方仔细分离上颌神经，在上颌神经干的下方找到蝶腭节和与蝶腭节相连之处，向前追踪上颌神经，找出颧神经，上牙槽后神经和它本干的延续眶下神经。追踪上颌动脉第三段和它的终支。这些终支都与上颌神经的分支伴行。

二、颅部

(一) 解剖颅顶部软组织

1. 皮肤　将尸体头垫高，把颅顶正中矢状皮肤切口向后延续到枕外隆凸，并从颅顶正中作一冠状切口向下到耳根上方，再向下切开耳根前、后的皮肤，翻去头部所有剩余皮片。

2. 浅筋膜　在前额找到前已找出的滑车上神经和血管、眶上神经和血管，以及颅顶肌的额腹，向上追踪修洁直到颅顶。向上追踪面神经颞支，同时修洁颞筋膜前部。向上追踪颞浅血管和耳颞神经。在耳郭后面，追踪并修洁耳大神经、枕小神经、耳后血管、耳后神经。将尸体面部朝下，在枕外隆凸的浅筋膜中找出由颈部上升的第三颈神经末支。摸认上项线，然后再距枕外隆凸外侧 2.5cm 处切开浅筋膜，找出在此处穿出深筋膜的枕动脉和枕大神经追踪它们到颅顶。

3. 帽状腱膜、腱膜下疏松结缔组织、颅骨外膜　从上向下，修洁颅顶腱膜的后部和颅顶肌的枕腹，注意不要损伤血管和神经。在正中线切开颅顶腱膜，插入刀柄，检查其下面的疏松结缔组织和颅顶肌前、后、左、右相连情况。分层仔细观察帽状腱膜、腱膜下疏松结缔组织和颅骨外膜。

(二) 开颅取脑

1. 锯除颅顶盖　尸体仰卧，头下放木枕。自眉间至枕外隆凸以及在两侧耳郭之间纵行和冠状切开帽状腱膜，将四片帽状腱膜翻向下，锯颅顶盖的平面在眶上缘上方 1.5cm 和枕外隆凸上方 1.5cm 处。锯颅骨前，先用细绳扎在此平面上，用笔沿绳画一线，沿线切开骨膜并向上、下剥离，可见骨膜紧连于骨缝，贴于颅骨。沿所画之线先锯一浅沟，以防深锯时锯偏，锯开外板进入板障时，改用凿子凿开内板并撬开颅顶盖。

2. 打开硬脑膜　沿正中线，由后向前切开硬脑膜，可见上矢状窦。沿上矢状窦两旁，用钝头剪刀剪开硬脑膜，再由两侧耳郭处向上剪开硬脑膜，直到上矢状窦两旁，将四瓣硬脑膜向下翻。切断所有由后向前进入上矢状窦的大脑上静脉。切断进入上矢状窦的鼻腔导静脉。在鸡冠处切断大脑镰，且向后拉。切断进入直窦的大脑大静脉。

3. 取脑　将头部移至解剖台的一端，使脑自然下垂，左手扶脑，用刀柄将嗅球自筛板分离，由鼻腔穿过筛板的嗅神经也随之离断。依次切断下列诸结构：视神经、颈内动脉、漏斗、动眼神经、滑车神经。使尸体头转向左侧，切断进入横窦和蝶顶窦的大脑下静脉，将颞极自蝶骨小翼深面分离，轻揭右侧大脑半球，沿颞骨岩部上缘，用刀尖切开小脑幕的附着缘和岩尖处的游离缘。用同法处理左侧小脑幕。使脑向后坠，直到脑桥和延髓离开颅后窝前壁时，可见：三叉神经运动根和感觉根，在近颞骨岩部尖处穿硬脑膜；展神经在鞍背后面穿过硬脑膜；面神经和前庭蜗神经进入内耳门；舌咽、迷走、副神经从颈静脉孔离开颅腔；舌下神经分为二股穿过硬脑膜出舌下神经管。依次切断上述左右两侧诸神经，然后使头尽量后垂，轻轻取出延髓和小脑，离断延髓与脊髓，全脑即可移出。

4. 解剖颅底内面

（1）解剖颅前窝、颅中窝　在颅前窝仔细去除筛板表面的硬脑膜，找寻极为细小的筛前神经及其伴行的筛前动脉。筛前动脉起自眼动脉，筛前神经为鼻睫神经的终末支，由筛板外缘中份入颅，前行，经鸡冠两旁的小孔出颅到鼻腔。在颅中窝切开鞍膈前后缘，可见围绕脑垂体前后的海绵间窦，它们与海绵窦相通形成一环，切忌用镊子夹漏斗，以免损伤。切除鞍膈，由前向后将垂体由垂体窝用刀柄挑出，细心去除蛛网膜，分清前、后叶，后叶较小被前叶不完全包绕。自棘孔处划开硬脑膜，暴露脑膜中动脉及其分支。

（2）解剖海绵窦　自蝶骨小翼后缘划开硬脑膜，找寻一短而窄的蝶顶窦，它通入位于垂体窝两侧的海绵窦。自颞骨岩部上缘切开小脑幕的附着缘，观察岩上窦，该窦前通海绵窦，后通横窦。自颞骨岩部尖的前面切除硬脑膜，暴露三叉神经节，节的下方有 3 个分支，即眼神经、上颌神经和下颌神经，追踪下颌神经到卵圆孔，并观察穿卵圆孔的导静脉、分布于三叉神经节和脑膜的脑膜副动脉。上颌神经和眼神经位于海绵窦的外侧壁内，追踪上颌神经到圆孔，追踪眼神经及其 3 个分支到眶上裂，鼻睫神经分出较早。去除海绵窦外侧壁时，可见窦内有纤细的小梁网，网眼内有血块。保留动眼神经和滑车神经穿过硬脑膜的孔，追踪该二神经至眶上裂，动眼神经尚未到达时已分为 2 支，勿用镊子夹神经，以免损伤。除去剩余的海绵窦外侧壁，颈内动脉位于窦内，交感神经丛围绕动脉壁。找出颈内动脉外侧的展神经，并追踪至眶上裂。

（3）对岩大、小神经的解剖　翻起尚存在于岩部前面的硬脑膜，找寻岩大、小神经，注意不要误把结缔组织去掉。岩大浅神经由面神经管裂孔出来，向前内行，经三叉神经节的后方，该神经到破裂孔，与岩深神经相联合形成翼管神经。岩小神经位于岩大神经的外侧，行向下内，由卵圆孔旁的一小孔出颅入耳神经节。三叉神经的运动根比感觉根小，位于三叉神经节深面，随下颌神经离开卵圆孔。将三叉神经节自颅底翻转向下，可见三叉神经运动根。

（4）颅后窝　在一侧切开大脑镰下缘，观察下矢状窦。切开大脑镰附着小脑幕处，观察直窦，直窦前端接收大脑大静脉，后端一般通入左横窦，上矢状窦、直窦和左、右横窦可能汇合并扩大形成窦汇，位于枕内隆凸附近，并可在颅骨内面见一浅窝。自枕内隆凸向外划开横窦，然后向下、向前内划开乙状窦到颈静脉孔。观察乳突导静脉开口于乙状窦后壁的中份。去除遮盖颈静脉孔的硬脑膜，找出终于颈静脉孔前份的岩下窦，岩下窦位于颞骨岩部与枕骨基底部之间。

（5）基底窦　位于颅后窝的斜坡上，切开硬脑膜即可观察。

目标检测

1. 三叉神经痛患者需进行局部阻滞麻醉以缓解疼痛，可在体表哪些部位进行？

2. 穿经腮腺的结构有哪些？腮腺手术中最易损伤何种结构？若发生损伤，会出现什么症状？

3. 海绵窦位于哪里？穿经海绵窦的血管、神经有哪些？

4. 颅顶"危险区"在哪里？有何意义？

5. 试述垂体的位置、毗邻。垂体肿瘤时可累及何结构？出现何症状？

6. 一女工在事故中头皮撕裂，累及了哪几层软组织？此时只缝合皮肤可以吗？为什么？头皮下血肿发生在哪一层中？若发生感染为什么会向颅内扩散？

书网融合……

本章小结　　　　　微课　　　　　题库

第二章 颈 部

PPT

📖 学习目标

    1. 掌握 颈部的境界和分区；颈筋膜浅、中、深三层各自的结构特点；下颌下三角的境界和内容；颈动脉三角的境界和内容；甲状腺的位置、毗邻及动脉供应；胸锁乳突肌区的位置及主要内容；锁骨上三角的境界、内容及毗邻；副神经的行程及分布。

    2. 熟悉 颈根部的境界、内容及毗邻；颈外侧深淋巴结的位置、分组、收纳范围和注入部位。

    3. 了解 颈部重要结构的体表投影；枕三角的境界和内容，锁骨下动、静脉的行程及毗邻。

    4. 学会颈部解剖基本操作技能，具备找到观察并分离各层次解剖结构的能力。

第一节 概 述

    颈部（neck）介于头部、胸部和上肢之间。颈部前方正中有呼吸道和消化道的颈段；颈部两侧有纵行排列的大血管和神经；颈部后正中有脊柱颈段；颈根部有胸膜顶和肺尖，以及进出胸廓上口的血管和神经束等。颈部诸多结构之间有疏松结缔组织填充，并形成筋膜鞘和筋膜间隙。颈部肌肉多为纵行，不仅使头颈部灵活运动，而且还参与呼吸、吞咽和发音等生理活动。颈部淋巴结较多，多沿血管、神经排列。

一、境界与分区 🅔 微课

（一）境界

    颈部上界是下颌骨下缘、下颌角、乳突尖、上项线和枕外隆凸的连线；下界是胸骨颈静脉切迹、胸锁关节、锁骨上缘和肩峰至第7颈椎棘突的连线。

（二）分区

    颈部分为固有颈部和项部。固有颈部即通常所指的颈部，位于两侧斜方肌前缘之间与脊柱颈部前方的区域。项部为两侧斜方肌和脊柱颈部后方之间的区域。

    固有颈部可分为颈前区、胸锁乳突肌区和颈外侧区。颈前区的内侧界为颈前正中线，上界为下颌骨下缘，外侧界为胸锁乳突肌前缘。它以舌骨为界又分为舌骨上区和舌骨下区。舌骨上区内有颏下三角和左、右下颌下三角；舌骨下区分为左、右颈动脉三角和肌三角。颈外侧区位于胸锁乳突肌后缘、斜方肌前缘和锁骨中1/3段上缘之间，肩胛舌骨肌将其分为上方的枕三角和下方的锁骨上三角（又称锁骨上大窝）。胸锁乳突肌区为该肌所在区域（图2–1）。

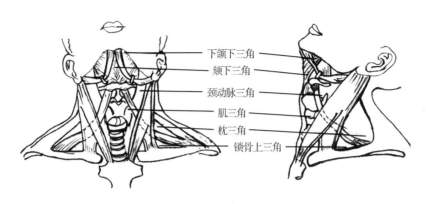

图 2-1 颈部分区

二、表面解剖

（一）体表及骨性标志

颈部结构的体表投影如图 2-2 所示。

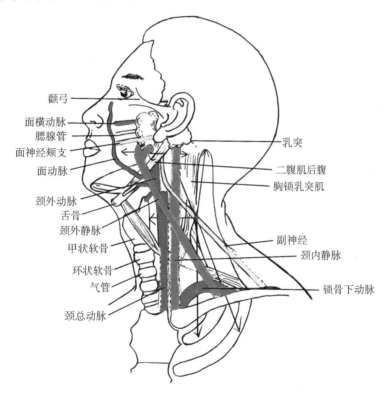

图 2-2 颈部有关器官的体表投影

1. 舌骨（hyoid bone） 两眼向前平视时，舌骨体平颏隆凸下缘，后方平对第 3、4 颈椎之间的椎间盘。循舌骨体两侧可扪到舌骨大角，是寻找舌动脉的标志。

2. 甲状软骨（thyroid cartilage） 位于舌骨下方，上缘平第 4 颈椎，颈总动脉约于其上缘平面分为颈内、颈外动脉。甲状软骨前正中线上的向前突起为喉结。

3. 环状软骨（cricoid cartilage） 位于甲状软骨下方，环状软骨弓两侧平对第 6 颈椎横突，是喉与气管、咽与食管的分界标志。

4. 颈动脉结节（carotid tubercle） 即第 6 颈椎横突前结节，平环状软骨弓，颈总动脉行经其前方，可于此处将颈总动脉压向该结节，以达到暂时阻断血流，压迫止血的目的。

5. 胸锁乳突肌（sternocleidomastoid） 斜行于颈部两侧，位置表浅，是颈部分区的重要肌性标志。该肌的起始胸骨端、锁骨端与锁骨上缘之间为锁骨上小窝（lesser supraclavicular fossa），位于胸锁关节上方。将头偏向一侧，面转向对侧并上仰，可清楚地观察到此肌的轮廓。其后缘中点有颈丛皮支穿出，为颈部皮肤浸润麻醉的阻滞点。

6. 锁骨上大窝（greater supraclavicular fossa） 是位于锁骨中 1/3 上方的凹陷，窝底可触及锁骨下动脉的搏动、臂丛和第 1 肋骨。

7. 胸骨上窝（suprasternal fossa） 位于胸骨颈静脉切迹上方的凹陷，是触诊气管的部位。

（二）体表投影

1. 颈总动脉（common carotid artery）及颈外动脉（external carotid artery） 下颌角与乳突尖连线的中点，右侧至胸锁关节、左侧至锁骨上小窝的连线，即两动脉的投影线；一般以甲状软骨上缘作为二者的分界标志，上段为颈外动脉的体表投影，下段为颈总动脉的体表投影。

2. 锁骨下动脉（subclavian artery） 右侧自右胸锁关节、左侧自锁骨上小窝向外上至锁骨上缘中点画一弧线，弧线的最高点距锁骨上缘约 1cm，即为锁骨下动脉的体表投影。

3. 颈外静脉（external jugular vein） 体表投影位于下颌角至锁骨中点的连线上。可以作为幼儿静脉穿刺的部位。

4. 副神经（accessory nerve） 体表投影起自乳突尖与下颌角连线的中点，经胸锁乳突肌后缘上、中 1/3 交点，至斜方肌前缘中、下 1/3 交点的连线。

5. 臂丛（brachial plexus） 自胸锁乳突肌后缘中、下 1/3 交点至锁骨中、外 1/3 交点稍内侧的连线。臂丛在锁骨中点后方比较集中，常作为臂丛锁骨上入路阻滞麻醉的部位。

6. 神经点（nerve point） 是颈丛皮支浅出颈筋膜的集中区域，约在胸锁乳突肌后缘中点处。是颈部皮神经阻滞麻醉的部位。

7. 胸膜顶（cupula of pleura）及肺尖（apex of lung） 由胸腔突出胸廓上口至颈根部，位于锁骨中内 1/3 段上方，最高点距锁骨上缘 2～3cm。

第二节 颈部层次结构

一、浅层结构

颈部浅层结构包括皮肤、浅筋膜及其内的皮肌、浅静脉、皮神经、浅淋巴管和淋巴结等。

（一）皮肤

颈部皮肤较薄，移动度大，皮纹呈横向分布。颈部手术时一般常采用横向切口，以利愈合和美观。

（二）浅筋膜

颈部的浅筋膜（superficial fascia）一般较薄，含有少量脂肪组织，在颈前部和颈外侧部浅筋膜内含有颈阔肌。该肌深面的浅筋膜内还有浅静脉、浅淋巴结和皮神经（图 2-3）。

1. 颈阔肌（platysma） 为一菲薄的皮肌，位于颈前外侧部脂肪层的深面，起于胸大肌上部和三角肌表面的筋膜，越过锁骨斜向上内方，前部肌纤维附于下颌骨下缘，后外侧部纤维附于腮腺咬肌筋膜。肌肉收缩时，颈部皮肤出现斜行皱纹。其前部纤维可协助降下颌，后份纤维可牵下唇和口角向下。颈阔肌受面神经颈支及颈丛皮支支配。手术切断此肌缝合时，应注意将断端对合，以减少术后瘢痕形成。

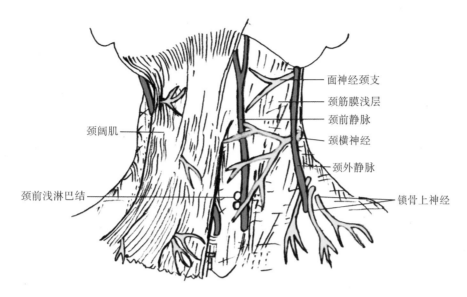

图 2-3 颈阔肌及颈部浅层结构

2. 浅静脉

（1）颈前静脉（anterior jugular vein） 起自颏下部，沿正中线两侧下降，进入胸骨上间隙内，呈直角转向外侧，经胸锁乳突肌深面，注入颈外静脉或锁骨下静脉，少数汇入头臂静脉。在胸骨上间隙内，两侧颈前静脉间常有横吻合支相连，称颈静脉弓。颈前静脉变异较大，有时只有一条，位居中线，称为颈前正中静脉（图 2-4）。

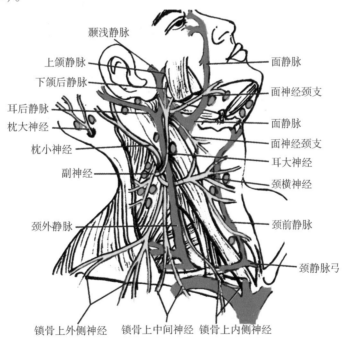

图 2-4 颈部浅层结构

（2）颈外静脉（external jugular vein） 为颈部最大的静脉，它由前、后支合成。前支是下颌后静脉的后支；后支由枕静脉与耳后静脉合成。两支在下颌角处汇合，沿胸锁乳突肌浅面行向外下方，在距锁骨中点上方 2~5cm 处，穿过深筋膜注入锁骨下静脉或颈内静脉。颈外静脉穿入深筋膜处，两者彼此紧密附着，当静脉损伤时，管腔不易闭合，易发生气栓。

3. 神经 主要包括颈丛皮支和面神经颈支两种（图 2-4）。

（1）颈丛皮支　于胸锁乳突肌后缘中点处浅出，位置表浅且相对集中，即神经点，常为颈部手术阻滞麻醉的穿刺点。颈丛发出的皮支有 4 条，它们是：①枕小神经（lesser occipital nerve）勾绕副神经后，沿胸锁乳突肌后缘上行，分布于枕部皮肤；②耳大神经（great auricular nerve）颈丛皮支中最大的一支，沿胸锁乳突肌表面伴颈外静脉行向前上方，分布于耳郭及腮腺区皮肤；③颈横神经（transverse nerve of neck）经胸锁乳突肌浅面横行向前，呈扇形分支，分布于颈前部皮肤；④锁骨上神经（supraclavicular nerves）行向下外，分为 3 支，分布于颈前外侧部、胸前壁第 2 肋以上及肩部皮肤。

（2）面神经颈支（cervical branch of facial nerve）　从腮腺下端穿出，行向前下方，分布于颈阔肌，为该肌的运动神经。腮腺手术时，面神经颈支可作为寻找面神经主干的标志之一。

4. 浅淋巴结　颈部浅淋巴结主要位于枕部、乳突、腮腺部皮下，沿颈外静脉、颈前静脉排列。

二、颈筋膜及筋膜间隙

颈筋膜也称颈深筋膜，位于浅筋膜及颈阔肌的深面，包绕颈部肌肉、血管、神经和脏器，可分为浅、中、深三层。各层之间由疏松结缔组织充填，称筋膜间隙（图 2 - 5、图 2 - 6）。

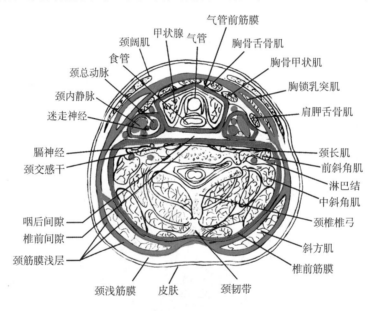

图 2 - 5　颈筋膜与筋膜间隙（横断面）

（一）颈筋膜浅层

颈筋膜浅层（superficial layer of cervical fascia），又称封套筋膜，环绕颈部，向上附着于头颈交界线，向下附着于颈、胸和上肢交接线，后部附着于项韧带及颈椎棘突，向外侧再转向前方，依次包绕斜方肌、胸锁乳突肌后，被覆于舌骨下肌群表面至正中线与对侧愈合。颈筋膜浅层在下颌下三角和腮腺区分为两层，分别包绕下颌下腺和腮腺，形成两腺体的筋膜鞘。颈筋膜浅层在距胸骨柄上缘 3～4cm 处分为前后两层，分别附着于胸骨柄前、后缘，形成胸骨上间隙，含有颈静脉弓及淋巴结等。

（二）颈筋膜中层

颈筋膜中层（middle layer of cervical fascia），又称内脏筋膜，位于舌骨下肌群深面，包裹着喉、气管、甲状腺、咽和食管等器官，包绕甲状腺的部分构成甲状腺鞘。其前下部覆盖于气管者称为气管前筋膜；后上部覆盖颊肌和咽缩肌，称为颊咽筋膜。颈筋膜中层向两侧延续，包绕颈总动脉、颈内动脉、颈内静脉和迷走神经形成颈动脉鞘（carotid sheath）。

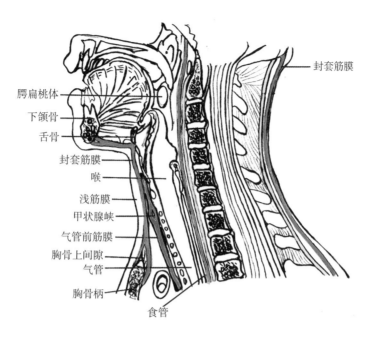

腭扁桃体

下颌骨

舌骨

封套筋膜

喉

浅筋膜

甲状腺峡

气管前筋膜

胸骨上间隙

气管

胸骨柄

食管

封套筋膜

图 2 - 6　颈筋膜与筋膜间隙（正中矢状面）

（三）颈筋膜深层

颈筋膜深层（deep layer of cervical fascia），又称椎前筋膜，位于颈深肌群的浅面，向上附于颅底，向下续于前纵韧带及胸内筋膜，两侧覆盖臂丛、颈交感干、膈神经、锁骨下动脉及锁骨下静脉。此筋膜向下外方，由斜角肌间隙开始包裹锁骨下动、静脉及臂丛，并向腋窝移行，形成腋鞘。

（四）颈筋膜间隙

1. 胸骨上间隙（suprasternal space）　颈筋膜浅层在距胸骨柄上缘 3～4cm 处分为两层，分别附着于胸骨柄的前、后缘所形成的筋膜间隙。内有胸锁乳突肌胸骨头、颈前静脉下段、颈静脉弓、淋巴结及脂肪组织等。

2. 锁骨上间隙（supraclavicular space）　是颈筋膜浅层在锁骨上方分为两层所形成的筋膜间隙，经胸锁乳突肌后方与胸骨上间隙相通。内有颈前静脉、颈外静脉末段及脂肪组织等。

3. 气管前间隙（pretracheal space）　位于气管前筋膜与气管颈部之间，内有气管前淋巴结、甲状腺下静脉、甲状腺奇静脉丛、甲状腺最下动脉、头臂干及左头臂静脉，小儿还有胸腺上部。此间隙感染、出血或气肿时可蔓延至上纵隔。气管切开时，需经过此间隙。

4. 咽后间隙（retropharyngeal space）　位于椎前筋膜与颊咽筋膜之间，向上达颅底，向下通后纵隔，其外侧为颈动脉鞘；其延伸至咽壁侧方的部分，称为咽旁间隙，内有淋巴结及疏松结缔组织。

5. 椎前间隙（prevertebral space）　位于脊柱颈部与椎前筋膜之间。其内有颈长肌、头长肌和颈交感干等。

第三节　颈　前　区

颈前区以舌骨为界，分为舌骨上区和舌骨下区。

一、舌骨上区

舌骨上区为颈前区舌骨上方的区域，包括中央的颏下三角和两侧的下颌下三角。

(一) 颏下三角

颏下三角（submental triangle）为左、右二腹肌前腹和舌骨体上缘围成的区域，其浅面为皮肤、浅筋膜及封套筋膜，深面为下颌舌骨肌及其筋膜构成。下颌舌骨肌深面为颏舌骨肌。三角内有数个颏下淋巴结。

(二) 下颌下三角

1. 境界 下颌下三角（submandibular triangle）由二腹肌前、后腹与下颌骨下缘所围成，又称二腹肌三角。其浅面为皮肤、浅筋膜、颈阔肌及封套筋膜，深面为下颌舌骨肌、舌骨舌肌及咽中缩肌。

2. 内容

（1）下颌下腺（submandibular gland） 位于下颌下三角内，是口腔三大唾液腺之一，包裹在封套筋膜形成的筋膜鞘内。腺体与鞘之间连有疏松结缔组织，易于分离。腺体形态不规则，可分为较大的浅部和较小的深部。浅部位于下颌舌骨肌的浅面，绕该肌的后缘向前延至下颌舌骨肌深面，为该腺的深部。下颌下腺管由腺体深部的前端发出，行向前上方，经舌神经和舌下腺深面，开口于口底黏膜的舌下阜（图2-7）。

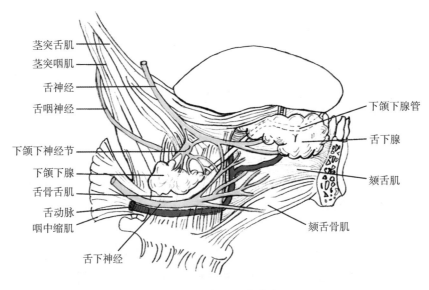

图2-7 下颌下三角内容

（2）血管、神经 面动脉（facial artery）在舌动脉的上方，平舌骨大角起自颈外动脉，经二腹肌后腹的深面行向前上进入下颌下三角，继而经下颌下腺深面，至咬肌前缘越过下颌骨体下缘至面部。面静脉（facial vein）与面动脉伴行，越过下颌骨体下缘入下颌下三角，经下颌下腺浅面汇入颈内静脉。舌动脉（lingual artery）在甲状腺上动脉稍上方，起自颈外动脉前壁。行向上前内方，于舌骨上方、舌下神经内侧，经舌骨舌肌后缘的深面进入舌内。

舌下神经（hypoglossal nerve）于二腹肌后腹深面进入下颌下三角，位于下颌下腺内下方，经下颌舌骨肌与舌骨舌肌之间进入口底，分布于舌。舌神经（lingual nerve）从下颌下三角后部达下颌下腺上内侧，经下颌骨内面与舌骨舌肌之间前行入舌。

二、舌骨下区

舌骨下区是指两侧胸锁乳突肌前缘之间、舌骨以下的区域，包括左、右颈动脉三角和肌三角。

（一）颈动脉三角

1. 境界 颈动脉三角（carotid triangle）位于胸锁乳突肌上份前缘、肩胛舌骨肌上腹和二腹肌后腹之间。其浅面为皮肤、浅筋膜、颈阔肌和封套筋膜，深面为椎前筋膜，内侧为咽侧壁及其筋膜。

2. 内容 三角内有颈总动脉及其分支、颈内静脉及其属支、舌下神经及其降支、迷走神经及其分支、副神经和颈深淋巴结等（图 2-8）。

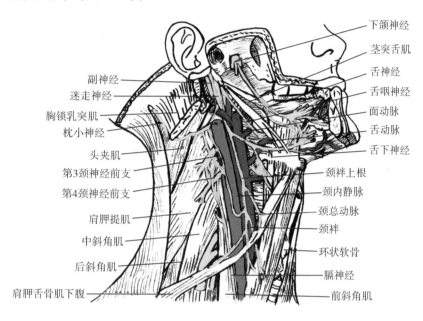

图 2-8 颈动脉三角内容

（1）颈总动脉（common carotid artery） 位于颈内静脉内侧，平甲状软骨上缘处分为颈外动脉和颈内动脉。颈总动脉末端和颈内动脉始部膨大处为颈动脉窦（carotid sinus），窦壁上有压力感受器；颈总动脉分叉处的后方有颈动脉小球（carotid glomus），是化学感受器。二者分别有调节血压和呼吸的作用。

（2）颈外动脉（external carotid artery） 平甲状软骨上缘起自颈总动脉，沿颈内动脉前内方垂直上行。在甲状软骨上缘至舌骨大角间，自下而上依次向前发出甲状腺上动脉、舌动脉和面动脉；近二腹肌后腹下缘处向后上发出枕动脉；自颈外动脉起端的内侧发出咽升动脉。

（3）颈内动脉（internal carotid artery） 自颈总动脉发出后，沿颈外动脉的后外方行至其后方，经二腹肌后腹深面至下颌后窝，经颈动脉管入颅中窝。该动脉在颈部无分支。

（4）颈内静脉（internal jugular vein） 在颈动脉鞘内，位于颈总动脉和颈内动脉的外侧，大部分为胸锁乳突肌所掩盖。其颅外属支自上至下依次为面静脉、舌静脉和甲状腺上、中静脉。

（5）舌下神经（hypoglossal nerve） 经二腹肌后腹深面进入颈动脉三角，呈弓形越过颈内、外动脉浅面，再经二腹肌后腹前端深面进入下颌下三角。舌下神经在弓形部向下发出降支，称为颈袢上根，沿颈总动脉浅面下降，在环状软骨水平与来自颈丛第2、3颈神经的颈袢下根组成颈袢。

（6）迷走神经（vagus nerve） 位于颈内动脉、颈总动脉与颈内静脉之间的后方行于颈动脉鞘内。在颈动脉三角内的分支有喉上神经和心支。前者在颈内、外动脉的内侧与咽中缩肌之间分为内、外支；内支弯向前下，穿甲状舌骨膜入喉，司声门裂以上喉黏膜的感觉；外支沿咽下缩肌表面下降，支配该肌和环甲肌。心支沿颈总动脉表面下降入胸腔，参与心丛的组成。

（7）副神经（accessory nerve） 经二腹肌后腹深面入颈动脉三角的后上角，越过颈内静脉浅面（或深面）行向后外，至胸锁乳突肌深面发肌支支配该肌，本干至枕三角（图 2-9）。

（8）二腹肌后腹（posterior belly of digastric） 是颈动脉三角与下颌下三角的分界，也是颌面部与颈

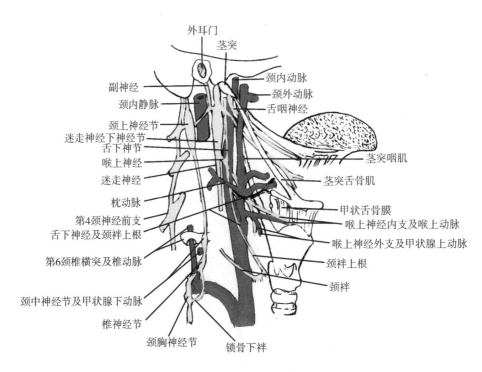

图 2 - 9　颈内、外动脉与脑神经的关系

部手术的重要标志。其浅面有耳大神经、下颌后静脉及面神经颈支；深面有颈内动、静脉和颈外动脉、迷走神经、副神经、舌下神经、颈交感干；肌的上缘有耳后动脉、面神经和舌咽神经等；下缘有枕动脉和舌下神经（图 2 - 10）。

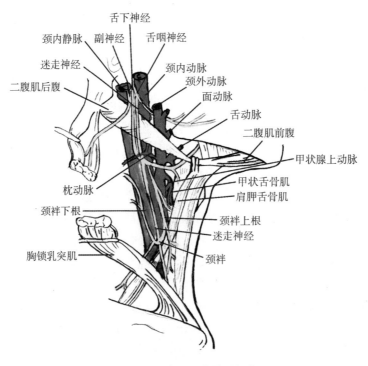

图 2 - 10　二腹肌后腹的毗邻关系

（二）肌三角

1. 境界　肌三角（muscular triangle）位于颈前正中线、胸锁乳突肌前缘和肩胛舌骨肌上腹之间，

又称肩胛舌骨肌气管三角。其浅面依次为皮肤、浅筋膜、颈阔肌和封套筋膜；其深面为椎前筋膜。

2. 内容 肌三角内有舌骨下肌群、甲状腺、甲状旁腺、气管颈部和食管颈部等器官（图2-11）。

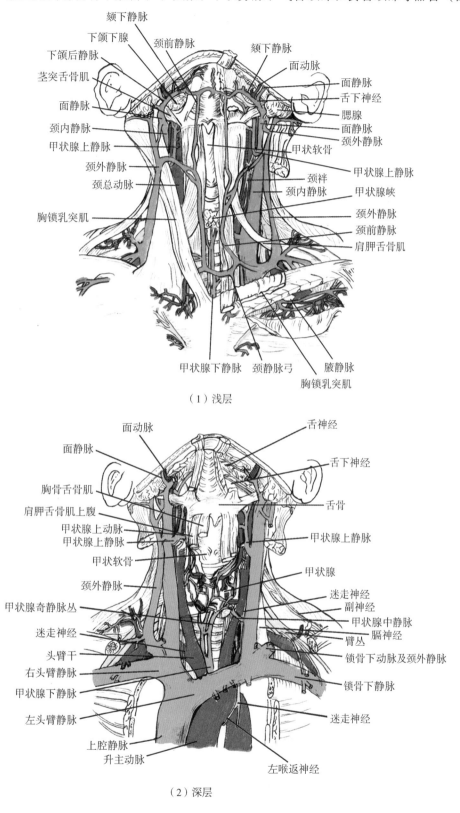

（1）浅层

（2）深层

图 2-11 颈前区结构

（1）舌骨下肌群 包括浅层的胸骨舌骨肌和肩胛舌骨肌上腹，以及深层的胸骨甲状肌和甲状舌骨肌。

（2）甲状腺（thyroid gland） 腺体呈"H"形，分为左、右侧叶和峡部。甲状腺峡有的不发达，约半数以上的人有锥状叶，从甲状腺峡部向上伸出，长短不一（图2-12）。

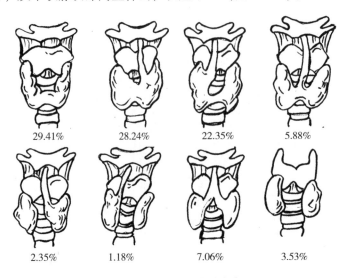

29.41%　　28.24%　　22.35%　　5.88%

2.35%　　1.18%　　7.06%　　3.53%

图2-12　国人甲状腺形态类型

1）甲状腺被膜　气管前筋膜包绕甲状腺形成甲状腺鞘，又称甲状腺假被膜。甲状腺自身的外膜称真被膜，即纤维囊。腺鞘与纤维囊之间为囊鞘间隙，内有疏松结缔组织、血管、神经及甲状旁腺。在甲状腺两侧叶内侧和峡部后面，假被膜增厚并与甲状软骨、环状软骨以及气管软骨环的软骨膜愈着，形成甲状腺悬韧带，将甲状腺固定于喉及气管壁上。因此，吞咽时甲状腺可随喉上、下移动。此特点可以作为临床上判断颈部肿块是否与甲状腺有关联的依据之一。喉返神经常在甲状腺悬韧带的后面经过，因而在甲状腺切除术中处理悬韧带时，应注意保护喉返神经。

2）甲状腺的位置与毗邻　甲状腺的两侧叶位于喉下部和气管上部的前外侧，上极平甲状软骨中点、下极至第6气管软骨。甲状腺峡部位于第2~4气管软骨前方。

甲状腺前面由浅入深依次为皮肤、浅筋膜、颈筋膜浅层、舌骨下肌群和气管前筋膜。侧叶的后内侧与喉和气管、咽和食管以及喉返神经等相邻；侧叶的后外侧与颈动脉鞘以及位于椎前筋膜深面的颈交感干相邻。当甲状腺肿大时，如向后压迫，可出现呼吸、吞咽困难和声音嘶哑；如向后外方压迫交感干时，可出现Horner综合征，即瞳孔缩小、眼裂变窄、上睑下垂及眼球内陷等。

3）甲状腺上动脉与喉上神经　甲状腺上动脉（superior thyroid artery）起自颈外动脉起始部的前面，伴喉上神经外支行向前下方，至侧叶上极附近分为前、后两腺支。前腺支沿侧叶前缘下行，分布于侧叶前面，并有分支沿甲状腺峡的上缘与对侧支吻合；后腺支沿侧叶后缘下行，与甲状腺下动脉的升支吻合。该动脉沿途的分支有胸锁乳突肌支、喉上动脉和环甲肌支。喉上动脉与喉上神经内支伴行，穿甲状舌骨膜，分布于喉内。

喉上神经（superior laryngeal nerve）是迷走神经的分支，在舌骨大角处分为内、外两支。内支伴喉上动脉穿甲状舌骨膜入喉，分布于声门裂以上的喉黏膜；外支伴甲状腺上动脉行向前下方，在距侧叶上极约1cm处，与动脉分开，弯向内侧，发出肌支支配环甲肌和咽下缩肌。甲状腺次全切除术结扎甲状腺上动脉时，应紧贴甲状腺的上极进行，以免伤及喉上神经外支致声音低钝、呛咳等（图2-13）。

4）甲状腺下动脉与喉返神经　甲状腺下动脉（inferior thyroid artery）起自锁骨下动脉的甲状颈干，沿前斜角肌内侧缘上行，至第6颈椎平面，在颈动脉鞘与椎血管之间弯向内下，近甲状腺侧叶下极再弯向上内，至侧叶后面分为上、下支，分布于甲状腺、甲状旁腺、气管和食管等。

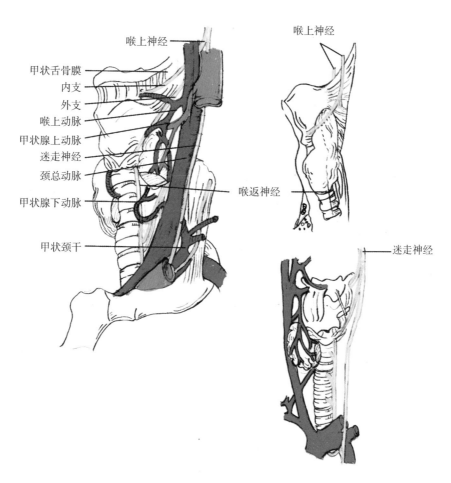

图 2 – 13　甲状腺的动脉及喉的神经

　　喉返神经（recurrent laryngeal nerve）是迷走神经的分支。左喉返神经勾绕主动脉弓至其后方，右喉返神经勾绕右锁骨下动脉至其后方，两者均沿气管与食管之间的沟内上行，至咽下缩肌下缘、环甲关节后方进入喉内，称为喉下神经（inferior laryngeal nerve），其运动支支配除环甲肌以外的所有喉肌，感觉支分布于声门裂以下的喉黏膜。左喉返神经行程较长，位置较深，多行于甲状腺下动脉的后方；右喉返神经行程较短，位置较浅，多行于甲状腺下动脉前方。二者入喉前都经过环甲关节后方，故甲状软骨下角可作为寻找喉返神经的标志。喉返神经通常行经甲状腺腺鞘之外，多在甲状腺侧叶下极的后方与甲状腺下动脉有复杂的交叉关系。因此，施行甲状腺次全切除术时，应远离甲状腺下极结扎甲状腺下动脉，以免损伤喉返神经，引起声音嘶哑（图 2 – 14）。

　　5）甲状腺的静脉　甲状腺的静脉变异较大，它们起自甲状腺浅面和气管前面的静脉丛，汇合成甲状腺上、中、下 3 对静脉（图 2 – 15）。

　　甲状腺上静脉（superior thyroid vein）与同名动脉伴行，汇入颈内静脉。

　　甲状腺中静脉（middle thyroid vein）起自甲状腺侧缘中部，横过颈总动脉前方，汇入颈内静脉。该静脉管径较粗，管壁较薄，多为 1 支，亦可为 2 ~ 3 支或缺如。甲状腺次全切除时，要仔细结扎此静脉，以免出血或气栓。

　　甲状腺下静脉（inferior thyroid vein）自甲状腺侧叶下极穿出，经气管前下行，汇入头臂静脉。两侧甲状腺下静脉在气管前方常吻合成甲状腺奇静脉丛。在甲状腺峡下作低位气管切开时应注意此血管的损伤。

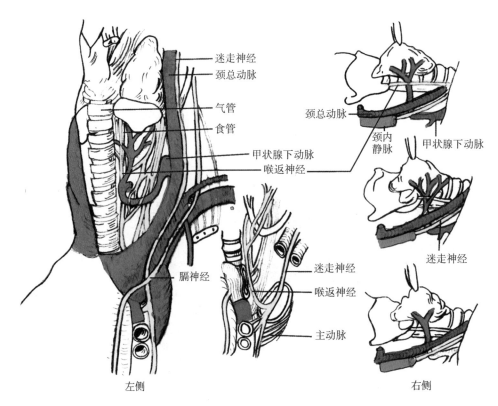

图2-14　甲状腺下动脉与喉返神经的关系

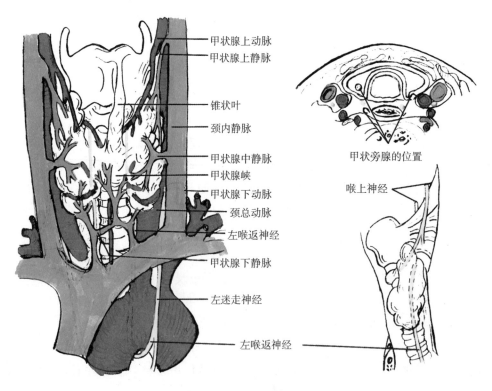

图2-15　甲状腺的静脉

　　（3）甲状旁腺（parathyroid gland）　为两对扁圆形小体，直径0.6~0.8cm，表面光滑，呈棕黄或淡红色。包括一对上甲状旁腺和一对下甲状旁腺，位于甲状腺侧叶后面的真、假被膜之间，有的位于甲状腺实质内或假被膜之外的气管周围结缔组织中。上甲状旁腺多位于甲状腺侧叶上、中交界处的后方，下甲状旁腺多位于侧叶下 1/3 后方（图 2 - 16）。

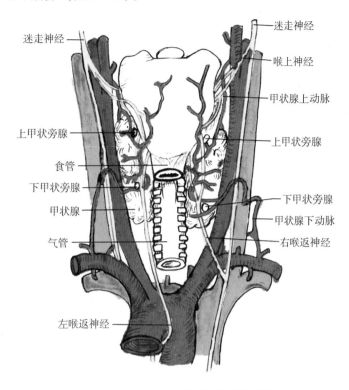

图 2 - 16　甲状腺旁腺的位置（后面观）

⊕ **知识链接**

甲状腺手术的注意事项

　　甲状腺肿大时，如向后内侧压迫喉与气管，可出现呼吸、吞咽困难及声音嘶哑；如向后外方压迫颈交感干时，可出现 Horner 综合征，即患侧面部潮红、无汗、瞳孔缩小、眼裂变窄、上睑下垂及眼球内陷等。喉上神经外支伴甲状腺上动脉行向前下方，在距甲状腺上极 0.5 ~ 1.0cm 处，离开动脉弯向内侧，发出肌支支配环甲肌及咽下缩肌。故在甲状腺次全切除术结扎甲状腺上动脉时，应紧贴甲状腺上极进行，以免损伤喉上神经外支而影响发音。两喉返神经入喉前通常经过环甲关节后方，故甲状软骨下角可作为显露喉返神经的标志。由于喉返神经与甲状腺下动脉的关系在侧叶下极附近比较复杂，因此，施行甲状腺次全切除术结扎甲状腺下动脉时，应远离甲状腺下端，以免损伤喉返神经而致声音嘶哑。

　　（4）气管颈部（cervical part of trachea）　由 6 ~ 8 个气管软骨及其间的软组织构成，上方平第 6 颈椎下缘接环状软骨，下方前面平胸骨颈静脉切迹，后面平第 7 颈椎下缘移行为气管胸部。成人气管颈部长约 6.5cm，横径 1.5 ~ 2.5cm。气管颈部的长度受头部的位置影响较大，当仰头或低头时，气管可上、下移动约 1.5cm。气管颈部的上份位置较浅，下份位置较深。头转向一侧时，气管亦转向同侧，而食管却移向对侧。常规施行气管切开术时，常在肩后垫一软枕，严格使头保持正中位，并尽量后仰，使气管接近体表，以利于手术进行。

　　气管颈部的毗邻：前方由浅入深依次为皮肤、浅筋膜、封套筋膜、胸骨上间隙及颈静脉弓、舌骨下肌群、气管前筋膜及气管前间隙。第 2 ~ 4 气管软骨前方有甲状腺峡，峡的下方有甲状腺下静脉、甲状腺奇静脉丛和可能存在的甲状腺最下动脉。气管颈部上端两侧为甲状腺侧叶。气管颈部后方为食管，二者之间的气管食管旁沟内有喉返神经。气管颈部后外侧为颈动脉鞘和颈交感干等。在体表，上为环状软骨，两侧为胸锁乳突肌前缘，尖向颈静脉切迹的三角，为气管切开手术操作的安全区域。

⇒ 案例引导

　　临床案例　患儿，男，2岁。因发热咳嗽2天，呼吸困难并喉鸣急诊入院。检查见患儿呼吸极度困难，惊恐不安，犬吠样咳嗽，声音嘶哑，鼻翼煽动，口唇紫绀，吸气性喉鸣伴三凹征；体温39.2℃，脉搏105次/分，咽喉红肿，肺部听诊可闻到哮鸣音。诊断为急性感染性喉炎并喉梗阻。立即给予吸氧，静脉滴注抗生素和肾上腺皮质激素等治疗，但上述症状仍未得到缓解，决定施行气管切开术，术后患儿病情好转，10天后呼吸道感染消退，拔管后痊愈出院。

　　讨论　1. 为何要为患儿施行气管切开术？
　　　　　　2. 气管切开时患儿应取什么体位？为什么？
　　　　　　3. 在什么部位切开气管？需经过哪些层次方可显露气管？
　　　　　　4. 气管切开时应注意避免损伤哪些结构？

　　（5）食管颈部（cervical part of esophagus）　上端平环状软骨下缘平面与咽相续，下端平颈静脉切迹与第1胸椎体上缘平面移行为食管胸部。

　　食管颈部的毗邻：前方与气管相邻，且稍偏向左侧，故食管颈部手术多选左侧入路。其后方与颈长肌和脊柱相邻；后外侧隔椎前筋膜与颈交感干相邻；两侧为甲状腺侧叶、颈动脉鞘及其内容物。

第四节　胸锁乳突肌区及颈根部

一、胸锁乳突肌区

（一）境界

　　胸锁乳突肌区（sternocleidomastoid region）是指该肌所占据和覆盖的区域。胸锁乳突肌的胸骨端起自胸骨柄前面，锁骨端起自锁骨内1/3上缘，两端间的三角形间隙在胸锁关节上方，为锁骨上小窝。该肌行向上后外方，止于乳突外面及上项线外1/3。

（二）内容及毗邻

　　1. 颈动脉鞘（carotid sheath）　颈动脉鞘上起自颅底，下续纵隔。鞘内有颈内静脉和迷走神经贯穿全长，颈内动脉行于鞘的上部，颈总动脉行经其下部。在鞘的上部，颈内动脉位于前内侧，颈内静脉在其后外方，二者之间的后内方为迷走神经；在鞘的下部，颈总动脉居后内侧，颈内静脉位于前外方，迷走神经位于二者之间的后外方。

　　颈动脉鞘的浅面有胸锁乳突肌、胸骨舌骨肌、胸骨甲状肌、肩胛舌骨肌下腹、颈袢和甲状腺上、中静脉；鞘的后方有甲状腺下动脉横过（左侧还有胸导管弓），隔椎前筋膜有颈交感干、椎前肌和颈椎横突等；鞘的内侧有咽和食管、喉与气管、甲状腺侧叶和喉返神经等。

　　2. 颈袢（ansa cervicalis）　由第1~3颈神经前支的纤维组成。第1颈神经前支的部分纤维随舌下神经走行，在颈动脉三角内离开舌下神经，称舌下神经降支，沿颈内动脉及颈总动脉浅面下行，又名颈袢上根；第2、3颈神经前支部分纤维组成颈袢下根，沿颈内静脉浅面（或深面）下行，上、下两根在颈动脉鞘浅面合成颈袢。自颈袢发出分支支配肩胛舌骨肌、胸骨舌骨肌、胸骨甲状肌（图2-17）。

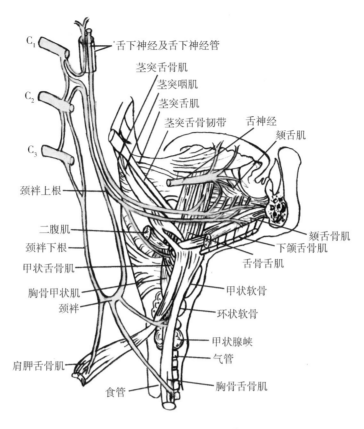

图 2-17　颈袢及支配的肌

3. 颈丛（cervical plexus）　由第 1～4 颈神经前支构成，位于胸锁乳突肌上部深面，中斜角肌和肩胛提肌浅面。其分支有皮支、肌支和膈神经。

4. 颈交感干（Cervical part of sympathetic trunk）　由颈上、中、下交感神经节及节间支组成，位于脊柱颈部两侧，椎前筋膜后方。颈上神经节最大，长约 3cm，呈梭形，位于第 2、3 颈椎横突前方。颈中神经节较小，位于第 6 颈椎横突前方，但不恒定。颈下神经节多与第 1 胸神经节融合成颈胸神经节，又称星状神经节，位于第 1 肋颈的前方，长 1.5～2.5cm。上述三神经节各发出心支参与心丛的组成。

二、颈根部

（一）境界

颈根部（root of neck）是颈部和胸部相毗邻的区域。其前界为胸骨柄，后界为第 1 胸椎，两侧为第 1 肋。此部在中线上主要是气管和食管，两侧的重要标志是前斜角肌。此肌前内侧主要是往来颈、胸之间的纵行结构，如颈总动脉、颈内静脉、迷走神经和膈神经等；前、后方及外侧主要是往来于胸、颈部与上肢的横行结构，如锁骨下动静脉、臂丛等。

（二）内容及毗邻

1. 胸膜顶（cupula of pleura）　是突入颈根部覆盖肺尖部的壁胸膜，高出锁骨内侧 1/3 上缘 2～3cm。前、中、后斜角肌覆盖其前、外及后方，构成三角尖帽保护胸膜顶。从第 7 颈椎横突、第 1 肋颈和第 1 胸椎体连至胸膜顶的筋膜称为胸膜上膜（suprapleural membrane），又称 Sibson 筋膜，起悬吊作用。行肺萎陷手术时，需切断上述筋膜，才能使肺尖塌陷。

胸膜顶前方有锁骨下动脉及其分支、前斜角肌、膈神经、迷走神经、锁骨下静脉，左侧还有胸导管颈部跨越；后方有颈交感干和第 1 胸神经前支；外侧有中斜角肌和臂丛；内侧左、右不同，左侧有锁骨下静脉和左头臂静脉，右侧有头臂干、右头臂静脉和气管。

2. 锁骨下动脉（subclavian artery） 左侧起自主动脉弓，右侧起自头臂干。两者均呈弓形绕过胸膜顶的前上方外行，经斜角肌间隙至第 1 肋外侧缘处，移行为腋动脉。前斜角肌将其分为三段：第 1 段位于前斜角肌内侧，胸膜顶前方；第 2 段在前斜角肌后方；第 3 段位于前斜角肌外侧，第 1 肋上面。锁骨下动脉的主要分支如下。

（1）椎动脉（vertebral artery） 起自锁骨下动脉第 1 段，沿前斜角肌内侧上行于胸膜顶前面，穿经上位 6 个颈椎横突孔，经枕骨大孔入颅，分布于脑和内耳。

（2）胸廓内动脉（internal thoracic artery） 在胸膜顶前方，正对椎动脉起始部，起自锁骨下动脉第 1 段，经锁骨下静脉之后入胸腔。

（3）甲状颈干（thyrocervical trunk） 起自锁骨下动脉第 1 段，沿前斜角肌内侧缘上升；其分支有甲状腺下动脉、肩胛上动脉和颈横动脉。

（4）肋颈干（costocervical trunk） 起自锁骨下动脉第 1 或第 2 段，经胸膜顶上方弓形向后至第 1 肋颈处。分为颈深动脉和最上肋间动脉。

3. 胸导管（thoracic duct） 经胸廓上口入颈根部，先沿食管颈部左缘上升，在第 7 颈椎高度向左呈弓状跨过胸膜顶，形成胸导管弓。经颈动脉鞘后方，椎动静脉和交感干前方，弯向下内注入左静脉角。胸导管注入静脉的部位不恒定，多数注入左静脉角，也可注入左颈内静脉或左锁骨下静脉（图 2-18、图 2-19）。

4. 右淋巴导管（right lymphatic duct） 位于右颈根部，为一短干，长 1.0~1.5cm，由右颈干、右锁骨下干和右支气管纵隔干汇合而成，注入右静脉角。有时各淋巴干可直接注入右颈内静脉或右锁骨下静脉。

5. 锁骨下静脉（subclavian vein） 自第 1 肋外缘续于腋静脉。在第 1 肋上面，经锁骨与前斜角肌之间向内与颈内静脉汇合成头臂静脉。锁骨下静脉壁多与第 1 肋、锁骨下肌和前斜角肌的筋膜粘连紧密，故静脉壁损伤后易致气体栓塞。临床上，经锁骨内侧端下方和第 1 肋之间可行锁骨下静脉穿刺，进行长期输液、心导管插管及中心静脉压测定等。

6. 迷走神经（vagus nerve） 在颈根部，右迷走神经下行于右颈总动脉与右颈内静脉之间，在锁骨下动脉第 1 段前面发出右喉返神经，勾绕右锁骨下动脉的下面和后方返回颈部。左迷走神经在左颈总动脉和左颈内静脉之间下行入胸腔。

7. 膈神经（phrenic nerve） 由第 3~5 颈神经前支的纤维组成。位于前斜角肌前面，椎前筋膜深面；其前面还有胸锁乳突肌、肩胛舌骨肌中间腱、颈内静脉、颈横动脉和肩胛上动脉，内侧有颈升动脉上行。膈神经在胸膜顶前内侧、迷走神经外侧，穿经锁骨下动、静脉之间进入胸腔（图 2-20）。

8. 椎动脉三角 外侧界为前斜角肌，内侧界为颈长肌，下界为锁骨下动脉第 1 段。该三角的尖为第 6 颈椎横突前结节；后方有胸膜顶、第 7 颈椎横突、第 8 颈神经前支和第 1 肋颈；前方有颈动脉鞘、膈神经、甲状腺下动脉及胸导管（左侧）等。三角内的主要结构有椎动、静脉，甲状腺下动脉，交感干和颈胸神经节等。

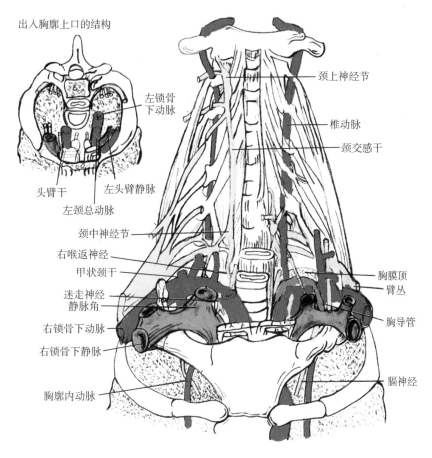

出入胸廓上口的结构

左锁骨下动脉

头臂干　左头臂静脉
左颈总动脉

颈中神经节
右喉返神经
甲状颈干
迷走神经
静脉角
右锁骨下动脉
右锁骨下静脉

胸廓内动脉

颈上神经节

椎动脉

颈交感干

胸膜顶
臂丛

胸导管

膈神经

图 2-18　颈根部

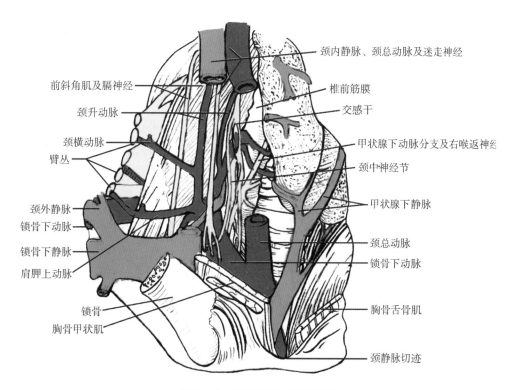

颈内静脉、颈总动脉及迷走神经

前斜角肌及膈神经
颈升动脉

颈横动脉

臂丛

颈外静脉
锁骨下动脉
锁骨下静脉
肩胛上动脉

锁骨
胸骨甲状肌

椎前筋膜
交感干

甲状腺下动脉分支及右喉返神经
颈中神经节

甲状腺下静脉

颈总动脉
锁骨下动脉

胸骨舌骨肌

颈静脉切迹

图 2-19　前斜角肌的毗邻关系

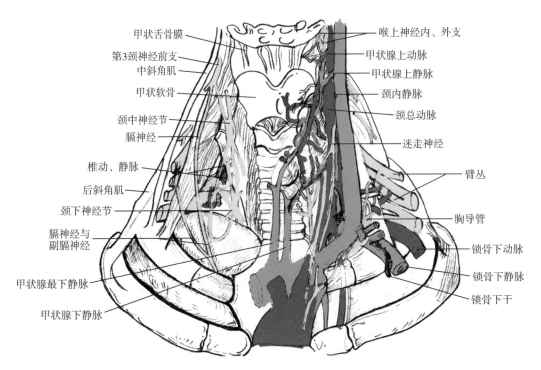

图 2-20　椎动脉三角及其内容

甲状舌骨膜
第3颈神经前支
中斜角肌
甲状软骨
颈中神经节
膈神经
椎动、静脉
后斜角肌
颈下神经节
膈神经与
副膈神经
甲状腺最下静脉
甲状腺下静脉

喉上神经内、外支
甲状腺上动脉
甲状腺上静脉
颈内静脉
颈总动脉
迷走神经
臂丛
胸导管
锁骨下动脉
锁骨下静脉
锁骨下干

第五节　颈外侧区

颈外侧区又称颈后三角，是由胸锁乳突肌后缘、斜方肌前缘和锁骨中 1/3 上缘围成的三角区。该区被肩胛舌骨肌下腹分为上方较大的枕三角和下方较小的锁骨上三角。

一、枕三角

（一）境界

枕三角（occipital triangle）又称肩胛舌骨肌斜方肌三角。由胸锁乳突肌后缘、斜方肌前缘和肩胛舌骨肌下腹上缘围成。其浅面依次为皮肤、浅筋膜和颈筋膜浅层，深面为椎前筋膜及其覆盖下的头夹肌、肩胛提肌和前、中、后斜角肌等（图 2-21）。

（二）内容

1. 副神经（accessory nerve）　自颈静脉孔出颅后，经二腹肌后腹深面，颈内静脉前外侧，在胸锁乳突肌上部的前缘穿入该肌并发出肌支支配该肌。本干在胸锁乳突肌后缘上、中 1/3 交点处进入枕三角，有枕小神经勾绕，是确定副神经的标志。在枕三角内，副神经沿肩胛提肌表面，斜过枕三角中份，在斜方肌前缘中、下 1/3 交界处进入该肌深面，并支配该肌。

2. 颈丛、臂丛分支　颈丛皮支在胸锁乳突肌后缘中点处穿颈筋膜浅层，分布于头、颈、胸前上部及肩上部的皮肤。枕三角内有支配肩胛提肌、斜方肌和椎前肌的颈丛肌支。臂丛分支有支配菱形肌的肩胛背神经，支配冈上、下肌的肩胛上神经，以及入腋区支配前锯肌的胸长神经等。

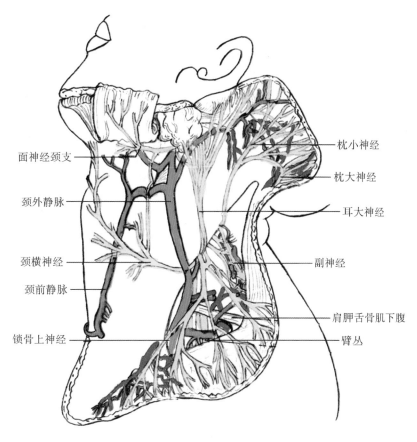

面神经颈支

颈外静脉

颈横神经

颈前静脉

锁骨上神经

枕小神经

枕大神经

耳大神经

副神经

肩胛舌骨肌下腹

臂丛

图 2 – 21 枕三角

二、锁骨上三角

（一）境界

锁骨上三角（supraclavicular triangle）位于锁骨上缘中 1/3 上方，在体表呈明显凹陷，又称锁骨上大窝。该三角由胸锁乳突肌后缘、肩胛舌骨肌下腹和锁骨围成，故又名肩胛舌骨肌锁骨三角。其浅面依次为皮肤、浅筋膜及位于其中的锁骨上神经、颈外静脉末段、颈阔肌及颈筋膜浅层，其深面为斜角肌下份及椎前筋膜。

（二）内容

1. 锁骨下静脉（subclavian vein） 锁骨下静脉在第 1 肋外缘处由腋静脉延续而成。在该三角内位于锁骨下动脉第 3 段的前下方，在前斜角肌内侧与颈内静脉汇合成头臂静脉，二者之间形成的角，称为静脉角。胸导管和右淋巴导管分别注入左、右静脉角（图 2 – 22）。

2. 锁骨下动脉（subclavian artery） 经斜角肌间隙进入肩胛舌骨肌锁骨三角，走向腋窝。位于三角内的是该动脉第 3 段，其下方为第 1 肋，后上方有臂丛诸干，前下方为锁骨下静脉。锁骨下动脉在三角内的分支有肩胛背动脉、肩胛上动脉和颈横动脉，分别至斜方肌深面和肩胛区。

3. 臂丛（brachial plexus） 由第 5 ~ 8 颈神经前支和第 1 胸神经前支的大部分纤维组成，经斜角肌间隙、锁骨下动脉后上方进入此三角。第 5、6 颈神经前支合成上干，第 7 颈神经前支延续为中干，第 8 颈神经前支和第 1 胸神经前支的部分纤维合成下干。各干均分为前、后两股，经锁骨中份的后下方进入腋窝，合成内侧束、外侧束和后束。在锁骨中点上方，为锁骨上臂丛神经阻滞麻醉处。在本三角内，臂丛发出肩胛背神经、锁骨下肌神经和胸长神经等。臂丛和锁骨下动脉均由椎前筋膜形成的筋膜鞘包绕，续于腋鞘。

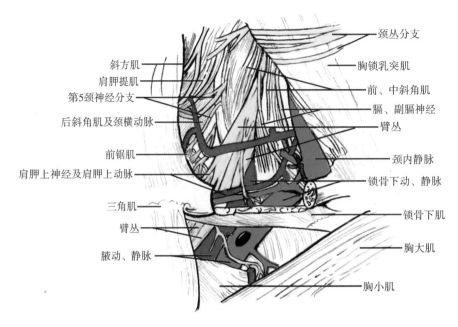

斜方肌
肩胛提肌
第5颈神经分支
后斜角肌及颈横动脉
前锯肌
肩胛上神经及肩胛上动脉
三角肌
臂丛
腋动、静脉

颈丛分支
胸锁乳突肌
前、中斜角肌
膈、副膈神经
臂丛
颈内静脉
锁骨下动、静脉
锁骨下肌
胸大肌
胸小肌

图 2 - 22　锁骨上三角内容

第六节　颈部淋巴

颈部淋巴结除收纳头、颈部淋巴之外，还收集胸部及上肢的部分淋巴。根据部位可分为颈上部、颈前区和颈外侧区淋巴结（图 2 - 23）。

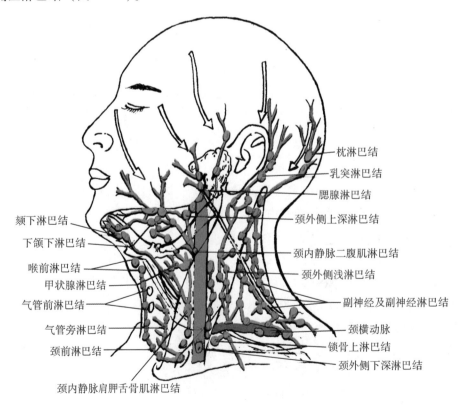

颏下淋巴结
下颌下淋巴结
喉前淋巴结
甲状腺淋巴结
气管前淋巴结
气管旁淋巴结
颈前淋巴结
颈内静脉肩胛舌骨肌淋巴结

枕淋巴结
乳突淋巴结
腮腺淋巴结
颈外侧上深淋巴结
颈内静脉二腹肌淋巴结
颈外侧浅淋巴结
副神经及副神经淋巴结
颈横动脉
锁骨上淋巴结
颈外侧下深淋巴结

图 2 - 23　颈部淋巴结

一、颈上部淋巴结

颈上部淋巴结沿头、颈交界处排列，位置表浅，分为5组。

1. 颏下淋巴结（submental lymph nodes） 位于颏下三角内，收纳颏部、下唇中部、口底和舌尖等处的淋巴，注入下颌下淋巴结及颈内静脉二腹肌淋巴结。

2. 下颌下淋巴结（submandibular lymph nodes） 位于下颌下腺附近，收纳眼、鼻、唇、牙、舌和口底的淋巴，注入颈外侧上、下深淋巴结。

3. 腮腺淋巴结（parotid lymph nodes） 位于腮腺表面及实质内，收纳面部、耳郭、外耳道等处的淋巴，注入颈外侧浅和颈深上淋巴结。

4. 乳突淋巴结（mastoid lymph nodes） 位于耳后、胸锁乳突肌上端表面，收纳颞、顶、乳突区及耳郭的淋巴，注入颈外侧浅、深淋巴结。

5. 枕淋巴结（occipital lymph nodes） 位于枕部皮下、斜方肌上端表面，收纳枕、项部的淋巴，注入颈外侧浅、深淋巴结。

二、颈前区淋巴结

颈前区淋巴结（anterior cervical lymph nodes）位于舌骨下方，两侧胸锁乳突肌和颈动脉鞘之间，分为浅、深两群。

（一）颈前浅淋巴结

颈前浅淋巴结（superficial anterior cervical lymph nodes）沿颈前静脉排列，收纳舌骨下区的浅淋巴，其输出管注入颈外侧下深淋巴结，或直接注入锁骨上淋巴结。

（二）颈前深淋巴结

颈前深淋巴结（deep anterior cervical lymph nodes）位于颈部器官周围，分为4组。

1. 喉前淋巴结（prelaryngeal lymph nodes） 位于喉的前方，收纳喉的淋巴。其中声门裂以上的淋巴注入颈外侧上深淋巴结，声门裂以下的淋巴注入气管旁淋巴结，然后注入颈外侧下深淋巴结。

2. 甲状腺淋巴结（thyroid lymph nodes） 位于甲状腺峡前面，收纳甲状腺的淋巴，先注入气管前淋巴结和气管旁淋巴结，然后注入颈外侧上深淋巴结，或直接注入颈外侧上深淋巴结。

3. 气管前淋巴结（pretracheal lymph nodes） 位于气管颈部前外侧，收纳甲状腺和气管颈部的淋巴，注入气管旁淋巴结和颈外侧下深淋巴结。

4. 气管旁淋巴结（paratracheal lymph nodes） 沿喉返神经排列，收纳喉、甲状腺、气管和食管的淋巴，注入颈外侧下深淋巴结。

三、颈外侧区淋巴结

颈外侧淋巴结（lateral cervical lymph nodes）包括沿浅静脉排列的颈外侧浅淋巴结和沿颈深静脉排列的颈外侧深淋巴结。

（一）颈外侧浅淋巴结

颈外侧浅淋巴结（superficial lateral cervical lymph nodes）位于胸锁乳突肌表面及其后缘处，沿颈外静脉排列，收纳枕、耳后及腮腺淋巴结引流的淋巴，其输出管注入颈外侧深淋巴结。

（二）颈外侧深淋巴结

颈外侧深淋巴结（deep lateral cervical lymph nodes）主要沿颈内静脉排列成纵行的淋巴结群，上自颅底，下至颈根部。通常以肩胛舌骨肌下腹为界，分为上、下两群。

1. 颈外侧上深淋巴结（superior deep lateral cervical lymph nodes） 位于胸锁乳突肌深面，颈内静脉上段周围。收纳颈外侧浅淋巴结、腮腺、颏下、乳突、枕及肩胛上淋巴结引流的淋巴，并收纳咽、喉、甲状腺、气管、食管、腭扁桃体及舌的淋巴，其输出管注入颈外侧下深淋巴结，或直接注入颈干。较重要的淋巴结如下。

（1）颈内静脉二腹肌淋巴结（jugulodigastric lymph nodes） 位于二腹肌后腹下方，面静脉汇入颈内静脉的交角处，临床上又称角淋巴结；收纳鼻咽部、腭扁桃体及舌根部的淋巴。鼻咽癌及舌根部癌常首先转移至该淋巴结。

（2）颈内静脉外侧淋巴结（lateral jugular lymph nodes） 位于枕三角内，沿副神经排列，又称为副神经淋巴结，收纳枕部及耳后的淋巴，其输出管注入颈外侧下深淋巴结。

2. 颈外侧下深淋巴结（inferior deep lateral cervical lymph nodes） 位于肩胛舌骨肌中间腱下方，颈内静脉下段、臂丛及锁骨下血管周围。收纳颈外侧上深淋巴结引流的淋巴，也可直接收纳颈上部各淋巴结群引流的淋巴，以及耳、鼻、咽、喉、口腔和甲状腺等器官的淋巴。其输出管合成颈干，左侧注入胸导管，右侧注入右淋巴导管。较重要的淋巴结如下。

（1）颈内静脉肩胛舌骨肌淋巴结（juguloomohyoid lymph nodes） 位于颈内静脉与肩胛舌骨肌中间腱交角处，收纳舌尖部的淋巴，舌尖部癌首先转移至该淋巴结。

（2）锁骨上淋巴结（supraclavicular lymph nodes） 沿颈横血管排列，位于锁骨上大窝内。主要收纳颈外侧上深淋巴结的输出管及气管的淋巴。其输出管集合成颈干，左侧注入胸导管，右侧注入右淋巴导管或直接注入静脉角。其中位于左侧颈根部静脉角处的淋巴结又称 Virchow 淋巴结，当胃癌或食管下部癌转移时，常可累及该淋巴结。临床检查时，可在胸锁乳突肌后缘和锁骨上缘的交角处触到肿大的淋巴结。

（3）咽后淋巴结（retropharyngeal lymph nodes） 位于鼻咽部后方，收纳鼻、鼻窦、鼻咽部等处的淋巴。鼻咽癌时易转移至该淋巴结。

⊕ **知识链接**

Virchow 淋巴结活检

位于左颈根部左侧斜角肌处的淋巴结称为 Virchow 淋巴结。若出现无痛性增大，常意味着腹部肿瘤。如食管下部癌或胃癌转移时，常累及该淋巴结，可在胸锁乳突肌后缘和锁骨上缘的交角处触到此肿大的淋巴结。必要时，应行 Virchow 淋巴结活检。即先做皮下局部麻醉，用手固定住需要检查的淋巴结，穿刺进针取样送检，局部压迫止血。

第七节　颈部解剖操作技能

一、解剖颈前区和胸锁乳突肌区

（一）尸位及切口

尸体仰卧，肩部垫高，将头尽量后仰，充分显露颈部。

（1）自下颌骨下缘的中点起，沿颈前正中线至颈静脉切迹中点作一正中纵行切口。

（2）自下颌骨下缘中点起，沿下颌骨下缘向后经下颌角至乳突根部。

（3）自胸骨颈静脉切迹中点起，沿锁骨上缘至肩峰。因颈部皮肤较薄，故切口要浅，以免损伤深部结构。

（4）自颈前正中线切口将皮片剥离翻向两侧，直至斜方肌前缘处，显露颈阔肌。

（二）解剖浅层结构

1. 观察颈阔肌 该肌位于浅筋膜内，属于皮肌，观察肌纤维的走向和起止。清除该肌浅面的筋膜，沿锁骨将其切断，并自下向上翻起至下颌骨下缘。注意保留深面的浅静脉和皮神经，不要一同翻起。

2. 解剖颈前静脉 在颈前正中线两侧浅筋膜内自上而下解剖颈前静脉，并追踪至穿入深筋膜处。该静脉附近有颈前浅淋巴结，观察后可清除。

3. 解剖颈外静脉 自下颌角后方向下，沿胸锁乳突肌表面解剖出纵行的颈外静脉。该静脉在耳垂前下方由耳后静脉和下颌后静脉后支合成，向下斜行，越胸锁乳突肌后缘至锁骨与该肌的交角处，穿过深筋膜汇入锁骨下静脉。此静脉附近有颈外侧浅淋巴结，观察后可清除。

4. 解剖颈丛皮支 在胸锁乳突肌后缘中点附近的浅筋膜内，向前、上、下寻找由此浅出呈放射状分布的颈丛皮支：颈横神经越胸锁乳突肌表面至颈前；耳大神经沿该肌表面上行至耳郭附近；枕小神经循该肌后缘向后上至枕部；锁骨上神经向外下方分为3支分布于颈外侧及胸、肩部。

5. 清理浅筋膜 保留上述浅静脉和皮神经，清除所有浅筋膜。修洁并观察颈深筋膜浅层，即封套筋膜。此筋膜包被全颈部，并形成胸锁乳突肌鞘、斜方肌鞘和下颌下腺鞘。

（三）解剖深层结构

1. 解剖颈深筋膜浅层及颈静脉弓 清除残留的浅筋膜，观察颈深筋膜浅层。在胸骨柄上方由该层筋膜形成胸骨上间隙，小心划开此间隙，可以见到颈静脉弓，间隙内还可见到淋巴结和脂肪组织。

2. 解剖胸锁乳突肌 在胸锁乳突肌起点稍上方，切断此肌在胸骨柄和锁骨上的起点，小心翻向后上，注意支配此肌的副神经及颈外动脉的分支在此肌上1/3深面进入该肌。可见副神经继续走向后下，进入颈外侧区。

3. 解剖舌骨下肌群和颈袢 清理舌骨下肌群，在各肌外侧缘筋膜中，找出颈袢至各肌的分支，沿分支向上追踪颈袢，观察颈袢的位置在颈动脉鞘的浅面。在平胸骨柄上缘切断胸骨舌骨肌，翻向上方。修洁深层的胸骨甲状肌和甲状舌骨肌。切断胸骨甲状肌的下端并翻起，暴露甲状腺、喉和气管。观察气管前筋膜，它紧贴舌骨下肌群后面，覆在气管前方，并包裹甲状腺形成甲状腺鞘，仔细在颈内静脉的内侧或外侧找出构成颈袢的第2、3颈神经的分支（颈袢下根）。观察上根（来自颈1神经的前支）与舌下神经的关系。

4. 解剖颈动脉鞘 解剖沿颈动脉鞘排列的颈外侧深淋巴结，以肩胛舌骨肌中间腱分为上、下两群，即颈外侧上深淋巴结和下深淋巴结。观察后可清除，以显露颈动脉鞘。

（1）沿颈动脉鞘前壁向上追踪来自舌下神经的颈袢上根，以及来自第2、3颈神经的颈袢下根。

（2）纵行切开颈动脉鞘前壁，用血管钳钝性分离鞘内血管间的结缔组织，可见颈内静脉位于颈总动脉及颈内动脉的外侧，迷走神经位于动、静脉之间。观察颈内静脉的属支面静脉、舌静脉和甲状腺上、中静脉。

（3）在颈总动脉与颈内静脉之间用血管钳分离筋膜，找出迷走神经干，观察动、静脉和神经三者之间的位置关系。

（4）修洁颈总动脉，该动脉一般在甲状软骨上缘高度分为颈内动脉和颈外动脉，颈外动脉初在颈内动脉前内侧，后转至其外侧。注意观察颈总动脉末端和颈内动脉始部管壁膨大形成的颈动脉窦。在颈内、外动脉分叉处后方，寻找颈动脉小球。

5. 解剖颈动脉三角 将胸锁乳突肌恢复原位，确认此三角是由胸锁乳突肌上份前缘、二腹肌后腹和肩胛舌骨肌上腹围成。

（1）解剖颈外动脉 在三角内的分支，于颈外动脉起点处寻找甲状腺上动脉；沿动脉干追踪其至甲状腺侧叶上端。在甲状腺上动脉起点上方解剖舌动脉，该动脉在舌骨大角上方向前上，经二腹肌后腹深面进入下颌下三角。

（2）解剖舌下神经 修洁二腹肌后腹，于颈内、外动脉的浅面解剖出横行于二腹肌后腹下缘附近的舌下神经，该神经在舌骨大角上方行于下颌舌骨肌与舌骨舌肌之间。

6. 解剖下颌下三角 该三角是由下颌骨下缘与二腹肌前、后腹围成，三角内最大的结构是下颌下腺。切开颈筋膜浅层显露下颌下腺。寻找腺体浅面与下颌骨下缘之间的下颌下淋巴结。在下颌下腺表面找出面静脉，向后下追踪至颈内静脉。

（1）解剖面动脉 在下颌下腺与下颌骨之间找出面动脉，追踪面动脉绕下颌骨下缘至面部。

（2）解剖下颌舌骨肌及神经 将下颌下腺翻向上，修洁二腹肌后腹和茎突舌骨肌，切断二腹肌前腹在下颌骨上的起点，将该肌腹翻向下外，修洁三角深面的下颌舌骨肌，在该肌上找出下颌舌骨肌神经。

（3）下颌舌骨肌与舌骨舌肌之间的间隙及其内容 将下颌舌骨肌翻向上，显露舌骨舌肌，并在该肌表面寻找舌下神经。在舌骨大角上方与舌下神经之间，寻找舌动脉，该动脉由舌骨舌肌后缘潜入其深面。在下颌下腺深部前缘，舌骨舌肌表面寻找下颌下腺导管，并寻找位置较深的舌神经及其下方的下颌下神经节。

7. 解剖颏下三角 清除颏下的颈深筋膜浅层，寻找颏下淋巴结，该三角由左、右两侧的二腹肌前腹与舌骨体围成，三角深面为下颌舌骨肌。

8. 解剖肌三角 肌三角是由内侧界的颈前正中线，外下界的胸锁乳突肌下份前缘和外上界的肩胛舌骨肌上腹围成。

（1）解剖甲状腺 在胸骨柄上缘处切断胸骨舌骨肌，向上翻转至舌骨。修洁其深面的胸骨甲状肌和甲状舌骨肌，并于胸骨甲状肌的下端切断该肌，向上翻转至甲状软骨，清除颈深筋膜中层的筋膜，暴露甲状腺。观察甲状腺的形态和位置，检查有无锥状叶。观察环状软骨、甲状软骨以及二者间的环甲膜和环甲肌。

（2）解剖甲状腺侧叶上极的血管和神经 在甲状腺侧叶的上极附近，找出甲状腺上动、静脉，并在其后方寻找与其伴行并走向环甲肌的喉上神经外支。在舌骨大角与甲状软骨间找出喉上动脉及与其伴行的喉上神经内支，追踪至穿入甲状舌骨膜处。

（3）解剖甲状腺下动脉和喉返神经 在甲状腺下极附近寻找甲状腺下动脉，该动脉来自甲状颈干，从甲状腺侧叶后面进入腺体。在环甲关节后方或食管与气管颈部之间的旁沟内找出喉返神经，该神经是迷走神经的分支，观察该神经与甲状腺下动脉互相交叉关系。

（4）解剖甲状腺最下动脉 在甲状腺峡下方的气管前间隙内，寻找甲状腺最下动脉，及由甲状腺下静脉互相吻合形成的静脉丛。

（5）解剖甲状腺被膜 在甲状腺前面切开甲状腺假被膜，观察被覆于甲状腺实质表面的纤维囊（真被膜）。注意观察在甲状腺侧叶后面，由假被膜增厚附于喉软骨和上位气管软骨上的甲状腺悬韧带。

（6）观察甲状旁腺 清除甲状腺鞘，在甲状腺侧叶后面上、下部的结缔组织中，或腺实质内寻找上、下甲状旁腺。

二、解剖颈外侧区

1. 观察颈外侧区的境界 前方为胸锁乳突肌后缘,后方为斜方肌前缘,下方为锁骨上缘。以肩胛舌骨肌下腹为界分为枕三角和锁骨上三角。

2. 解剖副神经 清除枕三角内颈深筋膜浅层,寻找副神经及沿该神经排列的副神经淋巴结。清除淋巴结,见副神经自胸锁乳突肌后缘上、中1/3交界处向外下,至斜方肌前缘中、下1/3交界处入斜方肌深面。

3. 解剖颈丛 将颈内静脉和颈总动脉拉向内侧,清理颈丛各根及颈丛分支。颈丛深面为肩胛提肌和中斜角肌。颈丛下方为前斜角肌。追踪颈丛发出的膈神经向下经前斜角肌表面入胸腔。

4. 解剖臂丛 在前、中斜角肌之间解剖出组成臂丛的5个根和上、中、下三个干。观察臂丛经锁骨上三角深部和锁骨后方入腋窝。

三、解剖颈根部

1. 解剖颈动脉三角 先离断胸锁关节,然后在锁骨的中、外1/3交界处用锯横断锁骨,取下其内2/3段。观察椎动脉三角的范围:内侧界为颈长肌外侧缘,外侧界为前斜角肌内侧缘,下界为锁骨下动脉第1段,后壁为第7颈椎横突、第1肋骨颈和第8颈神经前支。再观察椎动脉三角内的结构:椎动、静脉和胸膜顶,并在椎动脉的后方,第1肋颈附近找到颈交感干的颈下神经节。

2. 解剖静脉角 静脉角由颈内静脉与锁骨下静脉汇合而成。在右静脉角寻找右淋巴导管,该管长1.0~1.5cm,有时可缺如。

3. 解剖锁骨下动脉 锁骨下动脉呈弓形通过颈根部,共分三段。第1段位于前斜角肌内侧,第2段位于该肌后方,第3段位于该肌外侧。仔细观察锁骨下动脉的分支及第1段的毗邻:其前方有颈内静脉、椎静脉、迷走神经和膈神经跨过;右侧有右喉返神经绕其下面和后面;左侧有胸导管跨过前方至静脉角。锁骨下动脉深面有肺尖、胸膜顶及交感干。

4. 解剖迷走神经及喉返神经 在右侧,于颈内静脉与颈总动脉之间向下分离迷走神经至锁骨下动脉前方。向外牵拉神经干,分离出迷走神经的分支右喉返神经,绕锁骨下动脉下面、后面,在气管与食管之间的沟内上行,分支分布于喉肌。在左侧,向下追踪迷走神经,经颈总动脉与锁骨下动脉之间进入胸腔。待解剖胸部时再寻找左喉返神经。

5. 解剖锁骨上淋巴结及膈神经 于肩胛舌骨肌下腹以下将颈深筋膜浅层清除,可见筋膜深面的脂肪组织。清除脂肪组织后观察沿颈横血管排列的锁骨上淋巴结,其中位于左静脉角处的淋巴结又称Virchow淋巴结。寻找膈神经,可见其在锁骨下静脉后方,前斜角肌表面下行入胸腔。

6. 解剖甲状颈干 于颈内静脉根部上方结扎并切断该静脉,向上翻起。沿前斜角肌内侧解剖甲状颈干。它起自锁骨下动脉第1段,发出甲状腺下动脉、肩胛上动脉和颈横动脉3条分支。

7. 解剖椎动脉 向下牵拉锁骨下动脉,在甲状颈干内侧深面剥离椎动脉。该动脉起自锁骨下动脉,向上穿经上位6个颈椎横突孔,经枕骨大孔入颅腔。

8. 解剖胸廓内动脉 向上牵拉锁骨下动脉,在该动脉下壁、与椎动脉对应处寻找胸廓内动脉的起始端,可见其下行入胸腔。

9. 解剖颈交感干 在颈动脉鞘的后方,迷走神经内侧寻找颈交感干。沿交感干向上找出颈上神经节,在第6颈椎横突水平找出颈中神经节,在第1肋颈前方找出颈下神经节。此节可与第1胸交感神经节合成星状神经节。

目标检测

1. 试述颈筋膜的层次及结构特点。
2. 试述颈动脉三角的境界以及层次结构。
3. 试述颈动脉鞘的位置、内容及毗邻关系。
4. 试述二腹肌后腹的毗邻关系。
5. 试述甲状腺的动脉与喉的神经的关系及临床意义。

书网融合……

本章小结

微课

题库

第三章　胸　部

PPT

学习目标

1. 掌握　胸壁的层次结构；乳房的位置、形态结构及淋巴引流；胸大肌的起止点、作用和神经支配；锁胸筋膜的概念；肋间血管、神经的走行分布及位置关系；胸膜的配布、胸膜隐窝的位置及临床意义；肺根的结构排列，支气管肺段的概念；胸膜和肺的体表投影；纵隔的概念、纵隔左右侧整体结构；上纵隔器官的排列，心包窦的位置和意义；食管、胸主动脉、胸导管的毗邻关系及其临床意义。

2. 熟悉　胸部的体表标志和标志线；纵隔的境界与分区；心的位置和体表投影。

3. 了解　胸部的分区、胸前外侧壁的浅层结构；胸内筋膜的位置；纵隔各间隙的位置及交通；纵隔淋巴结、神经血管分布；胸部断层影像解剖；支气管肺段的分布。

第一节　概　述

胸部（thorax）介于颈部和腹部之间，上端经胸廓上口与颈部相通、下端借胸廓下口及膈与腹部分隔、上部两侧与上肢相连。胸部包括胸壁、胸腔及胸腔脏器等结构。胸壁由胸廓和附于其上的软组织构成；胸壁与膈共同围成胸腔。胸腔的中部为纵隔，纵隔的两侧为肺及其表面的胸膜和胸膜腔。胸壁与膈参与呼吸运动。

一、境界与分区

（一）境界

胸部上端以胸骨颈静脉切迹、胸锁关节、锁骨上缘、肩峰和第 7 颈椎棘突的连线与颈部分界；胸部上外侧以三角肌前、后缘与上肢分界；胸部下端以剑突、肋弓、第 11 肋前端、第 12 肋下缘和第 12 胸椎棘突的连线与腹部分界。由于膈呈向上凸起的穹隆状，所以胸腔的下界比胸部体表的下界位置更高，肝、肾、脾等腹腔脏器位于膈下胸壁的内面，故胸壁下部外伤时可引起腹部脏器损伤。胸膜顶、肺尖、幼儿胸腺和左头臂静脉等结构经胸廓上口向上突入颈根部，故在颈根部穿刺、臂丛麻醉及手术时需要注意保护这些结构。

（二）分区

每侧胸壁划分为胸前区、胸外侧区和胸背区三部分。前正中线和腋前线之间为胸前区，腋前线和腋后线之间为胸外侧区，腋后线与后正中线之间为胸背区（胸背区的内容见第六章脊柱区）。

胸腔根据其内容划分为中部和左、右部三部分。左、右部容纳肺、胸膜和胸膜腔等器官结构；中部为纵隔，容纳心、心包、大血管、胸导管和神经等器官结构。

二、表面解剖

胸部体表及骨性标志如图 3 - 1 所示。

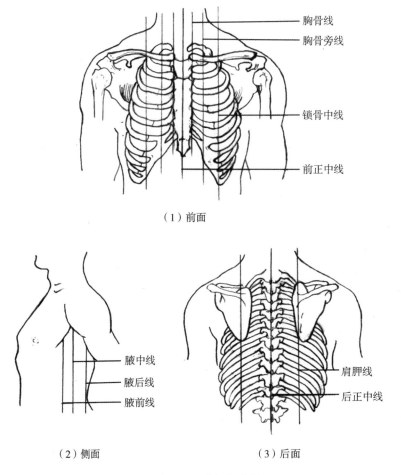

（1）前面

胸骨线
胸骨旁线
锁骨中线
前正中线

腋中线
腋后线
腋前线

肩胛线
后正中线

（2）侧面 　　　　　　　　　（3）后面

图 3 - 1　胸部标志线

（一）体表及骨性标志

1. 颈静脉切迹（jugular notch）　成年男性颈静脉切迹向后平第 2 胸椎，女性平第 3 胸椎。随着个体的发育，颈静脉切迹的高度逐渐下降。

2. 锁骨（clavicle）　呈横的"S"形，全长可以触及。锁骨中、外 1/3 交界处的下方为锁骨下窝（infraclavicular fossa），其深方有腋血管和臂丛通过。在此窝的外上方可触及喙突（coracoid process）。

3. 胸骨角（sternal angle）　是胸骨柄与胸骨体连结处向前的突起，两侧与第 2 肋软骨相连，是计数肋和肋间隙的标志。胸骨角平面平对主动脉弓起始处、气管杈和第 4 胸椎体下缘。

4. 剑突（xiphoid process）　以胸剑结合方式位于胸骨体下方，形状变化较大，胸剑结合平第 9 胸椎。

5. 肋（ribs）　第 1 肋大部分位于锁骨后方，难以触及。相邻两肋之间为肋间隙。肋和肋间隙是胸部和上腹部器官的定位标志。

6. 肋弓（costal arch）　8～10 肋软骨前端依次与上位肋软骨连结形成肋弓。两侧肋弓在胸剑结合下方形成向下开放的夹角为胸骨下角（infrasternal angle），70°～110°。剑突与肋弓形成剑肋角（xipho-costal angle），左侧剑肋角是临床心包腔穿刺常用的进针部位之一。

7. 乳头（papillae） 男性乳头位于锁骨中线与第4肋间隙交界处。女性乳头的位置变化较大，多偏向外下方。

（二）标志线

胸部主要有下列纵行标志线（图3-1）。

1. 前正中线（anterior median line） 经过胸骨前面正中所作的垂线。

2. 胸骨线（sternal line） 经胸骨最宽处的外侧缘所作的垂线。

3. 锁骨中线（midclavicular line） 经锁骨中点所作的垂线。

4. 胸骨旁线（parasternal line） 经锁骨中线和胸骨线之间的中点所作的垂线。

5. 腋前线（anterior axillary line） 经腋前襞与胸壁相交处所作的垂线。

6. 腋后线（posterior axillary line） 经腋后襞与胸壁相交处所作的垂线。

7. 腋中线（midaxillary line） 经腋前线和腋后线之间的中点所作的垂线。

8. 肩胛线（scapular line） 经肩胛骨下角所作的垂线。

9. 后正中线（posterior median line） 相当于沿棘突尖所作的垂线。

第二节 胸 壁

胸壁由浅入深依次有皮肤、浅筋膜、深筋膜、胸廓外肌层、胸廓、肋间肌、胸内筋膜等结构。胸壁是胸膜腔和纵隔直视手术的切开部位，为扩大手术视野，可分离或切断部分肋骨、切开胸内筋膜和壁胸膜。

一、浅层结构

（一）皮肤

胸前区和胸外侧区皮肤较薄，尤其是胸骨前面和乳头部的皮肤更薄。

（二）浅筋膜

胸部的浅筋膜向上与颈部、向下与腹部、向外侧与上肢等处的浅筋膜相续。胸骨前面的浅筋膜较薄，其余部分较厚。所以胸前区和胸外侧区皮肤较具有较大的活动性，而胸骨前面的皮肤活动性较小。胸部浅筋膜内含有浅血管、淋巴管、皮神经和女性乳腺等结构（图3-2）。

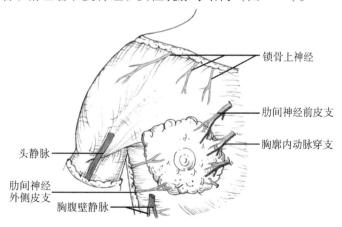

锁骨上神经

肋间神经前皮支

胸廓内动脉穿支

头静脉

肋间神经外侧皮支

胸腹壁静脉

图3-2 胸前、外侧区的浅血管和皮神经

1. 浅血管 包括浅动脉和浅静脉。浅动脉均是深动脉的分支。

（1）浅动脉 主要为胸廓内动脉、肋间后动脉和腋动脉等的分支。胸廓内动脉的穿支细小，在胸骨外侧缘约 1cm 处穿出，分布于胸前区的内侧部。女性胸廓内动脉的第 2～6 穿支分布于乳房。肋间后动脉的外侧穿支与肋间神经的外侧皮支伴行分布，其中第 3～7 肋间后动脉的穿支分布于乳房。胸肩峰动脉和胸外侧动脉的分支也分布于胸壁上部。

（2）浅静脉 胸腹壁静脉（thoracoepigastric vein）起于脐周静脉网，行向外上方，在胸前外侧区上部汇入胸外侧静脉（lateral thoracic vein），注入腋静脉，收集腹壁上部和胸壁浅层结构的静脉血。与胸廓内动脉、肋间后动脉穿支伴行的浅静脉，分别注入胸廓内静脉和肋间后静脉。

2. 皮神经 胸前区和胸外侧区的皮神经来自颈丛和肋间神经（图 3-2）。

（1）锁骨上神经（supraclavicular nerves） 有 2～4 支，为颈丛的浅支，向下越过锁骨，分布于胸前区上部的皮肤。

（2）肋间神经外侧皮支和前皮支 肋间神经走行于肋间隙，在腋前线附近发出外侧皮支，分布于胸外侧区和胸前区外侧部的皮肤；在胸骨外侧缘处发出前皮支，分布于胸前区内侧部的皮肤。其中第 2～4 肋间神经前皮支和第 4～6 肋间神经外侧皮支分布于女性乳房。肋间神经的皮支呈节段性分布，第 2、4、6、8、10 肋间神经的前皮支分别分布于胸骨角、男性乳头、剑突、肋弓和脐平面。肋间神经节段性分布特点有助于对脊髓损伤节段的诊断及麻醉平面的测定。

（三）乳房

乳房（breast 或 mamma）是由皮肤特殊分化的器官，由皮肤、纤维组织、脂肪组织和乳腺构成（图 3-3）。女性乳房发达，小儿和男性的乳房不发达。

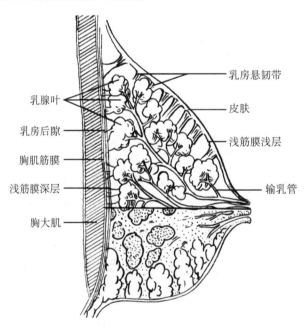

乳房悬韧带
皮肤
浅筋膜浅层
输乳管

乳腺叶
乳房后隙
胸肌筋膜
浅筋膜深层
胸大肌

图 3-3 女性乳房（矢状面）

1. 女性乳房的位置 女性乳房位于胸肌筋膜前面，介于胸骨旁线和腋中线之间，平第 2～6 肋高度。乳房深面与胸肌筋膜之间为含有疏松的结缔组织和淋巴管的间隙，称乳房后间隙（retromammary space）（图 3-3）。

2. 女性乳房的形态结构 女性乳房的大小和形态变化较大。每侧乳房含有 15～20 个乳腺叶，每个乳腺叶有一输乳管，末端开口于乳头。乳头位于乳房表面的中央，乳头周围色泽较深的环形区称乳晕

（areola of breast）。乳腺叶和输乳管以乳头为中心呈放射状排列。故经乳房表面切开引流时应以乳头为中心作放射状切口，避免损伤输乳管。

乳房结缔组织中的许多纤维束，一端附着于皮肤，另一端附着于胸肌筋膜，称为乳房悬韧带（suspensory ligment of breast）或 Cooper 韧带，对乳房起固定和支持作用，是维持乳房正常形态的重要结构。乳腺癌组织侵蚀纤维束使乳房悬韧带挛缩，皮肤表面出现不同程度的凹陷，临床称之为"酒窝征"，是乳腺癌较为早期的一种表现。乳腺癌侵及淋巴管可引起局部淋巴回流受阻，发生淋巴水肿，进一步引起乳房局部皮肤"橘皮样变"。此时乳房被固定在胸肌筋膜和胸大肌上，活动度减小。

3. 女性乳房的淋巴回流 乳房的淋巴管丰富，分为浅、深两组，两组之间存在吻合或交通。乳房的淋巴主要向 5 个方向引流（图 3-4）。①乳房外侧部和中央部的淋巴管注入胸肌淋巴结，这是乳房淋巴管回流的主要途径；②乳房上部的淋巴管注入尖淋巴结和锁骨上淋巴结；③乳房内侧部的淋巴管注入胸骨旁淋巴结，部分淋巴管与对侧乳房淋巴管交通；④乳房内下部的淋巴管通过腹壁和膈下的淋巴管与肝的淋巴管交通；⑤乳房深部的淋巴管注入胸肌间淋巴结。

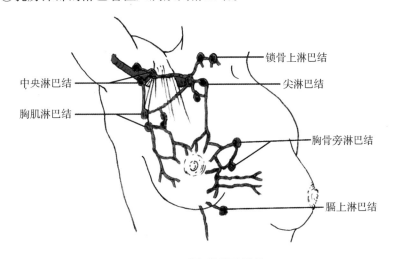

图 3-4 乳房的淋巴引流

⇒ **案例引导**

临床案例 患者，女，45 岁，售货员。发现其左侧乳房有无痛性肿块半年入院就诊。体格检查发现左侧乳房外上象限有一 4cm×4cm 大小肿块，质地较硬、无压痛，活动度小。皮肤呈"橘皮样"改变。左侧腋窝触及多个肿大淋巴结，无压痛。乳房肿块穿刺病理活检报告为乳腺癌。

讨论 1. 乳房不同部位的淋巴是如何引流的？

2. 乳房皮肤为何出现"酒窝征"或"橘皮样"改变？

3. 乳腺癌根治术需要清扫哪些淋巴结？

4. 清扫腋窝淋巴结时需要注意保护什么结构？

二、深层结构

（一）深筋膜

胸前区和胸外侧区的深筋膜分浅、深两层（图 3-5）。

1. 浅层 较薄弱，覆盖于胸大肌和前锯肌表面，其向上附着于锁骨，向下延续为腹外斜肌表面的筋膜，向内侧附着于胸骨，向后与胸背区的深筋膜相续。其中位于胸大肌表面的部分称胸肌筋膜。

2. 深层 位于胸大肌深面，向上包绕锁骨下肌并附着于锁骨，向下包绕胸小肌，在胸小肌下缘与浅层汇合，至腋窝移行为腋筋膜，其中张于喙突、锁骨下肌和胸小肌之间的筋膜称锁胸筋膜（clavipectoral fascia）。锁胸筋膜深面为腋动脉、腋静脉及臂丛分支。胸外侧神经和胸肩峰动脉的分支穿出该筋膜，分布于胸大肌和胸小肌；头静脉和淋巴管穿该筋膜分别注入腋静脉和腋淋巴结。手术切开锁胸筋膜时应注意保护其穿行结构，并防止损伤其深面的血管神经。

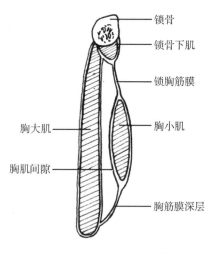

图 3-5 胸前区深筋膜

（二）胸廓外肌层

包括胸上肢肌和部分腹肌。

浅层有胸大肌（pectoralis major）、腹直肌及腹外斜肌的上部；深层有锁骨下肌（subclavius）、前锯肌（serratus anteroir）和胸小肌（pectoralis minor）。胸大肌深面与胸小肌之间的间隙称胸肌间隙（interpectoral space），内含 2～3 个胸肌间淋巴结（Rotter 结）及疏松结缔组织。胸肌间淋巴结收纳乳房深部及胸大肌、胸小肌的淋巴管，其输出淋巴管注入尖淋巴结。胸大肌位置表浅且肌腹宽大，是手术中填充胸部残腔或修补胸壁缺损的材料来源。

（三）胸廓和肋间隙

胸廓由胸骨、肋和椎骨构成，具有保护和支持胸腹腔器官、参与呼吸运动等作用。胸廓的形状与年龄、性别和健康情况等因素有关，有明显的个体差异。严重肺气肿患者的胸廓前后径显著增大而形成"桶状胸"。

肋间隙内有肋间肌、肋间血管神经和结缔组织等（图 3-6）。

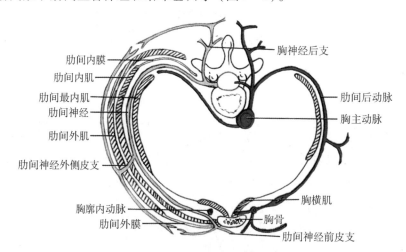

图 3-6 肋间后动脉和肋间神经

1. 肋间肌 肋间外肌（intercostales externi）起于上位肋骨下缘，止于下位肋骨上缘，有提肋助吸气的作用；肋间外肌在肋软骨处向前续为肋间外膜。肋间内肌（intercostales interni）的肌束方向和起止点与肋间外肌相反，有降肋助呼气的作用；在肋角处向内续为肋间内膜。肋间最内肌（intercostales intimi）位于肋间内肌深面、肋间隙的中份，肌束方向与肋间内肌相同。肋间内肌和肋间最内肌之间有肋间血管神经通过。

2. 肋间血管 肋间后动脉（posterior intercostal arteries）由胸主动脉发出，分布于第 3～11 肋间隙。第 1、2 肋间隙由肋颈干发出的最上肋间动脉分布。肋间后动脉在近肋角处发出向前下走行的下支，沿下位肋骨的上缘前行。上9对肋间后动脉末端在肋间隙前部与胸廓内动脉发出的肋间前动脉吻合。

肋间后静脉（posterior intercostal veins）与肋间后动脉伴行，向后注入奇静脉、半奇静脉和副半奇静脉。

肋间淋巴结位于肋间隙，分为前、中、后三组。前、中组有时缺如，后组位于肋角内侧，较恒定，其输出淋巴管注入胸导管。

3. 肋间神经 为第1~11胸神经前支，第12胸神经前支称肋下神经。在胸后壁，肋间神经伴随肋间血管走行于胸内筋膜与肋间内膜之间，继而位于肋间最内肌与肋间内肌之间沿肋沟前行。肋间神经在肋角附近发出一条下支，在肋间隙下缘穿行于肋间肌之间。肋间神经至腋前线附近发出外侧皮支，斜穿肋间肌和前锯肌至皮下；第3~11肋间神经外侧皮支再分为前支和后支沿肋间隙分布。肋间神经主干至胸骨外侧缘浅出，称前皮支，分布于胸廓前面的皮肤（图3-6、图3-7）。

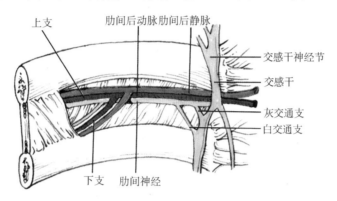

图3-7 肋间后血管、肋间神经和胸交感干

第2肋间神经外侧皮支较粗大，称肋间臂神经，斜穿腋窝底至臂内侧上部，分布于腋窝底和臂上部内侧的皮肤。第2~6对肋间神经外侧皮支向前分布于胸大肌表面的皮肤，向后分布于肩胛区和背阔肌表面的皮肤。第7~11对肋间神经和肋下神经外侧皮支沿肋间隙向前至腹壁，分布于腹肌的前内侧群和腹壁的皮肤。因此，在胸部受到病理刺激时（如胸膜炎），可引起腹壁肌肉的反射性紧张和皮肤的疼痛。在肋弓附近进行手术时，需要注意保护这些神经。

在肋沟处，肋间血管神经的排列自上而下为静脉、动脉和神经。根据肋间血管神经的行程，在肋角处进行胸膜腔穿刺应于下位肋的上缘进针；在肋角外侧及胸侧壁，则应于肋间隙中部进针。临床上常在肩胛线或腋后线第7~8肋间隙中部进行胸膜腔穿刺（图3-8）。

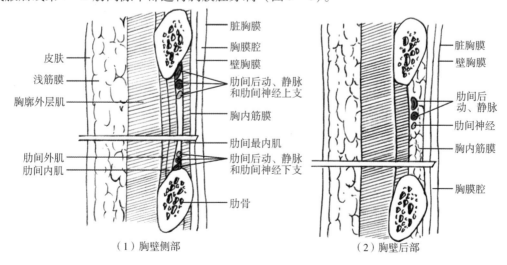

图3-8 胸壁层次以及胸膜腔穿刺部位

（四）胸廓内血管及淋巴结

胸廓内动脉起于锁骨下动脉第1段，贴胸膜顶前面下行入胸腔，沿胸骨外侧缘约1.5cm处、第1~6肋软骨后面下行，至第6肋间隙分为肌膈动脉和腹壁上动脉。胸廓内动脉在第1肋软骨高度发出心包膈动脉与膈神经伴行，分支分布于心包、胸膜和膈；在上6个肋间隙发出肋间前动脉分布于肋间隙前部。胸廓内动脉上段位于胸内筋膜与肋软骨之间，下段位于胸横肌与肋软骨之间。

胸廓内静脉有两条、与胸廓内动脉伴行，向上注入头臂静脉。胸骨旁淋巴结沿胸廓内血管排列，引流胸前区、腹前壁、膈和乳房内侧部等的淋巴，其输出淋巴管参与合成支气管纵隔干（图3-9）。

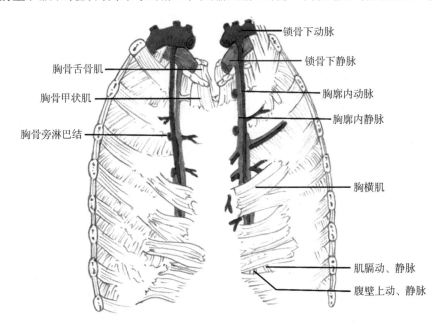

图3-9　胸廓内血管和胸骨旁淋巴结

（五）胸横肌和胸内筋膜

胸横肌位于胸骨体和肋软骨后面，起自剑突和胸骨体下部，呈扇形向上外斜行，止于第2~6肋软骨与肋骨结合部内面，具有拉肋骨向下、助呼气的作用。

胸内筋膜（endothoracic fascia）是一层致密的结缔组织膜，衬于胸腔各壁。此膜在脊柱两侧的部分较薄，在胸壁其他部位内面的部分较厚。胸内筋膜向上覆盖于胸膜顶上面，称胸膜上膜，即Sibson筋膜，对胸膜顶有固定和保护作用。胸内筋膜向下覆盖于膈上面，称膈胸膜筋膜。

第三节　膈

一、位置和分部

（一）位置

膈（diaphragm）位于胸、腹腔之间，向上呈穹隆状封闭胸廓下口。膈顶的中央部平坦、两侧隆突（图3-10）。右侧膈顶高点达第5肋间隙，左侧膈顶大约位于第6肋间隙高度。膈顶的位置因年龄、体形、体位、呼吸时相、腹腔脏器充盈状态的不同而有所变化。用力呼气时，右侧膈顶可达右侧乳头水平。

膈上面覆以膈胸膜筋膜、膈胸膜和心包壁层，与胸膜腔、肺和心包相邻；膈下面覆以膈下筋膜和腹膜，与肝、胃和脾相邻。

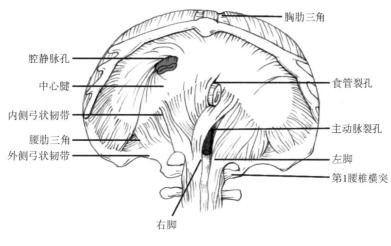

图 3-10 膈

（二）分部

膈中央的腱性部分为中心腱（central tendon），呈三叶状；膈肌纤维根据其附着部位不同分为胸骨部、肋部和腰部。胸骨部起于剑突后面，肋部起于下6肋内面，腰部内侧份的纤维以左脚和右脚起自上2～3个腰椎体、腰部外侧份纤维起自内侧弓状韧带和外侧弓状韧带（见脊柱区胸腰筋膜）。

膈各肌性部之间缺乏肌纤维，形成膈的薄弱区，是膈疝的好发部位。腰肋三角（lumbocostal triangle）位于膈的腰部与肋部之间，底为第12肋；三角的前方与肾后面相邻，三角的后方有肋膈隐窝，故肾手术时应注意保护，避免损伤引起气胸。胸肋三角（sternocostal triangle）位于膈的胸骨部与肋部之间，有腹壁上血管和来自于肝、腹壁的淋巴管通过。

二、裂孔

1. 腔静脉孔（vena caval formen） 平第8胸椎、正中线右侧2～3cm处，有下腔静脉和右膈神经的分支通过。

2. 食管裂孔（esophageal hiatus） 平第10胸椎、正中线左侧2～3cm处，有食管、胃左血管的食管支、迷走神经前干、迷走神经后干和来自肝后部的淋巴管通过，是膈疝的好发部位之一。

膈右脚内侧部的肌纤维向上越过中线呈逆时针环形包绕食管，对食管裂孔起钳制作用，此处形成食管第3处狭窄。膈下筋膜向上突入食管裂孔，形成食管膈韧带，具有固定食管的作用。包绕食管的环形肌和食管膈韧带发育不良，腹部器官可经食管裂孔突入胸腔，形成食管裂孔疝（hiatus hernia）。

3. 主动脉裂孔（aortic hiatus） 平第12胸椎、正中线稍偏左侧，由膈、脊柱和膈左、右脚共同围成。有主动脉、胸导管和来自胸壁的淋巴管通过，有时还有奇静脉和半奇静脉通过。

三、血管、淋巴引流和神经

1. 血管 膈的血液供应主要来自心包膈动脉、肌膈动脉、膈上动脉、膈下动脉、下5对肋间后动脉及肋下动脉的分支。伴行的同名静脉分别注入肋间后静脉、胸廓内静脉、下腔静脉等。

2. 淋巴引流 膈的淋巴管注入膈上、下淋巴结。膈上淋巴结（superior phrenic lymph nodes）分为前、中、后三群，分别位于剑突后方、膈神经穿入膈处和主动脉裂孔附近，引流壁胸膜、膈、心包和肝上面的淋巴，其输出淋巴管注入胸骨旁淋巴结和纵隔前、后淋巴结。膈下淋巴结（inferior phrenic lymph nodes）沿膈下动脉排列，引流膈下面后部的淋巴，其输出淋巴管注入腰淋巴结。

3. 神经 膈神经（phrenic nerve）经锁骨下动、静脉之间穿胸廓上口入胸腔，继而经肺根前方、纵隔胸膜和心包之间至下行，分布于膈的中央部。副膈神经出现概率为48%，位于膈神经外侧下行，在进入胸廓上口后与膈神经汇合。膈神经受刺激可引起呃逆。

膈的前部和两侧部由下6~7对肋间神经支配。

⊕ **知识链接**

反流性食管炎

反流性食管炎（reflux esophagitis，RE）是指多种原因引起的食管下端与胃、十二指肠内容物反复长时间接触所引起的炎症性病变。其典型的临床症状包括反酸、胃灼热、胸骨后灼热感和疼痛等。反流性食管炎的危险因素包括肥胖、吸烟、饮酒、过饱和腹压升高等。其主要病因为食管下端括约肌（lower esophageal sphincter，LES）张力减弱、胃内压力升高、食管裂孔疝及食管下端黏膜功能障碍等。

第四节　胸膜和胸膜腔 🅔 微课

一、胸膜

胸膜（pleura）是一层薄而光滑的浆膜，分为壁胸膜和脏胸膜两部分。脏胸膜（visceral pleura）被覆于肺的表面，与肺紧密结合，并伸入肺裂内。壁胸膜（parietal pleura）贴覆于胸内筋膜内面和纵隔的侧面，根据其附着部位不同可分为肋胸膜（costal pleura）、膈胸膜（diaphragmatic pleura）、纵隔胸膜（mediastinal pleura）和胸膜顶（cupula pleura）四部分。胸膜顶包被在肺尖上方、衬附于胸膜上膜下面，高出锁骨内侧1/3上方2~3cm。肋胸膜贴附于胸壁内面；膈胸膜贴附于膈胸膜筋膜上面；纵隔胸膜呈矢状位贴附于纵隔两侧，中央部包绕肺根后移行为脏胸膜。在肺根下方脏、壁两层胸膜相互移行形成三角形肺韧带（pulmonary ligment），具有固定肺的作用。

壁胸膜与胸内筋膜之间有疏松的结缔组织，在脊柱两侧较发达，两层膜容易分离。行肺切除术时，若壁胸膜和脏胸膜粘连，可分离壁胸膜与胸内筋膜，将肺连同壁胸膜一起切除。

二、胸膜腔

脏胸膜、壁胸膜在肺根和肺韧带处互相移行，形成完全封闭的左、右两个潜在性腔隙，称胸膜腔（pleural cavity）。胸膜腔左右各一，互不相通，腔内呈负压，有利于肺的扩张；腔内含有少量浆液，可减少呼吸时的摩擦。当气胸、胸膜粘连或胸膜腔积液时，会影响呼吸运动。

在壁胸膜各部返折处，相邻壁胸膜之间存在潜在性间隙，即使深吸气时肺也不能深入其间，这些部位的胸膜腔称为胸膜隐窝（pleural recess）。其中肋胸膜和膈胸膜转折处形成半环形的肋膈隐窝（costodiaphragmatic recess），在平静呼吸时深度约为5cm，是胸膜腔的最低部位，胸膜腔内的积液常先聚于此。在肺前缘，肋胸膜与纵隔胸膜的转折处为肋纵隔隐窝（costomediastinal recess），左侧肋纵隔隐窝比右侧大，是心脏听诊及超声探查的部位。

三、壁胸膜反折线的体表投影

相邻壁胸膜移行处的反折线形成胸膜的边界（图3-11）。临床局部手术操作时需要注意，不要损伤胸膜。

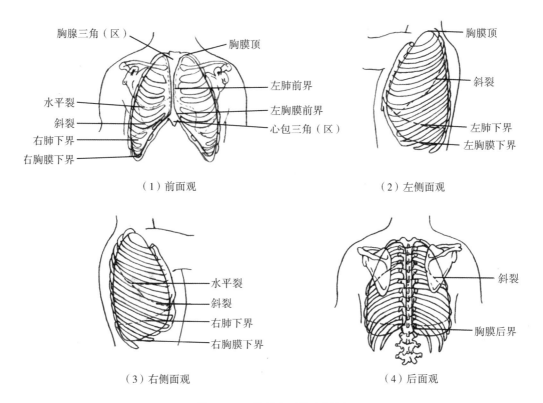

图 3-11　胸膜和肺体表投影

（1）前面观　　　　　　　（2）左侧面观

（3）右侧面观　　　　　　（4）后面观

（一）胸膜的前界

胸膜前界为肋胸膜与纵隔胸膜前缘的返折线。两侧均从锁骨内侧 1/3 上方 2～3cm 处开始，经胸锁关节后面斜向下内，至第 2 胸肋关节水平两侧互相靠拢，继而于中线两侧垂直向下。右侧向下至第 6 胸肋关节高度移行为下界；左侧自第 4 胸肋关节高度转向外下，距胸骨侧缘外侧 2～2.5cm 处下行，达左侧第 6 肋软骨中点移行为下界。两侧胸膜前界在第 2～4 胸肋关节高度靠拢，甚至出现两侧胸膜前界重叠现象（出现率 26%，老年人 39.5%），故开胸手术时需要注意，避免引起双侧气胸。胸膜前界的上段在胸骨柄的后方分开，形成一个无胸膜的三角形间隙，称胸腺区，内有胸腺及脂肪组织；下段在胸骨体和左侧第 4、5 肋间隙的后方分开，形成心包区，内有心包和心。

（二）胸膜的下界

胸膜的下界为肋胸膜与膈胸膜的返折线。右侧自第 6 胸肋关节后方、左侧自第 6 肋软骨中点处起始，斜向外下方。胸膜的下界在锁骨中线、腋中线和肩胛线上，分别位于其与第 8、10、11 肋相交处，在后正中线两侧平第 12 胸椎棘突水平。胸膜右侧下界稍高于左侧。

四、胸膜的血管、淋巴引流和神经

1. 血管　壁胸膜的血液供应主要来自肋间后动脉、胸廓内动脉和心包膈动脉的分支。脏胸膜的血液供应主要来于支气管动脉和肺动脉的分支。

胸膜的静脉与同名动脉伴行，最终注入上腔静脉和肺静脉。

2. 神经　脊神经的躯体感觉神经分支分布壁胸膜，对外伤和炎性等刺激敏感，可引起剧烈疼痛。肋间神经分支分布于肋胸膜和膈胸膜的周围部，此部胸膜受刺激可出现沿肋间神经向胸壁和腹壁的放射性疼痛。膈神经分支分布于胸膜顶、纵隔胸膜和膈胸膜中央部，这些部位胸膜受刺激时出现颈肩部牵涉痛，并伴有不自主膈肌痉挛。

脏胸膜由肺丛的内脏感觉神经分布，对触摸和冷热等刺激不敏感，但对牵拉等刺激敏感。

3. 淋巴引流 壁胸膜各部的淋巴管沿静脉血管走行，分别注入胸骨旁淋巴结、肋间淋巴结、腋淋巴结、纵隔淋巴结和膈淋巴结。脏胸膜的淋巴管与肺的淋巴管吻合，注入支气管肺淋巴结。

⇒ 案例引导

　　临床案例　患者，男，52 岁。因刺激性干咳伴左侧胸痛 20 天入院就诊。查体：咽部轻度充血，未触及肿大浅表淋巴结，胸壁无隆起。左中下肺部叩诊实音；听诊右侧肺呼吸音清晰，左下肺呼吸音消失。胸部 CT 检查显示左下肺背侧段有一 3cm×4cm 阴影，合并胸腔积液。胸膜活检报告为肺腺癌。

　　讨论　1. 胸膜是如何配布的？胸膜有何作用？

　　　　　2. 胸腔积液一般位于何处？为什么会出现左侧胸痛？

　　　　　3. 如果需要进行胸膜腔穿刺，应在何处进针？需要注意哪些事项？

　　　　　4. 如果病变在左外侧基底段，需要经左腋中线第 5 肋间穿刺活检，如何确定肋间进针点？

第五节　肺

一、位置和体表投影

　　1. 位置　肺（lung）位于纵隔两侧的胸腔内，借肺根、肺韧带和纵隔胸膜固定于纵隔。胸膜脏层贴于肺表面，透过胸膜脏层可观察到肺小叶的轮廓。肺的肋面、纵隔面和膈面分别与胸壁、纵隔和膈相对。肺尖（apex of lung）突入颈根部，上方被覆胸膜顶。膈面又称肺底（base of lung），与穹窿状膈相对应，右侧肺底隔膈与肝右叶相邻，左侧肺底隔膈与肝左叶、胃底及脾相邻。

　　2. 体表投影　肺尖突出于锁骨内侧 1/3 上方 2～3cm。肺的前缘、后缘和下缘相当于肺的前界、后界和下界。右肺的前界几乎与胸膜前界一致；左肺前界的上段与胸膜前界几乎一致；由于左肺心切迹的出现，使得左肺前界在第 4 胸肋关节高度转向左下，至第 6 肋软骨中点处移行为下界，此处与胸膜前界之间的腔隙即为肋纵隔隐窝。

　　肺的下界高于壁胸膜下界，在锁骨中线、腋中线和肩胛线分别位于与第 6、8、10 肋相交处，在后正中线平第 10 胸椎棘突水平。小儿肺下界比成年人约高 1 个肋。

　　肺根前方平对第 2～4 肋间隙前端，后方平对第 4～6 胸椎棘突水平。

二、结构

　　1. 肺叶　脏胸膜包被肺表面，并沿裂隙深入肺深面至肺根周围，将肺分叶（图 3-12）。

　　左肺被斜裂（oblique fissure）分为上、下两叶。右肺被斜裂和水平裂（horizontal fissure）分为上、中、下三叶。肺裂存在一定变异，肺裂不完全或多余的肺裂均会出现。

　　2. 肺门和肺根　肺门（hilus of lung）位于肺纵隔面的中部，是肺动脉、肺静脉、主支气管、气管动脉、支气管静脉、神经和淋巴管进出肺的门户（图 3-12）。肺叶支气管、肺叶血管、淋巴管和神经进出肺叶的部位，称第二肺门。

　　进出肺门的结构被胸膜等结缔组织包绕形成肺根（root of lung）。肺根内结构排列由前向后依次为上肺静脉、肺动脉、主支气管和下肺静脉。左右肺根内结构由上向下的排列顺序略有不同。左肺根为肺动脉、主支气管、上肺静脉和下肺静脉；右肺根为上叶支气管、肺动脉、中间支气管、上肺静脉和下肺静脉。双肺的下肺静脉位置最低，手术切开肺韧带时，应注意保护。肺根的前方有心包膈血管和膈神经，后方有迷走神经，下方连肺韧带。左肺根上方有主动脉弓跨过，后方有胸主动脉。右肺根上方有奇静脉弓跨过，前方有上腔静脉和右心房。

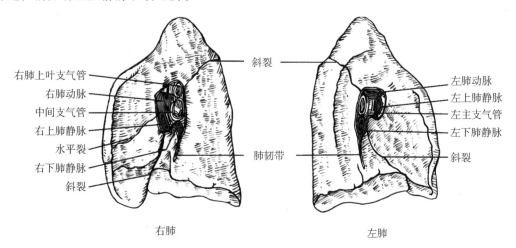

右肺上叶支气管
右肺动脉
中间支气管
右上肺静脉
水平裂
右下肺静脉
斜裂

斜裂

肺韧带

左肺动脉
左上肺静脉
左主支气管
左下肺静脉

斜裂

右肺　　　　　　　　　　　　　　　　左肺

图 3 - 12　肺门和肺根

　　3. 支气管肺段　　左、右主支气管在肺门处分出肺叶支气管，右肺有上叶、中叶、下叶支气管，左肺有上叶和下叶支气管。各肺叶支气管入肺叶后，再分出第三级气管分支，即为肺段支气管（segmental bronchus）。主支气管不断反复分支呈树枝状，称支气管树（bronchial tree）。每一肺段支气管及其所属的肺组织称为支气管肺段（bronchopulmonary segment），简称肺段。肺段呈圆锥形，尖指向肺门，底位于肺表面。肺段之间有段间静脉和少量结缔组织，是肺段切除的重要标志（图 3 - 13）。在肺段内，肺动脉的分支与肺段支气管及其分支相伴行。右肺分为 10 个肺段，左肺的某些肺段支气管共干，有 8 个肺段（图 3 - 14）。

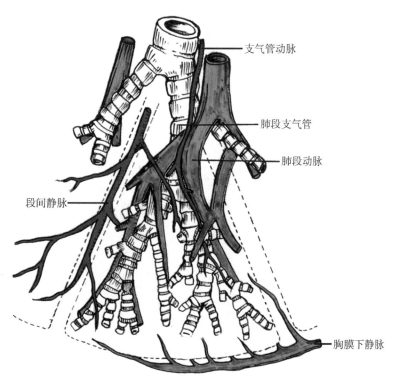

支气管动脉

肺段支气管

肺段动脉

段间静脉

胸膜下静脉

图 3 - 13　支气管肺段及段间静脉

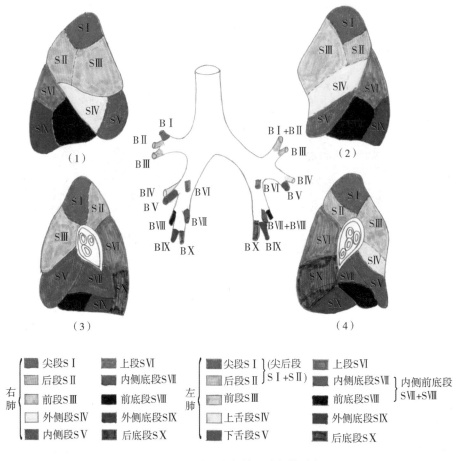

图 3 - 14　肺段支气管及支气管肺段

三、肺的血管

肺的血管可分为功能性血管和营养性血管。功能性血管是指参与气体交换的肺血管，包括肺动脉和肺静脉；营养性血管是指供应肺与支气管氧气和营养物质的支气管血管，包括支气管动脉和支气管静脉（图 3 - 15）。

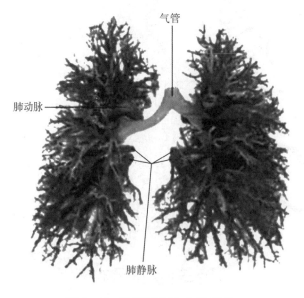

图 3 - 15　肺管道铸型（后面观）

1. 肺动脉和肺静脉　肺动脉干起于右心室，在主动脉弓下方、平第 4 胸椎高度分为左、右肺动脉（pulmonary artery）。左肺动脉横跨胸主动脉的前方，经左主支气管的前上方进入肺门；右肺动脉较长，走行于升主动脉和上腔静脉的后方，经奇静脉弓的下方进入右肺门。左、右肺动脉进入肺门后，其分支与支气管分支伴行。

肺静脉（pulmonary veins）在肺内的属支分为段内静脉和段间静脉。段内静脉收集肺段内的静脉回流，形成肺段静脉，与肺段支气管及其分支伴行；段间静脉收集相邻肺段的静脉回流。左上、下肺静脉分别收集左肺上、下叶的血液。右肺上静脉收集右肺上叶和中叶的血液，右肺下静脉收集右肺下叶的血液。上、下肺静脉分别在第 3、4 肋软骨高度汇入左心房。

2. 支气管动脉和支气管静脉　支气管动脉（bronchial artery）有 1~3 条，起于胸主动脉或肋间后动脉，与支气管的分支伴行，分支分布于各级支气管、肺动脉、肺静脉、肺实质、肺淋巴结和脏胸膜。支气管动脉和肺动脉的终末支共同分布于肺泡壁并形成血管吻合，使体循环和肺循环相互交通。左侧支气管静脉汇入半奇静脉，右侧支气管静脉汇入奇静脉或上腔静脉。

四、肺的淋巴结和淋巴引流

1. 肺的淋巴结　肺淋巴结（pulmonary lymph node）包括肺段淋巴结和肺叶淋巴结，分别位于肺段支气管分叉处和肺叶支气管分叉处，其输出淋巴管最后注入位于肺门处的支气管肺淋巴结。

支气管肺淋巴结（bronchopulmonary lymph node）又称肺门淋巴结，其输出淋巴管注入气管支气管淋巴结。

2. 淋巴引流　肺的淋巴管可以分为浅、深两组。浅淋巴管分布于脏胸膜深面、肺浅表层；深淋巴管分布于各级支气管周围。浅、深两组淋巴管主要在肺门处相互吻合，注入支气管肺淋巴结。

五、肺的神经

副交感神经（迷走神经）和交感神经的分支在肺根前后方形成肺丛，其分支随血管和支气管进入肺组织。副交感神经兴奋引起支气管平滑肌收缩、血管舒张和腺体分泌增加；交感神经兴奋的作用则相反。拟交感神经性药物可以抑制哮喘等引起的支气管平滑肌痉挛。

内脏感觉纤维位于迷走神经内，分布于各级支气管的黏膜、脏胸膜和肺泡。

第六节　纵　隔

一、概述

（一）位置与境界

纵隔（mediastinum）是左、右纵隔胸膜之间全部器官、结构和组织的总称。纵隔位于胸腔正中偏左，呈矢状位，分隔左、右胸膜腔。纵隔的前界为胸骨和肋软骨内侧部，后界为脊柱胸段，两侧为纵隔胸膜，上为胸廓上口，下为膈。纵隔分隔左、右胸膜腔。在病理情况下，如两侧胸膜腔压力不等时，纵隔可以向左或向右移位。

（二）分区

1. 四分法　以胸骨角至第 4 胸椎体下缘的平面为界，将纵隔分为上纵隔和下纵隔。下纵隔又以心包的前、后壁为界分为前纵隔、中纵隔和后纵隔。胸骨与心包前壁之间为前纵隔，心包后壁与脊柱之间为后纵隔，心包、心和出入心的大血管所占据的区域为中纵隔（图3－16）。

2. 三分法　以气管、气管权前壁和心包后壁的冠状面为界分为前纵隔和后纵隔。前纵隔又以胸骨角平面分为上纵隔和下纵隔。

以下按最常用的四分法描述。

（三）纵隔的整体观

纵隔内的器官大多为单个，而且左、右不对称。

1. 前面观　上纵隔在少儿可见发达的胸腺，成人则为胸腺遗迹，下纵隔可见部分心包。

2. 左侧面观　纵隔左侧面中部为左肺根。左肺根前方有左膈神经和心包膈血管下行，前下方为心包隆凸；后方有胸主动脉、左迷走神经、左交感干及内脏大神经下行；上方为主动脉弓及其分支左颈总动脉和左锁骨下动脉。左锁骨下动脉、主动脉弓和脊

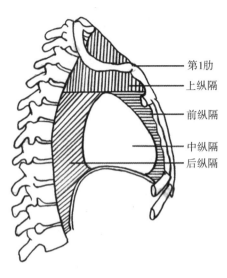

图 3－16　纵隔分区

柱围成食管上三角，内有胸导管和食管胸段的上部。胸主动脉、心包和膈围成食管下三角，内有食管胸段的下部。左迷走神经在主动脉弓左前方下行时，发出左喉返神经勾绕主动脉弓（图3－17）。

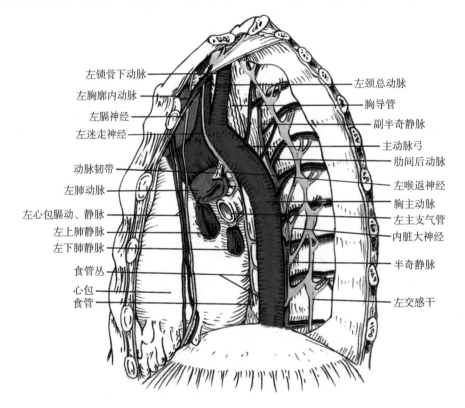

图 3－17　纵隔左侧面观

3. 右侧面观　纵隔右侧面中部为右肺根。右肺根前方有右膈神经和心包膈血管，前下方为心包隆凸；后方有奇静脉、食管、右迷走神经、右交感干及内脏大神经；上方有右头臂静脉、奇静脉弓、上腔静脉、气管和食管，下方有下腔静脉（图3－18）。

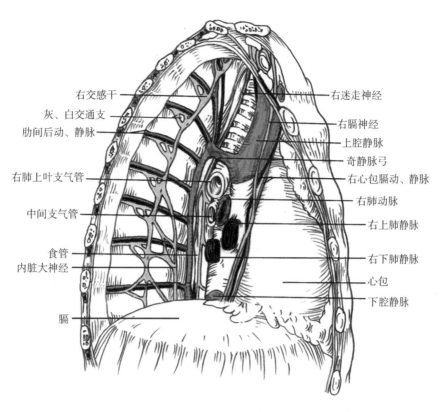

图 3－18　纵隔右侧面观

二、上纵隔

上纵隔（superior mediastinum）的器官由前向后大致可分为 3 层。前层主要有胸腺、头臂静脉和上腔静脉，又称胸腺－静脉层；中层主要有主动脉弓及其三大分支、膈神经和迷走神经，又称动脉层；后层有气管、食管、胸导管和左喉返神经等，又称气管食管层（图 3－19、图 3－20）。

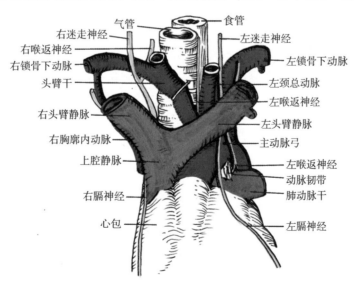

图 3－19　上纵隔前面观

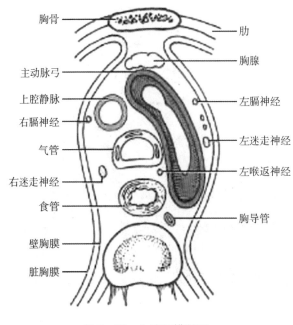

图 3 - 20　上纵隔横断面

图中标注：胸骨、主动脉弓、上腔静脉、右膈神经、气管、右迷走神经、食管、壁胸膜、脏胸膜、肋、胸腺、左膈神经、左迷走神经、左喉返神经、胸导管

（一）胸腺

胸腺（thymus）位于上纵隔前层、胸腺三角内，前邻胸骨，后面附于心包和大血管的前面，上达胸廓上口，甚至达颈部，下至前纵隔。小儿胸腺质地柔软，可分左、右两侧叶，之间借结缔组织相连。青春期腺组织逐渐退化，成为胸腺遗迹，被脂肪组织代替。胸腺肿大时可压迫其深面的气管、食管和大血管而出现呼吸困难、吞咽困难和紫绀。

胸腺的动脉来自胸廓内动脉和甲状腺下动脉的分支，伴行静脉注入头臂静脉和甲状腺下静脉。胸腺的淋巴回流至纵隔前淋巴结、气管支气管前淋巴结和胸骨旁淋巴结。胸腺的神经来自迷走神经和颈交感干的分支。

（二）上腔静脉及其属支

上腔静脉（superior vena cava）由左、右头臂静脉在右侧第 1 胸肋结合处后方汇合而成，沿升主动脉右侧下行至第 3 胸肋关节高度注入右心房。该静脉前方为胸膜和肺，后方有气管、右迷走神经和奇静脉，左侧为升主动脉和头臂干起始部，右侧为右膈神经、心包膈血管及纵隔胸膜。奇静脉在第 4 胸椎体高度向前经右肺根上方，注入上腔静脉。

头臂静脉（brachiocephalic vein）由锁骨下静脉和颈内静脉在胸锁关节后方汇合而成。左头臂静脉斜向右下走行，经主动脉弓分支的前方，有时高出胸骨柄，贴在气管颈部的前面，尤以儿童多见，故气管切开时应考虑到此情况。

（三）主动脉弓

1. 位置　主动脉弓（aortic arch）于右第 2 胸肋关节上缘水平续于升主动脉，呈弓形向左后到脊柱左侧第 4 胸椎体下缘续为胸主动脉。

2. 毗邻　主动脉弓左前方为左纵隔胸膜、左肺、左膈神经、左迷走神经、左心包膈血管和左迷走神经等，右后方有气管、食管、胸导管、左喉返神经和心深丛。主动脉弓的上缘从右前向左后依次发出头臂干、左颈总动脉和左锁骨下动脉，主动脉弓的上部和 3 大分支根部的前方有左头臂静脉和胸腺，主动脉弓下缘邻肺动脉、动脉韧带、左喉返神经、左主支气管和心浅丛（图 3 - 20）。

（四）动脉韧带

动脉韧带（arterial ligament）为一条纤维结缔组织索，连于主动脉弓下缘与左肺动脉的起始处，大多长 0.3～2.5cm，直径 0.2～0.6cm。动脉韧带又称为动脉导管索，是胚胎时期动脉导管的遗迹。动脉导管大多在出生后 2 个月闭合，若出生后 1 年尚未闭合，即为动脉导管未闭，为先天性心脏病之一。动脉导管三角（ductus arteriosus triangle）前界为左膈神经，后界为左迷走神经，下界为左肺动脉。三角内有动脉韧带、左喉返神经和心浅丛（图 3-17、图 3-19），是临床手术中寻找动脉导管的标志。在施行动脉导管结扎术时，注意勿伤及左喉返神经等结构。

⇒ **案例引导**

　　临床案例　2 岁患儿，因"发热、咳嗽 5 日"就诊，体格检查发现胸骨左缘第 2 肋间粗糙的连续性机器样杂音。患儿较瘦小，身高体重低于同龄平均水平。超声心动图显示左心房和左心室内径增大，二维切面显示未闭动脉导管，多普勒超声发现异常血液信号。

　　讨论　1. 为何会出现杂音？

　　　　　2. 动脉导管的位置、出生前功能和出生后闭合情况如何？

　　　　　3. 手术中如何寻找动脉导管？

（五）气管胸部和主支气管

主支气管位于后纵隔，在此一并描述。

1. 位置　气管胸部（thoracic part of trachea）位于上纵隔中央，上端在颈静脉切迹平面与气管颈部相连，下端于胸骨角平面分为左、右主支气管，分叉处称气管杈（bifurcation of trachea），其内面有凸向上的半月形的气管隆嵴（carina of trachea），是支气管镜检查时辨认左、右主支气管起点的标志（图 3-21）。气管的长度和宽度因年龄和性别而异，用气管镜对活体成人的气管全长进行测定，男性平均为 13.60cm，女性为 12.11cm。

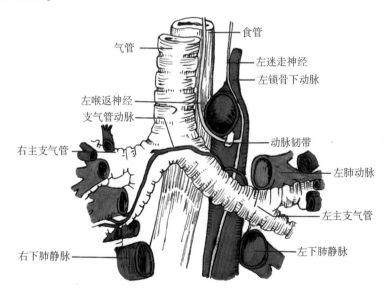

气管　食管
左迷走神经
左锁骨下动脉
左喉返神经
支气管动脉
动脉韧带
右主支气管
左肺动脉
左主支气管
右下肺静脉
左下肺静脉

图 3-21　上纵隔后层结构

主支气管（principal bronchus）包括左、右主支气管。左主支气管（left principal bronchus）细长，长 4.5～4.8cm，倾斜度较大，嵴下角为 37.5°。右主支气管（right principal bronchus）较左主支气管粗短且陡直，长 1.9～2.1cm，嵴下角为 23°。故异物容易坠入右主支气管内。

2. 毗邻 气管胸部前方为胸骨柄、胸腺遗迹（小儿为胸腺）、左头臂静脉、主动脉弓、头臂干、左颈总动脉和心深丛等，后方有食管，左后方为左喉返神经，左侧有左迷走神经和左锁骨下动脉，右侧为奇静脉弓和右迷走神经，右前方有右头臂静脉和上腔静脉等（图 3-18、图 3-19）。左主支气管前方有左肺动脉，后方为胸主动脉，上方有主动脉弓跨过其中段；右主支气管前方有升主动脉、右肺动脉和上腔静脉，上方有奇静脉弓跨过。

3. 血管、淋巴引流和神经 气管胸部和主支气管的动脉主要来自甲状腺下动脉、支气管动脉、肋间后动脉和胸廓内动脉，静脉注入甲状腺下静脉、头臂静脉和奇静脉。淋巴管很丰富，最终汇入支气管纵隔干。神经来自迷走神经和交感干的分支。

（六）食管和胸导管

两器官行经上纵隔和后纵隔，既是上纵隔也是后纵隔的器官，详见后纵隔。

三、下纵隔

下纵隔（inferior mediastinum）分为前纵隔、中纵隔、后纵隔 3 部分。

（一）前纵隔

前纵隔（anterior mediastinum）内有胸腺（或胸腺遗迹）下部、纵隔前淋巴结和疏松结缔组织等。

（二）中纵隔

中纵隔（middle mediastinum）内有心包、心、出入心的大血管根部、膈神经和心包膈血管等。

1. 心包（pericardium） 是一个闭合的纤维浆膜囊，包裹心和出入心的大血管根部。心包包括纤维心包（fibrous pericardium）和浆膜心包（serous pericardium）。浆膜心包分为脏、壁两层，壁层衬于纤维心包的内面，脏层紧贴心肌表面（即心外膜）及出入心的大血管根部的外面。

（1）位置和毗邻 心包占据中纵隔。心包前方隔着肺和胸膜与胸骨体和第 2~6 肋软骨相邻，但在胸膜界前界形成的心包三角处，心包直接与左第 4~6 肋软骨内侧部、第 4~5 肋间隙及胸骨下部的左半相邻，这个区域称心包裸区。心包穿刺时常在左剑肋角处进针，以免损伤胸膜和肺。心包后方平对第 5~8 胸椎，其间有主支气管、食管、胸导管、胸主动脉、奇静脉和半奇静脉等。心包两侧为纵隔胸膜，并有膈神经和心包膈血管走行于心包与纵隔胸膜之间。上方有升主动脉、肺动脉干及上腔静脉。下方邻膈和下腔静脉，并与膈中心腱紧密愈着。

（2）心包腔 浆膜心包的脏、壁两层在出入心的大血管根部返折移行，围成的狭窄而密闭的腔隙，称为心包腔（pericardial cavity），腔内含少量浆液。由于浆膜心包脏、壁两层的返折，心包腔在某些部位形成隐窝，即心包窦。其中位于升主动脉、肺动脉干后方与上腔静脉、左心房前壁之间的部分称心包横窦（transverse sinus of pericardium），其大小可容纳一指。心和大血管手术时，可经心包横窦钳夹升主动脉及肺动脉，以暂时阻断血流。心包斜窦（oblique sinus of pericardium）位于左、右肺静脉，下腔静脉，左心房后壁与心包后壁之间。手术需阻断下腔静脉血流时，可经心包斜窦下部进行。心包前下窦（anteroinferior sinus of pericadium）位于心包腔的前下部，是由浆膜心包壁层的前部与下部返折所形成的腔隙，深 1~2cm，位置较低，心包积液时，液体首先积聚于此（图 3-22）。

（3）血管、淋巴引流和神经 心包的动脉来自心包膈动脉、肌膈动脉和食管动脉等，静脉与同名动脉伴行，分别注入胸廓内静脉、奇静脉和半奇静脉等。心包的淋巴回流注入纵隔前淋巴结、纵隔后淋巴结和膈上淋巴结。心包的交感、副交感神经来自心丛、肺丛、食管丛和左喉返神经，感觉神经经膈神经和肋间神经传递。

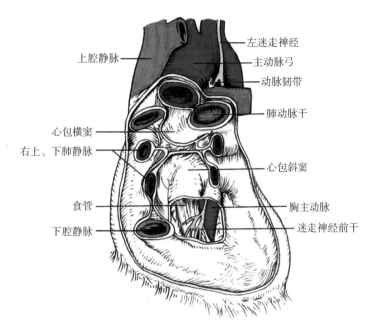

图 3 - 22　心包和心包窦

（上腔静脉、心包横窦、右上、下肺静脉、食管、下腔静脉、左迷走神经、主动脉弓、动脉韧带、肺动脉干、心包斜窦、胸主动脉、迷走神经前干）

⊕ **知识链接**

慢性缩窄性心包炎

慢性缩窄性心包炎（chronic constrictive pericarditis）是由于心包的慢性炎症性病变所致心包增厚、粘连，甚至钙化，使心的舒张和收缩受限，心功能逐渐减退，造成全身血液循环障碍的疾病。临床表现主要为重度右心功能不全的表现。常见的症状为易倦、乏力、咳嗽、气促、腹部饱胀、胃纳不佳和消化功能失常等。

2. 心（heart）　为前后略扁的圆锥体。心尖（cardiac apex）向着左前下方，心底（cardiac base）朝向右后上方。

（1）**位置**　心位于中纵隔内，外裹以心包，前方与胸骨体和第 2~6 肋软骨相对，后面平对第 5~8 胸椎体，约 2/3 在正中线左侧，1/3 位于正中线的右侧。心的位置可因体型、呼吸、体位的不同而改变。

心界的体表投影可用四点连线来表示：左上点在左第 2 肋软骨下缘，距胸骨侧缘约 1.2cm 处；右上点在右第 3 肋软骨上缘距胸骨侧缘 1cm 处；左下点在第 5 肋间隙距前正中线 7~9cm 或距锁骨中线内侧 1~2cm 处；右下点在右第 6 胸肋关节处。左上点和右上点间的连线为心上界，左下点和右下点间的连线为心下界，右上点和右下点间作一微向右凸的弧线为心右界，左上点和左下点间作一微向左凸的弧形线为心左界。

心瓣膜的投影位置和临床心听诊部位不同（图 3 - 23），详见表 3 - 1。

（2）**毗邻**　心的毗邻关系与心包的毗邻相似，但其上界较低，与出入心的大血管相邻。临床心内注射常在胸骨左缘第 4/5 肋间隙进针，以免损伤胸膜和肺。

（3）**心的血管、淋巴引流和神经**　心的动脉供应来自左、右冠状动脉。静脉主要经冠状窦收集汇入右心房，也有小静脉直接注入心腔，尤其是右心房。心的淋巴管回流至气管支气管淋巴结和纵隔前淋巴结。心的神经来自心丛，包括位于主动脉弓前下方的心浅丛和位于主动脉弓后方和气管杈前面的心深丛。心的内脏运动神经来自颈、胸交感干和迷走神经，心的感觉神经伴交感神经和迷走神经分别传入到胸$_{1\sim5}$脊髓节段和脑。

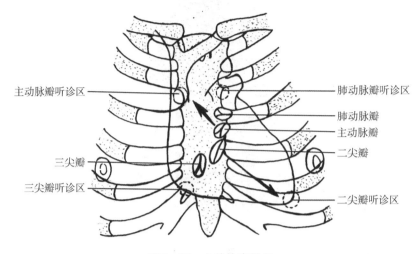

图 3-23　心的体表投影

表 3-1　心瓣膜的体表投影和听诊位置

瓣膜名称	投影位置	听诊部位
二尖瓣	左侧第 4 胸肋关节处	左第 5 肋间隙锁骨中线内侧 1~2cm 处
三尖瓣	前正中线与第 4 肋间隙交点处	胸骨下端左侧或右侧
主动脉瓣	胸骨左缘第 3 肋间隙	胸骨右缘第 2 肋间隙
肺动脉瓣	左侧第 3 胸肋关节处	胸骨左缘第 2 肋间隙

(三) 后纵隔

后纵隔 (posterior mediastinum) 内主要有食管、胸主动脉、奇静脉、半奇静脉、副半奇静脉、胸导管、迷走神经、胸交感干和纵隔后淋巴结。

1. 食管胸部 (thoracic part of esophagus) 于胸廓上口处接食管颈部,经上纵隔后部,进入后纵隔下行至膈的食管裂孔处续为食管腹部 (图 3-24)。

(1) 毗邻　食管前方与气管、气管杈、左喉返神经、右肺动脉、左主支气管、左迷走神经形成的食管前丛、心包、左心房和膈等相邻。由于左主支气管在平第 4、5 胸椎间水平跨越食管前方向左,食管在此处形成第二个狭窄,是异物嵌顿、穿孔以及食管癌的好发部位。由于食管前方与左心房相邻,左心房扩大可压迫食管。食管后方与脊柱之间的间隙称食管后间隙,内有奇静脉、半奇静脉、副半奇静脉、胸导管、胸主动脉和右肋间后动脉。食管左侧在食管上、下三角处与纵隔胸膜相贴,此外还与左锁骨下动脉、胸导管上部、主动脉弓和胸主动脉相邻。食管右侧,除奇静脉弓处外皆与右纵隔胸膜相邻。肺根以下,右侧纵隔胸膜常深入到食管的后面,形成食管后隐窝,故在左胸入路的食管下段手术时,有破入右胸膜腔的可能。在食管后隐窝处,左、右侧纵隔胸膜很接近,形成食管系膜 (图 3-17、图 3-18、图 3-24)。

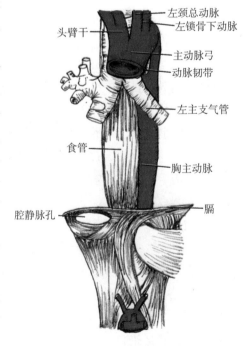

图 3-24　食管和主动脉

（2）血管、淋巴引流和神经 食管胸部上段的动脉主要来自第1、2肋间后动脉和支气管动脉的食管支。食管胸部下段的动脉主要来自胸主动脉的食管支和第3~7肋间后动脉的食管支。食管的静脉很丰富，在黏膜下层和食管周围吻合成食管静脉丛，再汇聚成数条食管静脉，注入奇静脉、半奇静脉和副半奇静脉。食管胸部上段的淋巴管注入气管支气管淋巴结和气管旁淋巴结，下段的淋巴管注入纵隔后淋巴结和胃左淋巴结。食管胸部尚有少部分淋巴管直接注入胸导管。食管胸部的神经来自胸交感干、迷走神经和喉返神经，食管壁的平滑肌和腺体由交感和副交感神经支配，骨骼肌由喉返神经支配。一般认为反射性冲动通过迷走神经传入脑，痛感觉则通过交感神经传入脊髓再上行至脑。

2. 胸主动脉（thoracic aorta） 在第4胸椎下缘由主动脉弓延续而来，沿脊柱左侧下行，逐渐向内侧，沿中线行于脊柱前方，于第12胸椎处穿膈的主动脉裂孔而移行为腹主动脉。胸主动脉的前方自上而下与左肺根、心包后壁、食管和膈毗邻，后方是脊柱、半奇静脉和副半奇静脉，左侧有纵隔胸膜，右侧为奇静脉、胸导管和右纵隔胸膜（图3-24）。

胸主动脉的分支有壁支和脏支，壁支有肋间后动脉、肋下动脉和膈上动脉，分布于胸壁、腹壁上部、背部和脊髓等处。脏支有支气管动脉、食管支、心包支和纵隔支，分布于气管、支气管、食管和心包等处。

3. 奇静脉、半奇静脉和副半奇静脉 收集肋间后静脉、肋下静脉和食管静脉等的血液。

（1）奇静脉（azygos vein） 由右腰升静脉延续而成，经右膈脚入后纵隔，在食管后方、胸导管和胸主动脉右侧上行，至第4胸椎高度呈弓形弯曲经右肺根上方注入上腔静脉。奇静脉收集半奇静脉、右肋间后静脉、右食管静脉和右支气管静脉的血液，是沟通上、下腔静脉的重要通道（图3-25）。

（2）半奇静脉（hemiazygos vein） 由左腰升静脉延续而成，经左膈脚入后纵隔，在第8胸椎体高度向右越过脊柱注入奇静脉。收集副半奇静脉、左侧下部肋间后静脉、左食管静脉和左支气管静脉的血液（图3-25）。

（3）副半奇静脉（accessory hemiazygos vein） 由左侧上部肋间后静脉汇成，沿胸椎体左侧下行，注入半奇静脉或奇静脉（图3-25）。

4. 胸导管（thoracic duct） 平第12胸椎下缘高度起自乳糜池，经膈的主动脉裂孔入后纵隔，在胸主动脉和奇静脉之间上行，至第5胸椎平面斜行向左，沿食管左缘与左纵隔胸膜之间上行至颈部，注入左静脉角（图3-25）。

胸导管下段（第5胸椎平面以下），前方为食管，后方有右肋间后动脉、右肋下动脉和脊柱，左侧为胸主动脉，右侧有奇静脉和右纵隔胸膜。胸导管上段（第4胸椎平面以上）前方为左颈总动脉，后方为脊柱，左侧有左锁骨下动脉和左纵隔胸膜，右侧有食管和左喉返神经。胸导管损伤伴有纵隔胸膜破损时，可引起乳糜胸。

5. 迷走神经（vagus nerve） 左、右迷走神经的行程及毗邻关系各不相同。左迷走神经入胸腔后下行越过主动脉弓的左前方，经左肺根后方，分支组成左肺丛，向下行至食管前面分成许多细支形成食管前丛，于食管下端集中成迷走神经前干。右迷走神经入胸腔后沿气管右侧下行至肺根后方，分支组成右肺丛，向下行至食管后方分散形成食管后丛，至食管下端汇合成迷走神经后干。迷走神经前、后干随食管穿膈的食管裂孔入腹腔（图3-17、图3-18）。

6. 胸交感干（thoracic sympathetic trunk） 位于脊柱胸段两侧，肋头前方，奇静脉、半奇静脉和副半奇静脉的后外方。每侧胸交感干有10~12个胸交感神经节。由第5或第6~9胸交感神经节发出的节前纤维组成内脏大神经，沿脊柱前面倾斜下降，穿膈脚，主要终于腹腔神经节。第10~12胸交感神经节发出的节前纤维组成内脏小神经，穿膈脚，终于主动脉肾节。胸交感干与肋间神经之间有白、灰交通支相连，并发分支至胸主动脉、食管、气管和支气管等（图3-17、图3-18）。

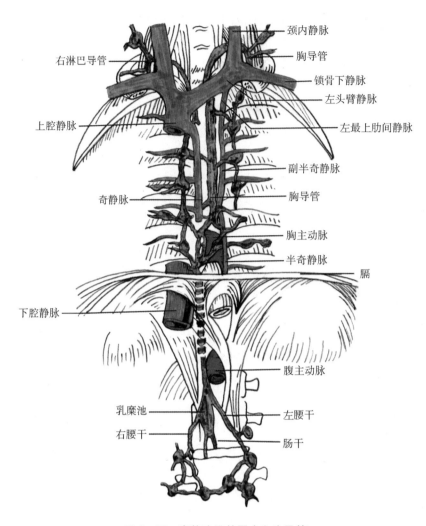

图 3-25 奇静脉及其属支和胸导管

四、纵隔间隙

纵隔各器官和结构之间含有丰富的疏松结缔组织，并在某些部位构成间隙，以适应器官活动和容积的改变。纵隔间隙与颈部和腹部的间隙相通，因此，渗血、感染等可相互蔓延。

1. 胸骨后间隙（retrosternal space） 位于胸骨与胸内筋膜之间。该间隙的炎症可向膈蔓延，甚至穿过膈扩散至腹膜外脂肪层。

2. 气管前间隙（pretracheal space） 位于上纵隔，气管、气管杈与主动脉弓之间，向上可与颈部的气管前间隙相通。

3. 食管后间隙（retroesophageal space） 位于食管与脊柱之间，内含胸导管、奇静脉和副半奇静脉等结构。向上通咽后间隙，向下可经膈的裂隙与腹膜后隙相通。

五、纵隔淋巴结

纵隔内淋巴结较多，分布广泛且排列不甚规则，各淋巴结群间无明显界线，主要有以下几群。

1. 纵隔前淋巴结（anterior mediastinal lymph nodes） 位于上纵隔前部和前纵隔内，位于出入心的大血管、动脉韧带和心包前方，收纳胸腺、心包前部、心、纵隔胸膜、膈前部和肝上面的淋巴，其输出管汇入支气管纵隔干。其中位于主动脉弓周围和动脉韧带周围的淋巴结分别称为主动脉弓淋巴结和动脉韧带淋巴结，与左迷走神经、左膈神经和左喉返神经相邻，若淋巴结肿大，可压迫这些神经，引起膈活动异常和喉返神经麻痹症状（图 3 - 26）。

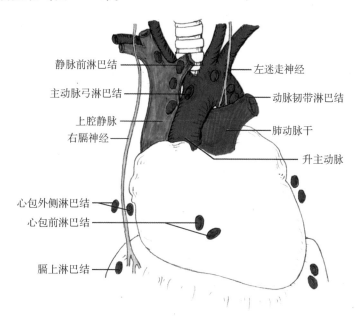

静脉前淋巴结
主动脉弓淋巴结
上腔静脉
右膈神经
心包外侧淋巴结
心包前淋巴结
膈上淋巴结
左迷走神经
动脉韧带淋巴结
肺动脉干
升主动脉

图 3 - 26　纵隔前淋巴结

2. 纵隔后淋巴结〔posterior mediastinal lymph nodes〕　位于上纵隔后部和后纵隔内，沿胸主动脉和食管排列，收集食管胸部、心包后部、膈后部和肝的部分淋巴，其输出管常汇入胸导管（图 3 - 27）。

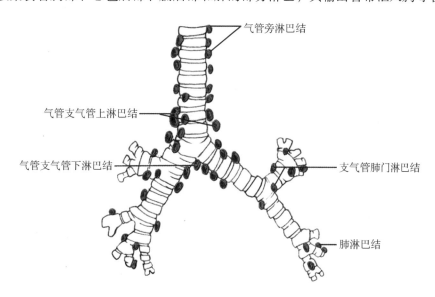

气管旁淋巴结
气管支气管上淋巴结
气管支气管下淋巴结
支气管肺门淋巴结
肺淋巴结

图 3 - 27　纵隔后淋巴结

3. 心包外侧淋巴结〔lateral pericardial lymph nodes〕　位于心包与纵隔胸膜之间，沿心包膈血管排列，收集心包和纵隔胸膜的淋巴。

4. 肺韧带淋巴结〔lymph nodes of pulmonary ligament〕　位于肺韧带两层胸膜之间，收纳肺下叶底部的淋巴，其输出淋巴管汇入气管支气管淋巴结。肺下叶肿瘤可转移到此淋巴结。

5. 气管支气管淋巴结　气管支气管淋巴结（tracheobronchial lymph nodes）位于气管杈的上、下方，收纳肺、主支气管、气管杈和食管的部分淋巴，其输出管汇入气管旁淋巴结（图 3 - 27）。

6. 气管旁淋巴结（paratracheal lymph nodes） 沿气管排列，收纳气管胸部和食管的部分淋巴，其输出管汇入支气管纵隔干（图 3 – 27）。

气管、支气管、肺淋巴结数量多，其淋巴引流的走向为：肺淋巴结→支气管肺淋巴结（又称肺门淋巴结）→气管支气管淋巴结→气管旁淋巴结→左、右支气管纵隔干→胸导管和右淋巴导管。

第七节　胸部解剖操作

解剖操作之前，先用记号笔在标本上大致确定心、肺、胸膜的体表位置。以粗针头沿第 4 肋间胸骨左缘处垂直体表进针，模拟心腔注射。在左剑肋角处与额面成 20° ~ 30° 角进针，模拟心包腔穿刺。

一、解剖胸壁、胸膜和肺

（一）皮肤切口

尸体仰卧位，做以下皮肤切口，若上肢和颈部已经操作过，可以略过。

1. 前正中切口 沿前正中线自胸骨颈静脉切迹向下切至剑突。

2. 上界切口 自胸骨上端中央沿锁骨向外切至肩峰。

3. 下界切口 自剑突沿肋弓向外切至腋中线。

4. 斜行切口 自剑突向外上斜行切至乳晕，沿乳晕环切，继续向外上切至腋前襞上部，横过腋窝底延长切口至臂上部内侧。

（二）解剖胸壁

1. 胸前区浅层结构 解剖腋窝前壁时，胸前区皮肤、浅筋膜及胸大肌、胸小肌已解剖观察。再复习这些结构，修洁其残片。

2. 剥离前锯肌和腹外斜肌 用解剖刀在第 1 ~ 8 肋骨表面剥离前锯肌起点，并剥离第 5 ~ 6 肋骨腹外斜肌的起点，并注意它们肌齿相互咬合。

3. 解剖肋间肌 在肋间隙观察肋间外肌至肋软骨处移行为肋间外膜，可辨认肋间外膜深面的肋间内肌。选择锁骨中线第 3 ~ 4 肋间隙，沿肋间隙上、下缘切断一段肋间外肌的起止点，也可以从肋间隙前端把镊子柄插入肋间外肌与肋间内肌之间，向外后边分离边切断一段肋间外肌。观察肋间内肌的纤维方向。在腋前线附近，沿第 4 ~ 5 肋间切除一段肋间外肌和肋间内肌，找出沿肋骨下缘行走的肋间后动脉、肋间后静脉和肋间神经，注意它们的排列关系。

观察体会肋间最内肌的起止点和纤维方向及其深面的胸内筋膜和壁胸膜。

4. 剪断肋 沿腋前线斜向腋中线剔除第 2 ~ 8 肋间组织，并用手指向内轻按推开壁胸膜，用肋骨钳剪断两侧的第 2 ~ 8 肋骨，尽量保持壁胸膜的完整。注意避免切断胸长神经。

5. 离断胸骨柄 在胸骨角稍上方横行锯断胸骨柄（注意不要太深，以免伤及深面结构）。

6. 离断胸锁关节 用解剖刀小心离断胸锁关节，注意保护深部结构。触摸、观察锁骨下静脉、静脉角的位置及体表投影。

7. 翻开胸前壁 用右手提起胸廓前壁，找到胸廓内动脉及其伴行静脉并切断。另一只手轻轻将胸骨后面的组织及两侧肋胸膜向后压，使之与前壁分离。边掀边分离胸骨后面的结缔组织，最终将胸前壁完全向下翻开。注意不要被肋骨断端刺伤手指。观察体会胸内筋膜、壁胸膜等结构及胸骨后间隙的位置。

8. 观察胸横肌 在胸前壁后面的下部，透过胸内筋膜可以看到起于胸骨下端、止于 2 ~ 6 肋的胸横肌。

9. 解剖胸廓内血管和胸骨旁淋巴结　胸廓内血管上段位于胸内筋膜的前面，下段行于胸横肌的前面。沿胸骨外侧缘切断胸横肌的各个起点并翻开，自上而下清理胸廓内动脉及其分支，在第6肋间隙处寻找该动脉分为腹壁上动脉和肌膈动脉。注意胸廓内动脉附近的胸骨旁淋巴结。

10. 解剖肋间后血管和肋间神经　从胸前壁内面切除部分肋间最内肌，观察肋间血管、神经位置及排列次序。

待肺切除后，在胸后壁检查位于肋胸膜和胸内筋膜外面的肋间后血管与神经。在肋角处沿第5~6肋间剪开肋胸膜和胸内筋膜，分离肋间后血管和神经，观察其发出的下支，及其在肋沟处排列顺序。在胸侧壁，切开一段肋间最内肌，观察其与肋间内肌的纤维方向。

（三）胸膜腔探查

在肋胸膜的前面沿胸骨线自胸骨角至第6胸肋关节处纵行剪开，然后在切口上、下端横行剪开并向外翻开，打开胸膜腔。

1. 探查胸膜配布　将手伸入胸膜腔，触摸各部分胸膜（不易探查部位，待取出肺后再进行探查）。在肺纵隔面把肺略向外侧推压，触摸并观察肺根及肺根下方的肺韧带，体会脏胸膜与壁胸膜在此延续，体会胸膜腔的构成。

2. 探查胸膜腔的前界　在第2~4胸肋关节高度触摸确认位于前正中线两侧的胸膜前界。向上探查至胸膜顶，观察体会胸膜顶的体表投影位置，体会两侧胸膜前界分开形成胸腺区；向下探查至第6肋软骨中点，比较左右两侧的差别，体会心包区的位置。将翻开的胸前壁复位，对比观察开胸前在体表标记的胸膜前界。

3. 探查胸膜隐窝和胸膜下界　以手伸入胸膜腔摸认胸膜隐窝。在左侧肋胸膜与纵隔胸膜反折处观察并触摸肋纵隔隐窝。在肋胸膜与膈胸膜反折处观察并触摸肋膈隐窝，体会胸膜下界的位置及体表投影。肋膈隐窝后部较深，可在取出肺后再探查，注意不要被切断的肋骨刺伤手臂。

（四）解剖观察肺

1. 观察肺下界　结合胸膜下界，观察体会肺下界。在标本上肺不充气扩张，所以其下界比活体肺下界位置更高。

2. 取肺　将手指沿纵隔胸膜由前向后探查至肺根，确认肺韧带及肺根前方的膈神经和心包膈血管。在靠近肺门处切断肺根和肺韧带，取出肺，观察其外形和分叶，辨认肺根内结构的排列关系。因切断的位置不同，可能影响肺根结构的排列情况。

3. 解剖肺　观察确认肺门内各结构，比较观察两侧肺根内结构的差别。从肺门处沿支气管分支分离至叶支气管。沿一支叶支气管继续分离至段支气管。分离观察1~2个肺段，观察体会肺段的形态及肺段之间的组织及血管。大致划分各支气管肺段的位置。

二、解剖纵隔

（一）观察纵隔

肺切除后，胸腔中间部的结构为纵隔，纵隔两侧被覆纵隔胸膜。观察上、下纵隔和前、中、后纵隔的区分。观察纵隔左、右侧面。纵隔左、右侧面中部为肺根，肺根前方有膈神经、心包膈血管；前下方为心包；后有食管、迷走神经。肺根的后外侧有胸交感干、内脏大神经及肋间后动、静脉和肋间神经。左肺根上方有主动脉弓、左颈总动脉、左锁骨下动脉和胸导管，后方有胸主动脉；右肺根上方为上腔静脉、奇静脉弓和气管，后方为奇静脉。

（二）解剖上纵隔

1. 解剖胸腺　在胸腺三角内，成年尸体可见胸腺遗迹。观察后去除，暴露上腔静脉和头臂静脉。

2. 解剖上腔静脉和头臂静脉　修洁头臂静脉、上腔静脉及注入上腔静脉的奇静脉。

3. 解剖主动脉弓及其分支　清理主动脉弓及其发出的头臂干、左颈总动脉和左锁骨下动脉，观察主动脉弓及其分支的毗邻。

4. 解剖膈神经和心包膈血管　由颈根部向下追踪膈神经，经肺根前方向下，紧贴心包两侧至膈，修洁与膈神经伴行的心包膈动脉。

5. 解剖迷走神经及其分支　由颈根部向下追踪左、右迷走神经至肺根后方，寻找左迷走神经发出的勾绕主动脉弓的左喉返神经。

6. 解剖肺动脉和动脉导管三角　在主动脉弓下方清理肺动肺干及左、右肺动脉。观察左膈神经、左迷走神经和左肺动脉围成的动脉导管三角。清理三角内的动脉韧带、喉返神经和心浅丛，注意观察左喉返神经的走向及其与动脉韧带的毗邻关系。

（三）解剖中纵隔

1. 解剖心包　在心包前面作一"U"形切口，向上掀起心包前壁，打开心包腔。观察与心相连的大血管，探查心包窦。将示指从右侧伸入升主动脉和上腔静脉之间，再从肺动脉干与左心房之间穿出，手指所在间隙即心包横窦。把心尖提起，探查左、右肺静脉、下腔静脉以及左心房后壁与心包后壁之间的心包斜窦。在心包前壁和下壁反折处，探查心包前下窦。

2. 观察原位心　观察心的位置、形态、毗邻。将胸前壁复位，了解心的体表投影。

3. 取心　在心包腔内切断出入心的大血管根部，将心取出。

4. 解剖心　修洁左、右冠状动脉主干及主要分支，冠状窦及主要属支，观察其行程及分布。在右心室前壁作"八"字形切口打开右心室，在前、后室间沟左侧剪开左心室前、后壁，沿右心房界沟剪开右心房，在左、右肺静脉注入左心房之间剪开左心房，观察心腔结构及瓣膜形态。

（四）解剖后纵隔

后纵隔和上纵隔后部的结构大多连续，故同时解剖。

1. 解剖气管和主支气管　向左牵拉主动脉，观察气管的位置和毗邻。清理气管旁和气管支气管淋巴结及位于气管权前方的心深丛。观察比较左、右主支气管的形态特点。

2. 解剖食管和迷走神经前、后干　将气管、主支气管推向一侧，可见深面的食管。探查食管后隐窝。剖开纵隔胸膜，清理食管及迷走神经形成的食管前、后丛及向下汇成的迷走神经前、后干。

3. 解剖胸主动脉及其分支　将食管和气管推向右侧，从主动脉弓末端向下，清理胸主动脉至膈主动脉裂孔处，观察其毗邻，沿途寻找其主要分支。

4. 解剖奇静脉、半奇静脉和副半奇静脉　先将食管推向左侧，在脊柱右前方可见奇静脉，向上行绕右肺根后上方，注入上腔静脉。观察奇静脉的属支，并寻找半奇静脉和副半奇静脉。

5. 解剖胸导管　将食管推向右侧，在奇静脉与胸主动脉之间找到胸导管。向上追踪至颈部，向下清理至膈。

6. 解剖胸交感干及其分支　去除脊柱两侧的肋胸膜，观察胸交感干。分离胸神经节与肋间神经相连的灰交通支和白交通支。将膈推向下，在胸后壁胸膜后面寻找内脏大、小神经。

胸部包括胸壁、胸腔、胸膜、肺和纵隔等结构。女性乳房由皮肤、纤维组织、脂肪组织和乳腺构成，其大部分淋巴引流至腋窝淋巴结。肋间血管神经在肋间隙具有相对固定的排列顺序。胸壁与膈共同围成胸腔。壁胸膜分肋胸膜、膈胸膜、纵隔胸膜和胸膜顶四部分。脏、壁两侧胸膜在肺根相互移行形成胸膜腔。相邻壁胸膜相互转折部位的胸膜腔为胸膜隐窝。胸膜和肺的下界由前向后依次降低。左、右肺根内的结构具有不同的排列顺序。上纵隔的器官由前向后分胸腺－静脉层、动脉层、气管食管层。中纵隔内有心包、心、出入心的大血管及膈神经等。后纵隔内有食管、迷走神经、胸主动脉、胸导管、胸交感干、奇静脉及其属支和纵隔后淋巴结等结构。纵隔各器官之间存在纵隔间隙。

目标检测

1. 在肩胛线进行胸膜腔穿刺的进针部位遵循什么原则？依次穿过哪些结构？

2. 若行女性乳腺脓肿切口引流术，如何选择手术切口？

3. 总结胸膜的配布及其形成的结构。

4. 纵隔是如何分区的？上纵隔的器官是如何排列的？

书网融合……

本章小结

微课

题库

第四章　腹　部

PPT

📖 学习目标 ┄┄

1. 掌握 腹部的体表标志及重要结构的体表投影；腹前外侧壁的层次、结构及临床意义；腹股沟区的特点，腹股沟管的组成及内容；腹膜和腹膜腔的概念及腹膜形成的结构；消化管道的位置、结构、毗邻、血液供应情况；肝的形态、位置、结构、毗邻；肝外胆道的组成、走行特点；门静脉的组成、走行及其临床意义；胰腺的形态、位置、毗邻及血液供应情况；脾脏的形态、结构、位置、毗邻及血液供应情况；肾的形态、结构、位置、毗邻；输尿管的行程及狭窄部位。

2. 熟悉 腹部解剖的基本操作技能。

3. 了解 腹部的境界和分区；腹膜后隙内主要结构的形态、位置、毗邻情况。

第一节　概　述

腹部（abdomen）是躯干的一部分，位于胸部与盆部之间，由腹壁、腹腔和腹腔内容物等组成。腹壁除后方以脊柱为支架外，其余部分由肌和筋膜等软组织组成；由腹壁围成的腔即腹腔（abdominal cavity），由于分隔胸腔和腹腔的膈呈向上的穹隆状，所以腹腔的实际范围远超过腹部的体表境界。腹腔内有脏器、血管、神经、淋巴管、淋巴结及腹膜等结构。

一、境界与分区

（一）境界

腹部的上界为胸廓的下口，由剑突、肋弓、第 11 肋前端、第 12 肋下缘和第 12 胸椎构成；下界为耻骨联合上缘、耻骨嵴、耻骨结节、腹股沟、髂前上棘、髂嵴和第 5 腰椎下缘的连线；两侧以腋后线的延长线为界分为腹前外侧壁和腹后壁。

腹腔的境界与腹部体表境界并不一致。腹腔的上界是向上膨隆的膈穹，可达第 4、5 肋间隙水平，下方可通过骨盆上口抵达骨盆腔，小肠等腹腔脏器也常位于骨盆腔内。因此，腹腔的实际范围远大于腹部体表的境界。临床上一般讲的腹腔是指小骨盆入口以上的固有腹腔，不包括盆腔。

（二）分区

临床上在诊断和治疗疾病过程中，为了更好地描述和确定腹腔脏器的位置，通常将腹部进行分区（图 4 - 1），常使用的有两种分区方法。

1. 九分法 用两条水平线及两条垂线将腹部划分九个区：上水平线为通过两侧肋弓最低点（相当于第 10 肋下缘）的连线，下水平线为通过两侧髂结节的连线；两条垂线为经两侧腹股沟韧带中点的垂直线。这四条线将腹部分为九区：即上部的左、右季肋区和中间的腹上区，中部的左、右外侧（腰）区和中间的脐区，下部的左、右髂（腹股沟）区和中间的耻（腹下）区。

2. 四分法 通过脐分别做垂直和水平两条线，可将腹部划分为左、右上腹区和左、右下腹区。

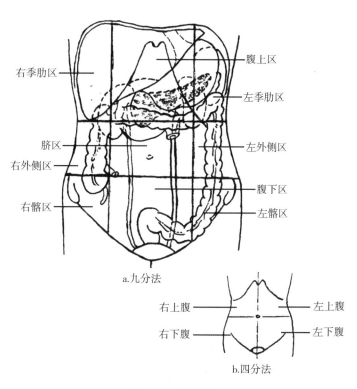

a.九分法

右季肋区 腹上区
左季肋区
脐区 左外侧区
右外侧区
腹下区
右髂区 左髂区

右上腹 左上腹
右下腹 左下腹

b.四分法

图 4 – 1 腹部分区

二、表面解剖

(一) 体表标志

1. 骨性标志　有剑突、肋弓、髂前上棘、髂嵴及耻骨联合上缘、耻骨嵴、耻骨结节等。

2. 软组织标志　（腹）白线：位于腹前正中线的深面，是由两侧腹壁阔肌的腱膜在前正中线皮肤深面交织而成，附着于剑突和耻骨联合之间。半月线：（腹）白线的两侧为腹直肌，腹直肌的外侧缘为腹白线。脐：位于正中线上，一般平对第 3、4 腰椎间隙。腹股沟：髂前上棘与耻骨结节之间的浅沟称为腹股沟，其深面有腹股沟韧带。

(二) 体表投影

腹腔脏器的体表投影，可随体型、体位、年龄、消化道充盈状态及腹壁肌肉紧张程度等差异而有所变化，一般情况如表 4 – 1。

表 4 – 1　腹腔主要器官在腹前壁的投影

右季肋区	腹上区	左季肋区
1. 右半肝大部分	1. 右半肝小部分及左半肝大部分	1. 左半肝小部分
2. 部分胆囊	2. 胆囊	2. 胃贲门、胃底及部分胃体
3. 结肠右曲	3. 胃幽门部及部分胃体	3. 脾
4. 右肾上部	4. 胆总管、肝固有动脉和门静脉	4. 胰尾
	5. 十二指肠大部分	5. 结肠左曲
	6. 胰的大部分	6. 左肾上部
	7. 两肾一部分及肾上腺	
	8. 腹主动脉及下腔静脉	

续表

右季肋区	腹上区	左季肋区
1. 升结肠	1. 胃大弯（胃充盈时）	1. 降结肠
2. 部分回肠	2. 横结肠	2. 部分空肠
3. 右肾下部	3. 大网膜	3. 左肾下部
	4. 左、右输尿管	
	5. 十二指肠小部分	
	6. 空、回肠各一部分	
	7. 腹主动脉及下腔静脉	

右腹股沟区	腹下区	左腹股沟区
1. 盲肠	1. 回肠袢	1. 大部分乙状结肠
2. 阑尾	2. 膀胱（充盈时）	2. 回肠袢
3. 回肠末端	3. 子宫（妊娠后期）	
	4. 部分乙状结肠	
	5. 左、右输尿管	

主要脏器的体表投影如下。

1. 腹股沟管浅环（皮下环）（superficial inguinal ring） 位于耻骨嵴外上方，皮下可摸到，正常通过一小指尖。

2. 腹股沟管深环（腹环）（deep inguinal ring） 于腹股沟韧带内侧半上方一横指处（约 1.5cm）。

3. 腹股沟管（inguinal canal） 相当于腹股沟韧带内侧半上方一横指的范围内，即从外侧的腹股沟管深环斜向下至浅环处。

4. 胃幽门 相当于胸骨颈静脉切迹至耻骨联合上缘连线的中点向右旁开 2cm 处。经此点的横断面为幽门平面。此平面通常经过第 9 肋软骨尖和第 1 腰椎体下缘，相当于胆囊底、胰体、左肾门和脊髓下界的平面。

5. 胆囊底 位于右侧腹直肌外侧缘（半月线）与右肋弓相交处。

6. 阑尾根部 McBurney 点：位于脐与右髂前上棘连线的中、外 1/3 交界处；Lanz 点：位于两侧髂前上棘连线中、右 1/3 交界处。当阑尾发炎时，McBurney 点或 Lanz 点处常有压痛。

第二节 腹前外侧壁 🖥微课1 🖥微课2

腹前外侧壁的部位不同，其层次和结构也不同。外科选择手术切口时，应熟悉不同部位的层次结构。

一、皮肤

腹前外侧壁的皮肤较薄，且皮纹呈横向，富于弹性和延展性，皮肤除腹股沟处移动性较小外，其他部位的皮肤移动性大，可适应腹腔内压力增大时（如妊娠、腹水和腹式呼吸等）的腹部膨隆；腹部有可供吻接的浅血管，是临床常选择的游离皮瓣的供皮区。

二、浅筋膜

腹部浅筋膜较厚，主要由脂肪和疏松结缔组织构成，脂肪组织较其他部位要厚。腹壁下部（脐平面以下）的浅筋膜可分为浅、深两层：浅层称为 Camper 筋膜，富含脂肪组织，又称脂肪层，向下与股部的浅筋膜相延续；深层称为 Scarpa 筋膜，是富有弹性纤维的膜性层，在前正中线附着于白线，其两侧则向下于腹股沟韧带下方约一横指处，附着于股部的阔筋膜，但在耻骨联合及耻骨结节之间向下连接阴囊肉膜，与浅会阴筋膜（Colles 筋膜）相延续。

浅筋膜内有浅血管、淋巴管和皮神经。

1. 浅动脉　腹前外侧壁上半部的浅动脉细小，为肋间后动脉的分支；脐以下有两条浅动脉即腹壁浅动脉和旋髂浅动脉。

（1）腹壁浅动脉（superficial epigastric artery）　起自股动脉，其外径约 1mm。常在腹股沟韧带中点下方 2.5cm 处穿阔筋膜或筛筋膜浅出，越过腹股沟韧带的中、内 1/3 交界处，几乎垂直上行于浅筋膜浅、深两层之间。腹壁浅动脉多数可分为内、外侧两主支。自股动脉起点下方 2.5cm 处向上作垂线，线的内侧为腹壁浅动脉的内侧支，外侧为动脉的外侧支。

（2）旋髂浅动脉（superficial iliac circuflex artery）　自腹股沟韧带中点下方约 1.5cm 处起自股动脉的外侧壁，有时与腹壁浅动脉共干起自股动脉，其外径约为 1.2mm，行于浅筋膜的浅、深两层之间，走向髂前上棘，分布于腹前外侧壁下外侧份。

2. 浅静脉　浅静脉多行走于浅筋膜浅层内，走行方向与浅动脉相似。浅静脉较丰富，互相吻合成网，在脐区更多，形成脐周静脉网。脐以上的浅静脉汇成胸腹壁静脉，经胸外侧静脉向上注入腋静脉，或经深部的腹壁上静脉和胸廓内静脉注入头臂静脉；脐以下的浅静脉经腹壁浅静脉向下注入大隐静脉，或经深部的腹壁下静脉汇入髂外静脉，从而构成与上、下腔静脉系之间的联系。在脐区浅静脉还与附脐静脉（paraumbilical veins）相吻合，由于附脐静脉汇入肝门静脉，在肝门静脉高压时，血流可经脐周静脉网与体循环的静脉相交通，形成脐周静脉曲张，称为"海蛇头征"。

3. 浅淋巴　浅筋膜中的浅淋巴管，在脐平面以上的注入腋淋巴结，在脐平面以下的注入腹股沟浅淋巴结；腹壁浅淋巴管还可通过肝圆韧带内的淋巴管与肝门处的淋巴管相交通。

4. 皮神经　浅筋膜中的皮神经，呈典型的节段性分布：第 6 肋间神经平对剑突平面；第 10 肋间神经平对脐平面；第 1 腰神经前支平对腹股沟韧带和耻骨联合上方的平面；其他肋间神经和肋下神经按序数分布于这 3 个平面之间。临床上可借此特征确定脊髓病变的部位及麻醉平面。当胸、腹腔脏器发生疾病时，常可刺激肋间神经出现牵涉痛，如右侧肺炎或胸膜炎可在右下腹出现疼痛而误诊为阑尾炎，必须引起注意。

三、腹前外侧肌

包括腹直肌和锥状肌以及腹外斜肌、腹内斜肌和腹横肌。后 3 块扁肌的纤维方向各异，互相交叉排列，构成腹前外侧壁的重要屏障。腹壁肌有保护内脏、增加腹压、辅助呼吸、维持脏器位置以及参与脊柱运动的作用（图 4-2、表 4-2）。

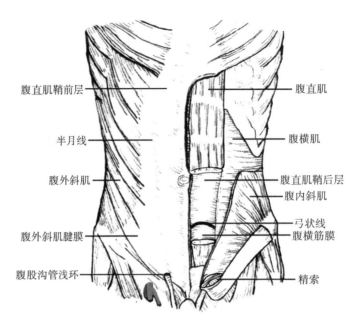

（1）腹前外侧壁浅层肌

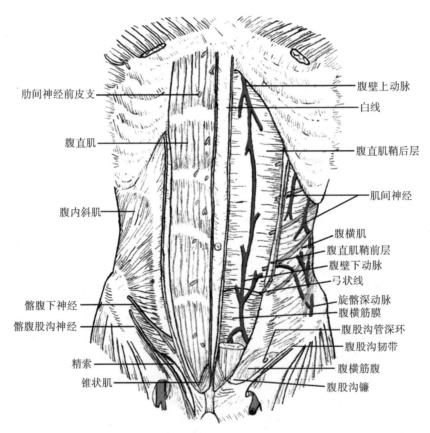

（2）腹前外侧壁深层肌与血管神经

图 4－2　腹前外侧壁的肌

表 4 – 2 腹前外侧壁的肌

名称	起点	止点	作用	神经支配
腹直肌	耻骨联合与耻骨结节之间	第 5～7 肋软骨外面	前屈脊柱，降胸廓，增加腹压	第 5～11 肋间神经及肋下神经
腹外斜肌	下 8 位肋体外面	借腱膜止于腹白线并形成腹股沟韧带	增加腹压，前屈、侧屈并旋转脊柱	第 5～11 肋间神经、肋下神经、髂腹股沟神经、髂腹下神经
腹内斜肌	胸腰筋膜、髂嵴、腹股沟韧带外侧半	借腱膜止于腹白线和下位 3 个肋，下部肌束参与形成提睾肌	同上，并可上提睾丸，封闭腹股沟管	同上
腹横肌	胸腰筋膜、髂嵴、腹股沟韧带外侧 1/3	借腱膜止于腹白线，下部肌束参与形成提睾肌	同上	同上

1. 腹直肌及其结构 腹直肌（rectus abdominis）位于（腹）白线的两侧，包在腹直肌鞘内，上宽下窄，被 3～4 条腱划（tendinous intersections）分成多个肌腹；腱划紧密地与腹直肌鞘前层愈着，通常在剑突至脐之间有 3 条，有时在脐下有 1 条；腹直肌与腹直肌鞘后层之间无愈着，易于分离；腱划处常有血管，手术切开腹直肌鞘前层时，腱划处应注意止血。

腹直肌鞘（sheath of rectus abdominis）分为前、后两层，两层在腹直肌外侧缘处相结合后呈半月形，称半月线（semilunar line）。腹直肌鞘前层由腹外斜肌腱膜和腹内斜肌腱膜的前层组成；后层由腹内斜肌腱膜的后层和腹横肌腱膜组成。腹直肌鞘后层在脐下 4～5cm 附近呈凸向上的弓形游离下缘，称弓状线（arcuate line）或半环线。在弓状线以下，三块扁肌的腱膜均移行为腹直肌鞘的前层，腹直肌鞘的后层缺如，腹直肌直接与腹横筋膜接触（图 4 – 3）。

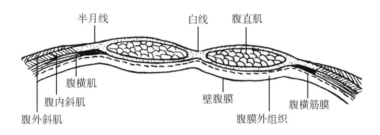

（1）弓状线以上断面

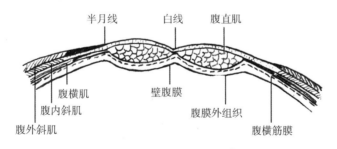

（2）弓状线以下断面

图 4 – 3 腹直肌鞘

白线（linea alba）位于前正中线上，由两侧腹前外侧壁的三层扁肌腱膜在前正中线上相互交而成，附着于剑突和耻骨联合之间；上宽下窄，脐以上宽约 1cm，较坚韧而血管少。因此，经上腹部正中切口进入腹腔时，出血少，进入腹腔快，但因供血不足会影响切口愈合。下腹部前正中切口因两侧腹直肌靠近，并有肌肉加强，血供较充分，较少发生切口疝或创口哆开。

2. 腹外斜肌（obliquus externus abdominis） 肌纤维自外上斜向内下方，约在第 9 肋软骨至髂前上棘之间的弧形线上移行为腱膜，因而在髂前上棘至脐的连线以下则完全为腱膜；其腱膜参与构成腹直肌鞘前层后，止于（腹）白线，腹外斜肌腱膜下缘的腱纤维附于髂前上棘与耻骨结节之间，并向内返折增厚形成腹股沟韧带（inguinal ligament）。

3. 腹内斜肌（obliquus internus abdominis） 其上部肌纤维自外下向内上方斜行，下部纤维则向下内方斜行，至腹直肌外侧移行为腱膜，并分成两层参与构成腹直肌鞘的前、后层，然后止于（腹）白线。

4. 腹横肌（transversus abdominestran） 肌纤维自后外向前内横行，至腹直肌外侧移行为腱膜，参与构成腹直肌鞘后层；其与腹内斜肌之间有第 7 ~ 11 肋间神经和肋下神经及伴行的血管、髂腹下神经、髂腹股沟神经过。男性腹内斜肌与腹横肌的下部肌束共同形成提睾肌。

四、腹横筋膜

腹横筋膜（transverse fascia）位于腹横肌及其腱膜的深面，为腹内筋膜的一部分，向上连接膈下筋膜，向下移行于髂筋膜和盆部筋膜。腹横筋膜在上腹部较薄弱，向下逐渐增厚，近腹股沟韧带、腹直肌外侧缘和腹直肌鞘后层以及弓状线以下的部分较致密。腹横筋膜与腹横肌结合疏松，但与腹直肌鞘后层紧密愈着，手术时常作为一层切开。腹横筋膜在腹股沟管深环处随睾丸下降延续为精索内筋膜。

五、腹膜外组织

腹膜外组织（extraperitoneal tissue）又称腹膜外筋膜或腹膜外脂肪，为腹横筋膜与壁腹膜之间的疏松结缔组织，上腹部薄弱，向下脂肪组织较多，将腹横筋膜与壁腹膜分隔，形成潜在性间隙，称腹膜外间隙。此间隙与后方的腹膜后间隙、下方的盆部腹膜外间隙（盆筋膜间隙）相延续。当发生炎症时，脓液可互相蔓延，常向下方形成髂窝脓肿。临床上可通过此间隙行腹膜外手术，如膀胱、子宫、输尿管、腰交感干神经节的手术。

六、壁腹膜

壁腹膜（parietal peritoneum）为腹前外侧壁的最内层，由于上腹部的腹横筋膜和腹膜外组织均较薄弱，故膈下腹膜与膈紧密愈着，受膈运动的影响，张力较大，上腹部切口缝合腹膜时极易撕裂，宜连同腹直肌鞘的后层一起缝合（图 4 - 4）。

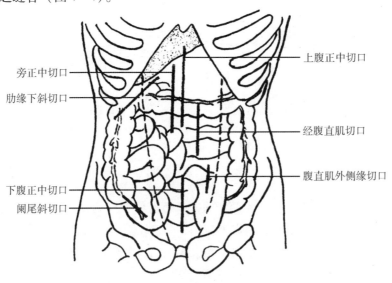

图 4 - 4 腹前外侧壁常用手术切口

⇒ 案例引导

　　临床案例　某患者初步诊断为胃溃疡穿孔，拟行紧急剖腹探查手术。

　　讨论　1. 腹前外侧壁常用的手术切口有哪些？

　　　　　　2. 根据腹前外侧壁的解剖结构，哪种切口更适合本例手术？

第三节　腹股沟区和阴囊

　　腹股沟区是位于腹下部两侧的三角形区域：内侧界为腹直肌外侧缘，上界为髂前上棘至腹直肌外侧缘的水平线，下界为腹股沟韧带。在此区内，腹外斜肌移行为腹外斜肌腱膜，其下方还形成有浅环，该腱膜与腹内斜肌、腹横肌及腹横筋膜间形成了一个潜在的间隙，称为腹股沟管。腹股沟管内男性有精索、女性有子宫圆韧带通过。由于腹内斜肌和腹横肌的下缘未达到腹股沟韧带的内侧部，因而该韧带内侧部的上方缺乏肌肉覆盖，所以腹股沟区成为腹前外侧壁下部的薄弱区。当人体站立时，此区所承受的腹内压力大，约比平卧时高三倍。基于上述特点，腹股沟区成为腹壁疝的好发部位。

一、腹股沟区层次

　　1. 腹外斜肌腱膜（aponeurosis of obliquus externus abdomens）　腹外斜肌腱膜在耻骨嵴外上方形成一个三角形裂隙，称腹腹股沟浅环（皮下环）：环的外下部纤维称为外侧脚（lateral crus），止于耻骨结节；内上部的纤维称为内侧脚（medial crus），止于耻骨联合；在腹股沟浅环外上方连接两脚的纤维束称脚间纤维（intercrural fibers）（图4-5）；外侧脚处有部分纤维经精索深面向内上反折至（腹）白线，称反转韧带（reflected ligament）（图4-6）；由外侧脚、内侧脚和反转韧带共同围成腹股沟管浅环，正常人的腹股沟管浅环可容纳一小指尖。腹股沟韧带内侧端有一小部分纤维，在耻骨结节处继续行向下后方，并向外侧转折而形成腔隙韧带（lacunar ligament）（图4-6）；腔隙韧带向外侧延续，附着于耻骨梳构成耻骨梳韧带（pectineal ligament）（又称 Cooper 韧带）。

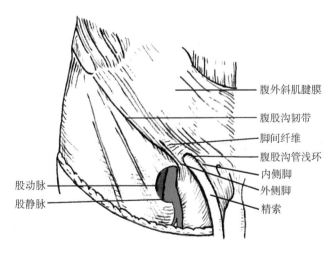

图4-5　腹外斜肌腱膜

　　2. 腹内斜肌和腹横肌　腹内斜肌下部纤维起于腹股沟韧带的外侧半，腹横肌下部纤维起自腹股沟韧带外侧 1/3 部。两肌下缘的肌纤维均呈弓状，越过精索上方走向内侧，在腹直肌外侧缘附近呈腱性融合，构成腹股沟镰（inguinal falx），又称联合腱（conjoint tendon）（图4-7）；在男性腹股沟镰内侧部再经精索背侧，向后下行走，止于耻骨梳内侧份。两肌下缘的部分肌纤维及其筋膜还沿精索向下延伸，构成提睾肌（cremaster）及其筋膜。

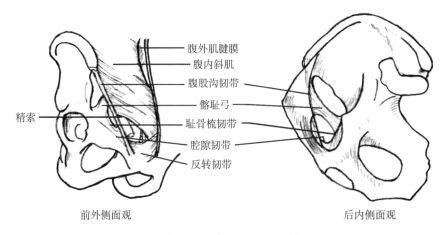

前外侧面观   后内侧面观

图 4-6 腹外斜肌腱膜及腹股沟管浅环

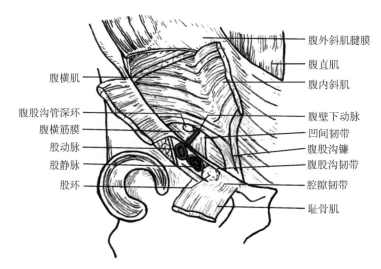

图 4-7 腹部的深层结构

3. 神经

（1）髂腹下神经（iliohypogastric nerve） 由第 12 胸神经及第 1 腰神经的前支组成。自腰大肌上部外侧缘穿出，越过肾的后面和腰方肌的前面，至髂嵴上方穿腹横肌后，行于腹内斜肌和腹横肌之间，至髂前上棘内侧 2.5cm 处穿过腹内斜肌，在腹外斜肌腱膜深面向内下行；其皮支在腹股沟管浅环上方约 2~3cm 处穿过腹外斜肌腱膜至皮下，分布于耻骨联合上方的皮肤，肌支支配腹内斜肌和腹横肌（图 4-8）。

（2）髂腹股沟神经（ilioinguinal nerve） 由第 1 腰神经前支形成，在髂腹下神经的下方与其并行，在髂嵴前端穿过腹内斜肌，向内侧行于腹外斜肌腱膜深面；进入腹股沟管后，位于精索前上方；其皮支随精索出腹股沟管浅环，男性分布于阴囊的皮肤，女性分布于大阴唇上部的皮肤；肌支支配腹壁肌下部肌纤维（图 4-8）。

（3）生殖股神经生殖支 在腹股沟管内沿精索外侧走行，分布于提睾肌及阴囊皮肤；在女性则分布于子宫圆韧带及阴阜皮肤（图 4-8）。

4. 腹横筋膜（transverse fascia） 腹横筋膜在此区内增厚，参与构成腹股沟管后壁。约在腹股沟韧带中点上方 1.5cm 处，有腹股沟管深环（腹环），在腹股沟深环内侧，腹横筋膜增厚形成凹间韧带（图

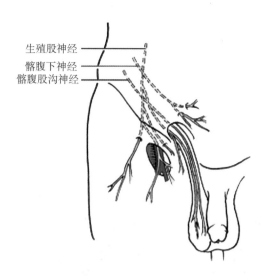

图 4-8 腹股沟区的神经

4-7)。当腹横肌收缩时此韧带上提有缩小腹股沟管深环的作用。腹股沟管深环的内侧有腹壁下血管经过。

5. 腹膜外组织（extraperitoneal tissue） 又称腹膜外筋膜或腹膜外脂肪，位于腹横筋膜与壁腹膜之间，其内有髂外血管分出的腹壁下血管和旋髂深血管。

（1）腹壁下动脉（inferior epigastric artery） 在腹股沟韧带中点深面起自髂外动脉，经腹股沟管深环内侧向脐的方向走行，于弓状线附近进入腹直肌鞘，与两条同名静脉伴行。

（2）旋髂深动脉（deep circumflex iliac artery） 与腹壁下动脉同一水平起自髂外动脉，起始后沿腹股沟韧带外侧半的深面向外上方斜行至髂前上棘的稍内侧，折行向髂嵴的上缘。旋髂深动脉除在腹股沟韧带的深面发出肌支分布于附近肌肉外，于髂前上棘的内侧尚有 1 支较粗大的肌支至腹前外侧壁，称升支或腹壁外侧动脉。旋髂深动脉末端分出数条小支经髂嵴内唇进入髂骨为其营养动脉，并有同名静脉伴行。临床上做髂骨带血管蒂的骨移植时，常取旋髂深动脉作营养动脉。

（3）腹股沟三角（inguinal triangle，Hesselbach 三角） 是由腹壁下动脉、腹直肌外侧缘和腹股沟韧带内侧半围成的三角形区域，是腹前外侧壁的一个薄弱区（图 4-9）。

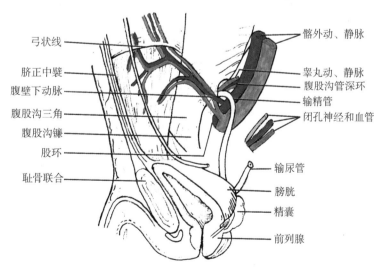

图 4-9 腹股沟三角（内面观）

6. 壁腹膜　脐以下腹前壁内面有五条皱襞：脐正中襞位于中线上，由脐至膀胱尖，内有脐正中韧带（脐尿管索），是胚胎脐尿管闭锁所成的遗迹；脐内侧襞位于脐正中襞外侧，内有脐内侧韧带（脐动脉索），为脐动脉闭锁的遗迹；脐外侧襞（腹壁下血管索）在最外侧，内有腹壁下血管。在腹股沟韧带上方，脐外侧襞外侧的凹陷称腹股沟外侧窝，该窝正对腹股沟管深环；脐外侧襞和脐内侧襞之间的凹陷称腹股沟内侧窝，正对腹股沟三角和腹股沟管浅环；脐正中襞与脐内侧襞之间的陷凹，称为膀胱上窝（图 4 – 10）。

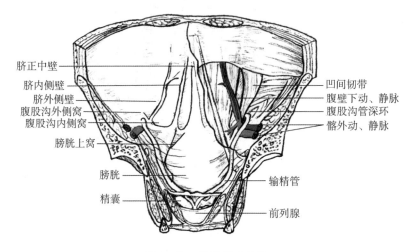

图 4 – 10　腹前壁内面观

二、腹股沟管

腹股沟管（inguinal canal）位于腹股沟韧带内侧半的上方，是由外上向内下斜行的肌筋膜间的裂隙，长 4 ~ 5cm，男性有精索通过，女性有子宫圆韧带通过。

腹股沟管有两口和四壁：外口是腹股沟管浅环；内口是腹股沟管深环；前壁是腹外斜肌腱膜，在外侧 1/3 处有腹内斜肌起始部的纤维加强；上壁是腹内斜肌和腹横肌下缘共同形成的弓状下缘；后壁是腹横筋膜，内侧 1/3 有腹股沟镰（联合腱）加强；下壁是腹股沟韧带。

三、阴囊

阴囊（scrotum）为一皮肤囊袋。阴囊正中线上有纵行的阴囊中缝；阴囊皮肤薄而柔软，有皮脂腺、汗腺和神经末梢；皮肤深面为阴囊肉膜（dartoscoat），由结缔组织和平滑肌构成，由于缺乏皮下脂肪组织，肉膜与皮肤紧密相连；环境温度低时肉膜收缩，阴囊皮肤表面积缩小，温度升高时肉膜舒张，阴囊皮肤表面积扩大，阴囊借此保持阴囊内温度稳定，有利于生殖细胞的生长发育。与阴囊缝相对的深面，由肉膜构成阴囊中隔（septum of scrotum），将阴囊分成左、右两腔，容纳两侧的睾丸、附睾和精索下部。

四、精索、睾丸和精索的被膜

1. 精索（spermatic cord）　是由输精管、睾丸动脉、蔓状静脉丛、淋巴管和神经（生殖股神经生殖支和睾丸神经丛）包以精索被膜所形成的索状结构，位于腹股沟管深环与睾丸上端之间。全长 11 ~ 15cm，直径约 0.5cm。精索自皮下环至睾丸之间的一段位于皮下，在活体上易触及。

⇒ 案例引导

　　临床案例　12岁男孩运动时突然感觉右下腹部疼痛，并在疼痛处摸到块状物，急诊就医。医生查体：患者平卧右侧腹股沟管浅环处未见异常；当嘱患者咳嗽时，右下腹股沟浅环处可以感觉到冲击感并出现一核桃大小肿物。临床诊断为腹股沟斜疝。

　　讨论　1. 简述腹股沟三角、腹股沟管的解剖学构造。

　　　　　2. 试述腹股沟斜疝形成的解剖学基础。

　　　　　3. 腹股沟斜疝和直疝如何鉴别？

　　2. 睾丸和精索的被膜　睾丸（testis）和精索的被膜是阴囊肉膜深方睾丸和精索共同被覆的被膜（图4-11）：外层为精索外筋膜（external spermatlc fascia），由腹外斜肌腱膜及其筋膜延伸而成；中层为提睾肌及其筋膜，是腹内斜肌和腹横肌及其筋膜的延续；内层为精索内筋膜（internal spermanc fascia），由腹横筋膜延伸形成，其深面的脂肪组织是腹膜外结缔组织的延续；在睾丸外面还包有睾丸鞘膜（tunica vaginalis of testis），由壁腹膜突出而成；睾丸鞘膜分为脏、壁两层，于睾丸后缘处互相移行，两层之间的间隙称鞘膜腔，内有少量浆液；睾丸鞘膜在精索的部分逐渐闭锁，形成鞘韧带。

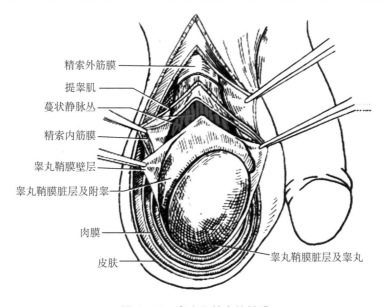

精索外筋膜
提睾肌
蔓状静脉丛
精索内筋膜
睾丸鞘膜壁层
睾丸鞘膜脏层及附睾
肉膜
皮肤
睾丸鞘膜脏层及睾丸

图4-11　睾丸和精索的被膜

睾丸和精索的被膜与腹前外侧壁层次之间相互延续的关系如表4-3。

表4-3　睾丸、精索被膜与腹前外侧壁层次的延续关系

睾丸和精索	腹前外侧壁
1. 皮肤	1. 皮肤
2. 肉膜	2. 浅筋膜
3. 精索外筋膜	3. 腹外斜肌腱膜及其筋膜
4. 提睾肌及其筋膜	4. 腹内斜肌和腹横肌及其筋膜
5. 精索内筋膜	5. 腹横筋膜
6. 脂肪组织	6. 腹膜外组织
7. 睾丸鞘膜（脏层、壁层）	7. 壁腹膜

腹股沟斜疝和鞘膜积液的鉴别

腹股沟斜疝进入阴囊后常与睾丸鞘膜积液相混淆。腹股沟疝是腹腔内容物突出，疝内容物多为肠管，其与腹腔连接形成疝蒂；睾丸鞘膜积液为鞘膜腔内的渗出液积聚，一般与腹腔无连接。临床上可以其内容物来作鉴别：疝囊内为肠管，叩诊为鼓音；鞘膜积液则为浊音。也可用透光试验鉴别：鞘膜积液的液体透光性好；疝内容物的透光性差。

第四节 腹膜与腹膜腔

一、腹膜、腹膜腔的概念

腹膜（peritoneum）是由间皮细胞和结缔组织组成的一层浆膜，依其覆盖的部位不同分为脏腹膜（visceral peritoneum）和壁腹膜（parietal peritoneum）：脏腹膜覆盖在腹、盆腔脏器的表面；壁腹膜衬于腹、盆腔壁的内面。脏、壁腹膜相互延接围成腔隙，称为腹膜腔（peritoneal cavity）。正常状态下腹膜腔内仅有少量浆液（70～80ml），起润滑作用，可以减少脏器活动时的摩擦。男性腹膜腔是密闭的，而女性腹膜腔可借输卵管漏斗末端的腹腔口，经输卵管、子宫腔和阴道与体外形成潜在性的通道，所以临床上女性腹膜腔的感染机会较男性多。

腹膜腔可分为大、小两腔：小腹膜腔即网膜囊，亦称腹膜小囊，是位于小网膜和胃后方的腔隙；大腹膜腔则为网膜囊以外的腔隙，亦称腹膜大囊，两者间借网膜孔相互交通（图 4-12、图 4-13）。

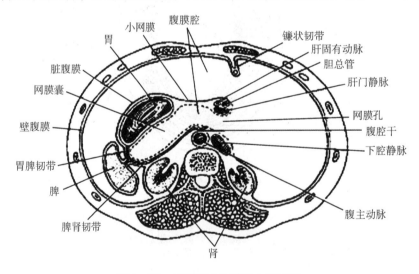

图 4-12 经网膜孔的腹部水平切面

腹膜具有分泌功能、吸收功能、支持功能、防御功能和一定的再生功能。

根据腹膜覆盖脏器表面的不同情况，可将腹、盆腔脏器分为腹膜内位器官、腹膜间位器官和腹膜外位器官（图 4-14）。

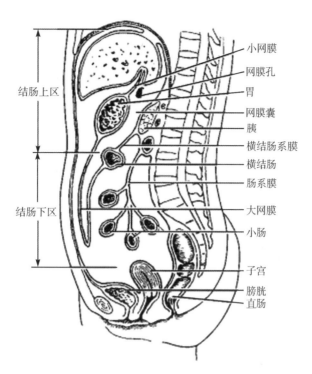

图 4-13 腹部正中矢状切面

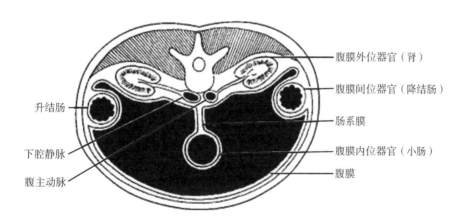

图 4-14 腹膜脏器和腹膜腔

二、腹膜形成的结构

覆盖在腹腔内脏器表面的腹膜不仅彼此移行，而且还与壁腹膜相连，形成了各种结构。

1. 韧带（ligament） 为腹膜连于相邻脏器之间或脏器与腹壁之间所形成的结构。韧带能固定脏器，常依其所连接器官或形态命名（图 4-15、图 4-16、图 4-17）。

（1）肝的韧带 镰状韧带（falciform ligament）、冠状韧带（coronary ligament）、三角韧带（triangular ligament）、肝胃韧带（hepatogastric ligament）、肝十二指肠韧带（hepatoduodenal ligament）。

（2）胃的韧带 胃结肠韧带（gastrocolic ligament）、胃膈韧带（gastrophrenic ligament）、胃脾韧带（gastrosplenic ligament）。

（3）脾的韧带 脾肾韧带（splenorenal ligament）、膈脾韧带（phrenicosplenic ligament）。

（4）其他 膈结肠韧带（phrenicocolic ligament）、十二指肠悬韧带（suspensory ligament of duodenum）。

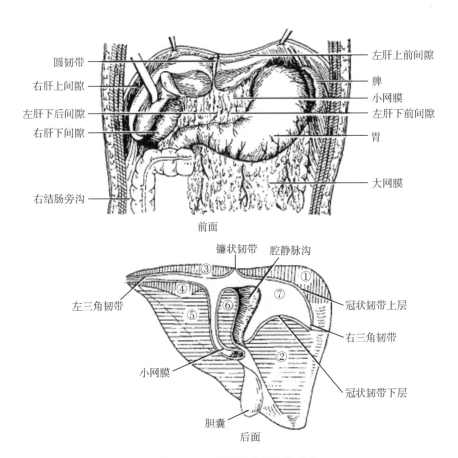

图 4-15　腹膜形成的韧带（1）

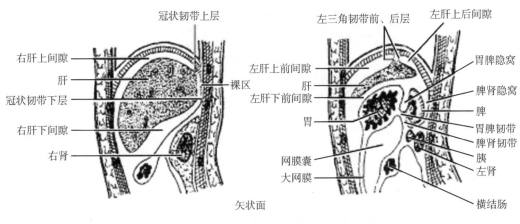

图 4-16　腹膜形成的韧带（2）

2. 网膜

（1）网膜（omentum）　是连于胃大、小弯的腹膜皱襞，分为大网膜和小网膜。

大网膜（greater omentum）是连于胃大弯、十二指肠上部与横结肠之间的腹膜：胃前、后壁的脏腹膜自胃大弯和十二指肠起始部下延形成大网膜的前两层，内含胃网膜左、右血管及脂肪组织，其下垂一段距离后折转向上形成大网膜的后两层，包绕横结肠后延续形成横结肠系膜。在成人，大网膜四层常已完全愈合；自胃大弯下延的前两层腹膜与横结肠愈着，构成胃结肠韧带。

小网膜（lesser omentum）是连于肝门与胃小弯及十二指肠上部之间的双层腹膜，右缘游离，可分为右侧的肝十二指肠韧带和左侧的肝胃韧带。肝十二指肠韧带游离缘内包有胆总管、肝固有动脉和肝门

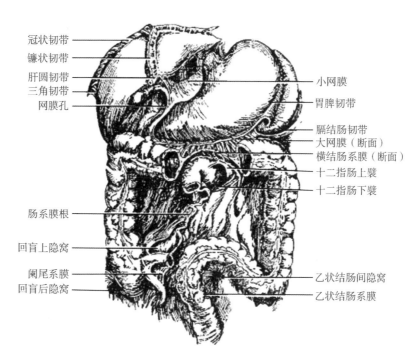

冠状韧带
镰状韧带
肝圆韧带
三角韧带
网膜孔

小网膜
胃脾韧带
膈结肠韧带
大网膜（断面）
横结肠系膜（断面）
十二指肠上襞
十二指肠下襞

肠系膜根

回盲上隐窝

阑尾系膜
回盲后隐窝

乙状结肠间隐窝
乙状结肠系膜

图 4 – 17　腹膜形成的韧带（3）

静脉（图 4 – 13，图 4 – 18）。

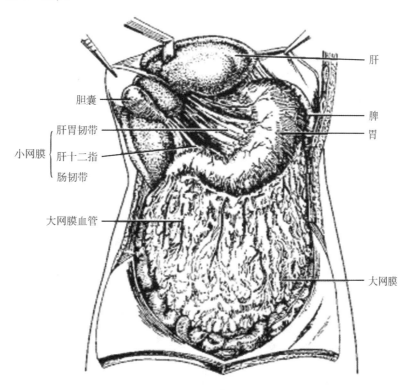

胆囊

小网膜 { 肝胃韧带
　　　　 肝十二指
　　　　 肠韧带

大网膜血管

肝

脾
胃

大网膜

图 4 – 18　大网膜和小网膜

　　（2）网膜孔（omental foramen）又称 Winslow 孔，是网膜囊与大腹膜腔之间的唯一通道，一般可通过 1～2 横指。其前界是肝十二指肠韧带，后界是覆盖下腔静脉前面的壁腹膜，上界是肝的尾状叶，下界是十二指肠上部（图 4 – 13）。

　　（3）网膜囊（omental bursa）是腹膜腔的一部分，又称为腹膜小囊或小腹膜腔，位于小网膜和胃的后方。网膜囊前壁由上向下依次为小网膜、胃后壁腹膜、胃结肠韧带及大网膜的前两层；后壁自下而上依次是大网膜的后两层、横结肠、横结肠系膜及覆于胰、左肾和左肾上腺前面的壁腹膜；上壁是肝尾状叶和膈下面的壁腹膜；下壁是大网膜第 2、3 层的愈着部；左界为胃脾韧带、脾和脾肾韧带；右侧借网膜孔通大腹膜腔（图 4-13）。

🌐 **知识链接**

大网膜的临床应用

小儿的大网膜较短，故小儿阑尾或下腹部脏器病变穿孔时，不易被大网膜包裹，常形成弥漫性腹膜炎。大网膜有丰富的血管和淋巴管，移植后能很快建立血液侧支循环，可利用大网膜修补器官、提供血运、保护创面。在胆道手术中，如果胆囊动脉撕裂或损伤，造成不易控制的出血时，可在网膜孔处夹压肝十二指肠韧带的游离缘，以压迫肝固有动脉控制出血。

3. 系膜 系膜由双层腹膜构成，两层之间有血管、淋巴管和神经走行。有系膜的脏器，活动度较大，容易成为疝的内容物（图 4-13，图 4-14）。

（1）小肠系膜（mesentery） 是将空、回肠连于腹后壁的双层腹膜，呈扇形：附于腹后壁的小肠系膜根（radix of mesentery），其长约 15cm，从第 2 腰椎左侧起，斜向右下，止于右骶髂关节前方，依次跨过十二指肠水平部、腹主动脉、下腔静脉、右侧输尿管和腰大肌；附于肠管的系膜缘长达 5～7m。由于小肠系膜根与小肠系膜缘的长度差异悬殊，故小肠系膜形成许多皱褶，越接近小肠缘其皱褶越密。小肠系膜内有肠系膜上血管的分支、淋巴结、神经和脂肪组织等。当小肠系膜发生扭转时，可使其内的血运阻断导致小肠坏死（图 4-14）。

（2）其他系膜 横结肠系膜（transverse mesocolon）、乙状结肠系膜（sigmoid mesocolon）、阑尾系膜（mesoappendix）。

4. 腹膜隐窝（peritoneal recesses） 腹膜在腹膜皱襞间、皱襞与肠管间以及肠管和腹后壁腹膜间形成一些隐窝。

（1）十二指肠上隐窝（superior duodenal recess）和十二指肠下隐窝（inferior duodenal recess）位于十二指肠空肠曲的左侧，是在十二指肠上襞下方和十二指肠下襞上方的陷凹（图 4-19）。

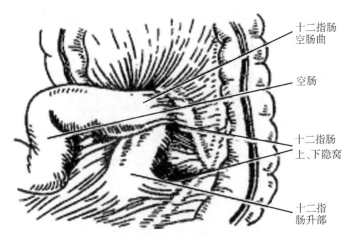

图 4-19 十二指肠上、下隐窝

（2）回盲上、下隐窝（superior and inferior ileocecal recesses） 分别位于回肠与盲肠的连接处，回肠末段的上、下方。

（3）盲肠后隐窝（retrocecal recess）位于盲肠后方，成人较明显，其大小深度变化很大。

（4）乙状结肠间隐窝（intersigmoidal recess）位于乙状结肠系膜根的左侧，开口向下，深面有输尿管通过。

（5）肝肾隐窝（hepatorenal recess）（又称 Morison 窝或右肝下间隙）在肝右叶脏面和右肾及结肠右曲之间，卧位时，该隐窝是上腹部腹膜腔的最低部位，脓液及渗出物多先积存于此处。

隐窝一般都浅小，为腹膜腔积液的积存部位，若隐窝较深可成为腹内疝发生的部位。

5. 腹膜陷凹（peritoneal pouch）　主要位于盆腔，由覆盖盆腔脏器的腹膜相互移行形成。男性膀胱与直肠之间有直肠膀胱陷凹（rectovesical pouch）；女性膀胱与子宫之间有膀胱子宫陷凹（vesicouterine pouch），直肠与子宫之间有直肠子宫陷凹（rectouterine pouch）（又称 Douglas 腔）。直肠膀胱陷凹或直肠子宫陷凹是骨盆腔内最深的陷凹，腹膜腔内的渗出物或脓液常聚集于该部位。直肠子宫陷凹的底与阴道穹后部紧密相邻，此陷凹积液或积脓时，可以从阴道进行穿刺抽液（图 4–20）。

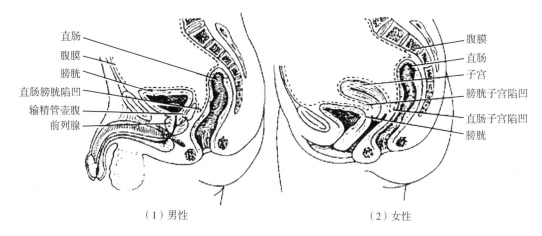

（1）男性　　　　　　　　　　　（2）女性

图 4–20　盆部正中矢状切面

三、腹膜腔分区

腹膜腔以横结肠及其系膜为界，分为结肠上区和结肠下区。结肠上区又称为膈下间隙；结肠下区包括以下主要结构，如左、右结肠旁沟以及左、右肠系膜窦（图 4–21）。

1. 膈下间隙　位于膈与横结肠及其系膜之间。此间隙被肝分为肝上间隙和肝下间隙。纵行的镰状韧带又将肝上间隙分为左、右肝上间隙。冠状韧带右侧部分前、后两层之间形成肝裸区，称为膈下腹膜外间隙，肝脓肿常经此间隙穿膈扩散至胸腔。肝下间隙被肝圆韧带和镰状韧带分为左肝下间隙和右肝下间隙（肝肾隐窝）。左肝下间隙以小网膜为界分为左肝下前间隙（小网膜之前）和左肝下后间隙（网膜囊）（图 4–16）。

2. 右结肠旁沟（right mesenteric sinus）　又称升结肠旁沟，位于升结肠右侧与腹腔侧壁的壁腹膜之间。右结肠旁沟向上通向右肝下间隙（肝肾隐窝），向下通向右髂窝，并转入盆腔（图 4–21）。

3. 左结肠旁沟（left mesenteric sinus）　又称降结肠旁沟，位于降结肠左侧与腹腔侧壁的壁腹膜之间。由于上方有膈结肠韧带，左结肠旁沟向上不直接与膈下间隙相通，向下则可经左髂窝转入盆腔（图 4–21）。

4. 右肠系膜窦　又称右结肠下间隙，呈三角形，位于小肠系膜根的右侧。其左界为小肠系膜根，右界为升结肠，上界为横结肠及其系膜的右半部，后界为贴附于腹后壁的壁腹膜，故此窦几乎是封闭的，窦内为小肠袢所占据。当此间隙有炎症时，可形成肠间脓肿或局限性腹膜炎（图 4–21）。

5. 左肠系膜窦　又称左结肠下间隙，呈向下开放的斜方形，位于小肠系膜根左侧。其右界为小肠系膜根，左界为降结肠，上界为横结肠及其系膜的左半部，下界为乙状结肠及其系膜根，后界为贴附于腹后壁的壁腹膜。由于左肠系膜窦向下开放，积液可直接扩散至盆腔（图 4 - 21）。

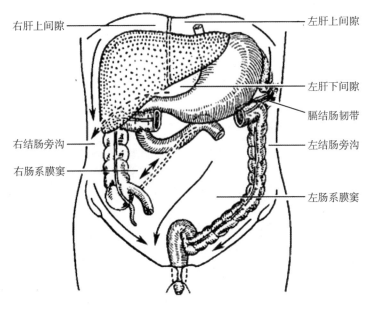

图 4 - 21　腹膜腔的分区

⊕ **知识链接**

腹膜腔炎症蔓延的途径

胃后壁穿孔时，胃内容物可经网膜囊、网膜孔进入右肝下间隙（肝肾隐窝），向上可扩展到肝上间隙，向下沿右结肠旁沟可流至回盲部，甚至达骨盆腔的直肠膀胱陷凹或直肠子宫陷凹。阑尾穿孔时，液体也可沿右结肠旁沟向上流入肝肾隐窝，甚至可达右肝上间隙。如果腹膜腔积液较多，虽采取半卧位，但由于膈和腹内脏器随呼吸而运动，产生类似"唧筒（水泵）作用"，仍可使脓液沿右结肠旁沟至膈下形成膈下脓肿。

第五节　结肠上区

结肠上区位于横结肠及其系膜与膈之间，主要有食管腹部、胃、十二指肠、肝、肝外胆道、胰及脾等脏器。十二指肠大部和胰虽位于腹膜后间隙，但为方便观察，也将其列于结肠上区内叙述。

一、胃

1. 位置与分部　胃（stomach）中度充盈时大部分位于左季肋区，小部分位于腹上区，贲门位于第11胸椎左侧，幽门位于第1腰椎右侧。胃的位置可因胃内容物的多少、体位的改变而变化，直立时胃大弯可降到脐水平或脐以下。胃分为四部，即贲门部、胃底、胃体及幽门部。幽门与十二指肠相接处的表面，有一环形浅沟，有幽门前静脉通过，是手术时区分胃与十二指肠的标志（图 4 - 22）。

2. 毗邻　胃前壁的前方，右侧为肝，左侧为膈，二者下方的胃前壁与腹前外侧壁相接触，通常称为游离区（胃裸区）；胃后壁隔网膜囊与膈、脾、胰、左肾、左肾上腺、横结肠及其系膜等相毗邻，胃床即指这些结构与器官（图 4 - 23）。

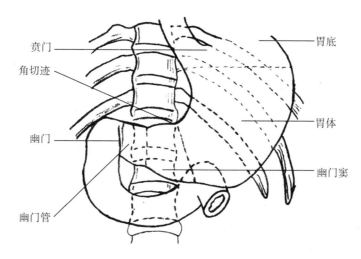

图 4-22　胃的位置和分布

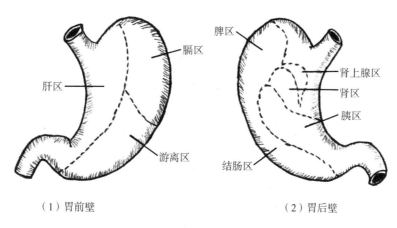

（1）胃前壁　　　　　　　　　　　　　　　　（2）胃后壁

图 4-23　胃的毗邻

3. 网膜与韧带　胃小弯侧有小网膜，分为肝胃韧带和肝十二指肠韧带；胃大弯侧有大网膜，胃大弯与横结肠之间的部分称胃结肠韧带，胃底与贲门部有胃脾韧带和胃膈韧带。

4. 血管、淋巴、神经

（1）动脉　胃的动脉来自腹腔干及其分支，并于胃大、小弯侧分别形成两个动脉弓：小弯侧的动脉弓由胃左、右动脉组成；大弯侧的动脉弓由胃网膜左、右动脉组成（图 4-24）。

1）胃左动脉（left gastric artery）　又称胃冠状动脉，由腹腔干分出后向左上方走行，至贲门处发出食管支，本干转向右侧，在肝胃韧带两层之间沿胃小弯向右行，与胃右动脉吻合，沿途发出许多分支至胃前、后壁。从左向右计数，胃左动脉的第 1 胃支与第 2 胃支之间，往往作为胃大部切除术时在小弯侧切断胃壁的标志。

2）胃右动脉（right gastric artery）　由肝总动脉或肝固有动脉发出后，走向幽门上缘，在肝胃韧带两层之间向左行，与胃左动脉吻合，沿途分支至胃前、后壁。

3）胃网膜左动脉（left gastroepiploic artery）　由脾动脉发出后，通过胃脾韧带，在大网膜前两层之间沿大弯下缘向右行，与胃网膜右动脉吻合，分支至胃前、后壁和大网膜。胃网膜左动脉发出的第一个胃支的部位，常作为胃大部切除术时在大弯侧切断胃壁的标志。

4）胃网膜右动脉（right gastroepiploic artery）　由胃十二指肠动脉发出后，在大网膜前两层之间沿胃大弯下缘向左行，与胃网膜左动脉吻合，沿途发出分支至胃前、后壁和大网膜。

5）胃短动脉（short gastric artery）　由脾动脉发出，一般有 3~5 支，经过胃脾韧带分布于胃底。

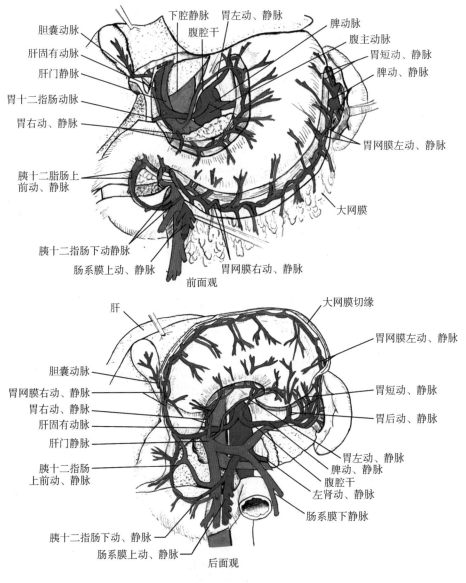

胆囊动脉
肝固有动脉
肝门静脉
胃十二指肠动脉
胃右动、静脉
胰十二脂肠上前动、静脉
胰十二指肠下动静脉
肠系膜上动、静脉
下腔静脉   胃左动、静脉   脾动脉
腹腔干   腹主动脉
胃短动、静脉
脾动、静脉
胃网膜左动、静脉
大网膜
胃网膜右动、静脉
前面观

肝   大网膜切缘
胃网膜左动、静脉
胆囊动脉
胃网膜右动、静脉   胃短动、静脉
胃右动、静脉   胃后动、静脉
肝固有动脉
肝门静脉
胰十二指肠上前动、静脉   胃左动、静脉
脾动、静脉
腹腔干
左肾动、静脉
肠系膜下静脉
胰十二指肠下动、静脉
肠系膜上动、静脉
后面观

图 4-24   胃的血管

6）胃后动脉（posterior gastric artery）   胃后动脉（出现率60%~80%）直径约2mm，常起于脾动脉中部，在网膜囊后壁腹膜的后方上行，经胃膈韧带至胃底。胃后动脉对胃大部切除术后的残胃起营养作用，手术时应避免损伤此动脉。

（2）静脉   胃的静脉与同名动脉伴行，汇入肝门静脉系统。胃网膜右静脉汇入肠系膜上静脉，胃网膜左静脉和胃短静脉汇入脾静脉，胃左静脉和胃右静脉汇入肝门静脉。在肝门静脉高压时，血液可经胃左静脉、食管静脉、半奇静脉和奇静脉逆流入上腔静脉。

（3）淋巴   胃的淋巴结可分为4组（图4-25）。

1）胃左淋巴结   位于胃左动、静脉周围，收集胃小弯近侧2/3部胃前、后壁的淋巴。

2）幽门上淋巴结和胃右淋巴结   位于幽门上方和幽门部上缘，收集胃幽门及小弯远侧1/3部胃前、后壁的淋巴。

3）胃网膜右淋巴结和幽门下淋巴结   沿胃网膜右动、静脉排列，收集胃大弯远侧2/3部胃前、后壁的淋巴。

4）脾淋巴结和胃网膜左淋巴结   为位于脾门附近的淋巴结，收集胃底的大部分和胃大弯近侧1/3

部胃前、后壁的淋巴。

　　以上各组淋巴结的输出管，最后都注入腹腔淋巴结。胃的淋巴管与邻近器官有广泛联系，胃癌细胞可经此向邻近器官转移，尚可通过食管的淋巴管和胸导管的末段逆流至左锁骨下淋巴结。

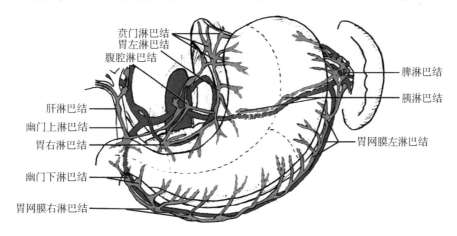

图 4 - 25　胃的淋巴

　　（4）神经　胃的神经为内脏神经，包括内脏运动神经（交感神经和副交感神经）和内脏感觉神经。胃的交感神经纤维来自腹腔神经节和腹腔丛，伴腹腔干及其至胃的分支走行，分布于胃；副交感神经纤维来自迷走神经。左、右迷走神经在食管裂孔上方形成前干和后干，经食管裂孔至腹腔。

　　1）迷走神经前干　在贲门附近分为肝支和胃前支（图 4 - 26）：肝支（hepatic branches）多为 1 ~ 2 支，从前干的右侧发出，走行于小网膜两层之间，经静脉韧带裂入肝；胃前支（anterior gastric branches）沿胃小弯侧走行于小网膜两层之间，沿途发出 4 ~ 6 支胃前支与胃左动脉的胃壁分支伴行分布于胃体前壁，最后于胃角切迹附近分为 1 ~ 3 支终末支，称为胃窦前神经或"鸦爪"支（crowsfoot），分布于幽门窦及幽门管前壁。

　　2）迷走神经后干　比前干稍粗，在贲门右后方下行，分支为腹腔支与胃后支（图 4 - 26）：腹腔支（celiac branches）为迷走神经后干的粗大而恒定的分支，沿胃左动脉向右行加入腹腔丛；胃后支（posterior gastric branches）沿小弯深部走行，沿途发出 4 ~ 6 支胃后支，伴胃左动脉的胃壁分支到胃后壁，最后分为 2 ~ 4 支终末支，称为胃窦后神经或"鸦爪"支，分布于幽门窦及幽门管后壁。

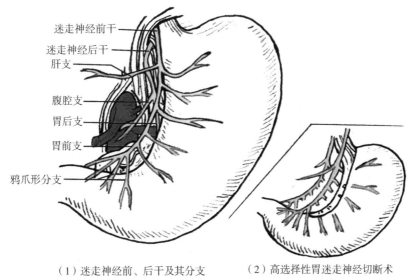

（1）迷走神经前、后干及其分支　　　　（2）高选择性胃迷走神经切断术

图 4 - 26　胃的迷走神经

胃的感觉神经纤维，随交感神经和副交感神经进入脊髓和延髓。胃的感觉冲动主要随交感神经通过腹腔丛交感干传入脊髓第 6～10 胸节段。

⊕ **知识链接**

高选择性迷走神经切断术

外科治疗胃、十二指肠溃疡时，可施行高度选择性迷走神经切断术：采用保留迷走神经前干的肝支、胃前支、迷走神经后干的腹腔支和胃后支，以及胃前支、胃后支的"鸦爪"支，仅切断胃前、后支的其他胃壁分支。此方法既可减少胃酸分泌达到治疗溃疡的目的，又可保留胃的排空功能，避免肝、胆、胰、脾、肠的功能障碍。

二、十二指肠

1. 位置、形态　十二指肠（duodenum）长 20～25cm，位于腹后壁上部，邻第 1～3 腰椎。十二指肠除幽门端和空肠端被腹膜包被外，大部分仅前壁被腹膜覆盖，为腹膜外位器官。十二指肠呈"C"形，环抱胰头（图 4－27）。

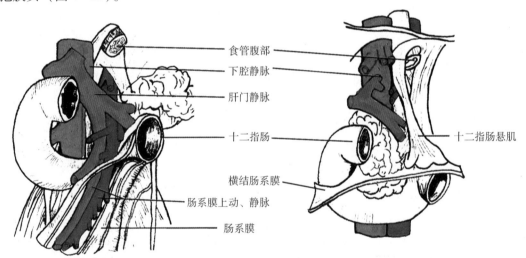

食管腹部
下腔静脉
肝门静脉
十二指肠
十二指肠悬肌
横结肠系膜
肠系膜上动、静脉
肠系膜

图 4－27　十二指肠

2. 分部、毗邻　十二指肠分为上部、降部、水平部和升部。

（1）**上部**（superior part）　长约 5cm，起自幽门，呈水平位走向右后方，至胆囊颈的后下方向下移行于降部，移行部称十二指肠上曲。十二指肠上部前面有腹膜覆盖，后面除近侧约 2.5cm 外均无腹膜覆盖。小网膜附于其上缘，大网膜附于其下缘。该部上方和前面为肝方叶和胆囊，其后上方为网膜孔，后方有胃十二指肠动脉、胆总管和肝门静脉，后下方为胰头。

十二指肠上部的黏膜平滑，无明显皱襞，钡餐 X 线造影时，该部呈三角形阴影，故在临床上也称为十二指肠球部。

（2）**降部**（descending part）　长 8～10cm，自十二指肠上曲始，沿第 2 腰椎右侧垂直下行至第 3 腰椎下缘，移行为水平部，移行部称十二指肠下曲。此部的前外侧有腹膜覆盖，故在手术时将其外侧的腹膜切开，即可游离此部。

降部前方有横结肠系膜跨过，横结肠系膜以上与肝右叶相邻，以下与空肠袢接触；降部的后方邻右肾内侧缘、右肾血管、右输尿管的起始部和下腔静脉；降部内侧为胰头和胆总管，外侧与结肠右曲相邻。

十二指肠降部内面的黏膜多为环状襞，但在降部内侧壁上有一纵襞，纵襞下端为十二指肠大乳头（major duodenal papilla），是肝胰壶腹（Vater 壶腹）的开口处（图 4 - 28）。在大乳头上方有时会出现一小乳头，为副胰管的开口处。

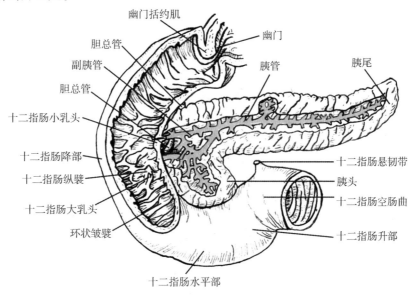

图 4 - 28   十二指肠大乳头

（3）水平部（horizontal part）   长约 10cm，自十二指肠下曲向左横行至第 3 腰椎左侧续于升部。水平部仅前面有腹膜覆盖，为腹膜外位器官。

水平部上邻胰头和胰颈，下邻空肠袢，后有右输尿管、下腔静腔、腹主动脉；肠系膜上血管跨过十二指肠水平部中段的前面，有时可压迫该部引起梗阻。

（4）升部（ascending part）   长 2 ~ 3cm，自腹主动脉的前方向左前上升，至第 2 腰椎体上缘返转向前下，形成十二指肠空肠曲。升部上方为胰体，前面有横结肠及其系膜，后面有左交感干和左腰大肌，右侧有小肠系膜根上端附着，左侧有左肾和左输尿管（图 4 - 27）。

十二指肠悬韧带被十二指肠悬肌（suspensory muscle of duodenum）固定在右膈脚。此肌连同其表面的腹膜皱襞一起称为十二指肠上襞或十二指肠空肠襞，是确定空肠起点的重要标志（图 4 - 29）。

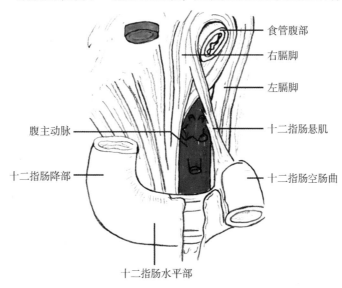

图 4 - 29   十二指肠悬韧带

3. 血管　十二指肠的动脉来自胰十二指肠上、下动脉：胰十二指肠上动脉由胃十二指肠动脉发出后，分前、后两支沿胰头右缘的前、后下行；胰十二指肠下动脉由肠系膜上动脉发出后亦分为前、后两支，向上与胰十二指肠上动脉的前、后两支吻合成前弓和后弓。从弓上发出许多细小分支，分布于十二指肠和胰头（图 4 - 27，图 4 - 30）。静脉与同名动脉伴行，汇入肠系膜上静脉。

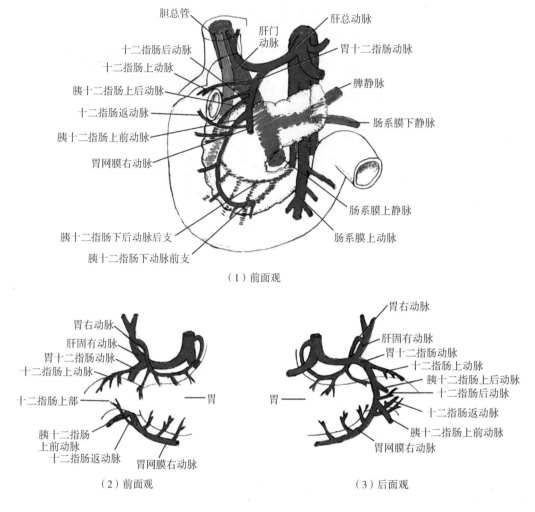

图 4 - 30　十二指肠的动脉

三、肝

1. 位置、毗邻、体表投影　肝（liver）大部分位于右季肋区和腹上区，小部分位于左季肋区；除位于腹上区的部分外，其余均被肋骨、肋软骨所覆盖。肝的上方为膈，肝左叶脏面与胃前壁相邻，后上部邻接食管腹部，肝右叶脏面的前部与结肠右曲相接，中部近肝门处邻接十二指肠上曲，后部邻接右肾和右肾上腺。肝的体表投影是上界在右锁骨中线上平第 5 ~ 6 肋间隙；下界右侧与右肋弓一致，左侧在腹上区的剑突下 2 ~ 3cm 处与腹前壁接触，故在此可扪及肝下缘。小儿肝下缘低于肋弓，但不超过 2cm。肝可随呼吸和体位的改变有一定的位置变化。

2. 韧带　肝膈面与膈和腹前外侧壁之间有矢状位的镰状韧带，其游离下缘内有肝圆韧带；肝膈面与膈之间还有呈横位的冠状韧带，以及由它们向两侧延伸而成的左、右三角韧带。肝脏面的肝门处有肝胃韧带和肝十二指肠韧带，分别与胃小弯和十二指肠上部相连（图 4 - 31）。

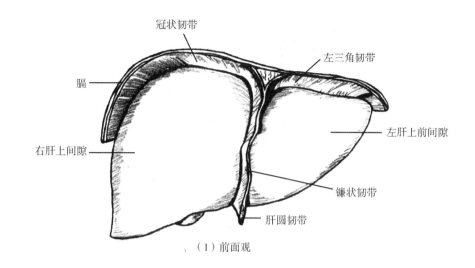

（1）前面观

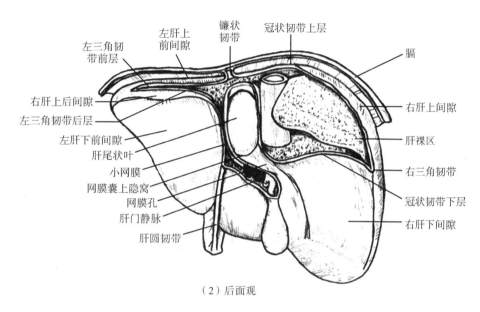

（2）后面观

图 4-31　肝的韧带

3. 肝门、肝蒂　肝脏面有 "H" 形的沟：左纵沟前部内有肝圆韧带，后部内有静脉韧带；右纵沟前部为胆囊窝，后部为腔静脉沟；横沟称肝门或第 1 肝门，是肝左、右管，肝固有动脉左、右支，肝门静脉左、右支，淋巴管及神经出入肝的部位。出入肝门的结构被结缔组织包裹，称为肝蒂。肝蒂内主要结构的毗邻关系是：胆总管位于右前，肝固有动脉位于左前，肝门静脉在二者的后方。出入第一肝门的主要结构的前后关系是：肝左、右管在前，肝固有动脉的肝左、右动脉居中，肝门静脉左、右支居后。在肝蒂中肝左、右管汇合点最高，肝门静脉分叉点次之，肝固有动脉分叉点最低（图 4-32）。在下腔静脉沟上端有肝左静脉、肝中静脉、肝右静脉汇入下腔静脉，此处称第二肝门（图 4-33）。在腔静脉沟的下段，下腔静脉还接受来自右半肝的肝右后下静脉和尾状叶的一些小静脉汇入，此处称第三肝门（图 4-34）。

4. 分叶、分段　肝按外形分为左叶、右叶、方叶和尾状叶，这种分叶方法与肝内管道的分布规律不相符合，不能适应肝外科的需要。1954 年 Couinaud 根据 Glisson 系统的分支、分布和肝静脉的走行，对肝脏进行了分叶、分段，这种分段方法目前已被临床普遍采用。Couinaud 观察发现 Glisson 系统走行于肝段内，肝静脉走行于肝段间，在肝叶间或肝段间存在缺少 Glisson 系统分布的区域，这些区域称为肝裂（图 4-35）。

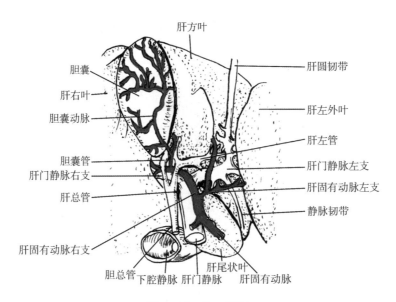

图 4 - 32 　第一肝门

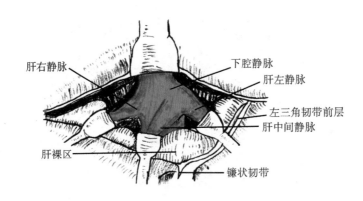

图 4 - 33 　第二肝门

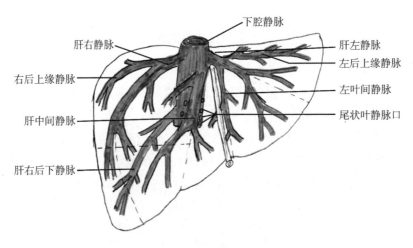

图 4 - 34 　肝的静脉和第三肝门

（1）肝正中裂（middle fissure） 在膈面相当于从肝下缘的胆囊切迹中点处，到下腔静脉左缘连线的平面；在肝的脏面以胆囊窝和腔静脉沟为界。肝正中裂多呈一直线，将肝分为左、右两半；肝正中裂通过尾状叶，也将其分为左、右两半，分属于左半肝和右半肝。肝正中裂内有肝中间静脉经过，此静脉是左、右半肝的分界标志。

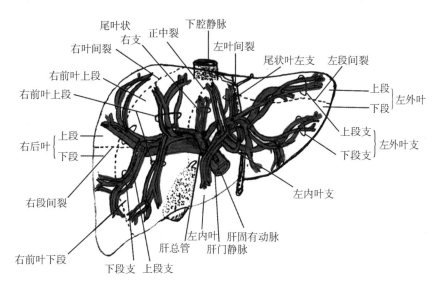

图 4 – 35 肝叶与肝段的分界

（2）右叶间裂（right inter lobar fissure） 在膈面相当于从肝下缘肝右下角和胆囊窝中点之间的中、外 1/3 交界处，斜向右上方到下腔静脉右缘连线的平面。右叶间裂将右半肝分为右前叶和右后叶，裂内有肝右静脉经过。

（3）左叶间裂（left inter lobar fissure） 在膈面为从肝下缘肝圆韧带切迹（脐切迹）处，向后上方到肝左静脉汇入下腔静脉处连线的平面，相当于镰状韧带附着线的左侧 1cm 处；在脏面以左纵沟为标志。左叶间裂内有肝左静脉的左叶间支经过，此裂将左半肝分为左外叶和左内叶。

（4）左段间裂（left inter segmental fissure） 相当于自肝左静脉汇入下腔静脉处与肝左缘的中、上 1/3 交界处连线的平面，裂内有肝左静脉的段间支经过，此裂将左外叶分为上、下两段。

（5）右段间裂（right inter segmental fissure） 在脏面相当于肝门横沟的右端与肝右缘中点连线的平面。此裂将右后叶分为上、下两段。

依上所述，肝正中裂将肝分为左、右两半肝；左半肝被左叶间裂分为左外叶和左内叶；右半肝被右叶间裂分为右前叶和右后叶；左外叶被左段间裂分为左外叶上段和下段；右后叶被右段间裂分为右后叶上段和下段。尾状叶左半属于左半肝，构成尾状叶左段，尾状叶右半及尾状突则属于右半肝，构成尾状叶右段。以此将肝分为五个叶和六个段（图 4 – 36，表 4 – 4）。

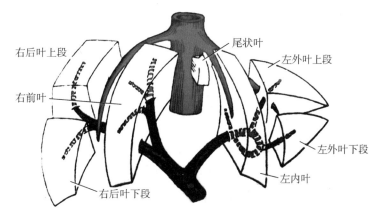

图 4 – 36 肝的分叶与分段

表4-4 肝的分叶与分段

右半肝				肝正中裂（肝中间静脉）	左半肝			
右后叶上段 右段间裂 } 右后叶 右后叶下段	右叶间裂（肝右静脉）	右前叶	尾状叶右段	肝正中裂（肝中间静脉）	尾状叶左段	左内叶	左叶间裂（肝左静脉左叶间支）	左外叶 { 左外叶上段 左段间裂 左外叶下段

5. 血管、淋巴和神经

（1）血管　进入肝的血管有肝固有动脉（proper hepaticartery）和肝门静脉（hepatic portal vein）。肝固有动脉、肝门静脉和肝管的各级分支在肝内被结缔组织鞘包裹在一起，组成 Glisson 系统。肝静脉收集肝内含营养物质的静脉血，在腔静脉沟处注入下腔静脉。

（2）淋巴　肝的淋巴管分浅、深两组。浅组位于肝实质表面的浆膜下，形成淋巴管网，可分为膈面和脏面两部分。膈面的淋巴管分为左、右、后 3 组：后组的淋巴管经膈的腔静脉孔进入胸腔，注入膈上淋巴结及纵隔后淋巴结；左组的淋巴管注入胃左淋巴结；右组的淋巴管注入主动脉前淋巴结。脏面的淋巴管多走向肝门，注入肝淋巴结，仅有右半肝的后部及尾状叶的淋巴管与下腔静脉并行，穿膈注入纵隔后淋巴结。深组形成升、降两干：升干与肝静脉伴行，沿下腔静脉经膈注入纵隔后淋巴结；降干由肝门穿出，汇合浅组淋巴管，注入肝淋巴结和肝门静脉后淋巴结。

（3）神经　肝受腹腔神经丛、迷走神经前干的肝支和膈神经的分支支配。右膈神经参与胆道的神经支配，故胆囊病变可发生右肩部牵涉性疼痛。

四、肝外胆道

肝外胆道由肝左管、肝右管、肝总管、胆囊、胆囊管和胆总管组成（图 4-37）。

1. 胆囊、胆囊管

（1）胆囊（gall bladder）　梨形囊状器官，长 10~15cm，容量 40~60ml，可储存和浓缩胆汁。胆囊借疏松结缔组织附着于肝脏面的位于胆囊窝内；有时腹膜完全包裹胆囊并反折形成系膜，此种胆囊的移动性大。胆囊分为底、体、颈三部：胆囊底圆钝，充盈时底部可伸出肝下缘，是穿孔的好发部位；胆囊体与底无明显界限，体部膨大，向后逐渐变细并弯曲延续为胆囊颈；胆囊颈细而弯曲，其上部有囊状膨出，称 Hartmann 囊，胆囊结石常滞留于此。胆囊上方邻肝，下后方邻十二指肠上部及横结肠，左邻幽门，右邻结肠右曲，前邻腹前壁。胆囊变异少，但偶见双胆囊、中隔胆囊、系膜胆囊、肝内胆囊或胆囊缺如。

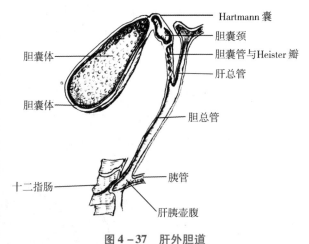

图 4-37 肝外胆道

胆囊动脉（cystic artery）大多数发自肝固有动脉的右支（肝右动脉），多穿胆囊三角（Calot 三角），经胆囊颈的左缘至胆囊。胆囊三角由胆囊管、肝总管和肝脏面围成，是手术中寻找胆囊动脉的标志（图 4-38a）。胆囊动脉常有变异，如发自肝左动脉，或来自肝固有动脉、胃十二指肠动脉、肝总动脉或肝右迷走动脉，还有双胆囊动脉等（图 4-38b）。胆囊切除时须注意辨认，而且结扎胆囊动脉时尽可能靠近胆囊。

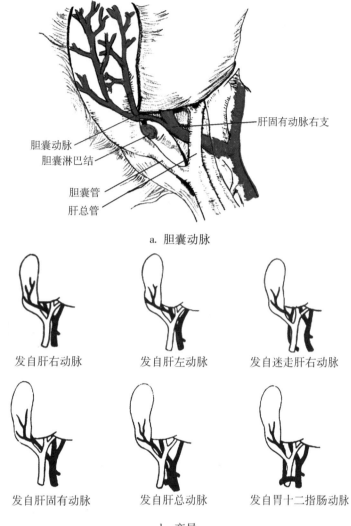

a. 胆囊动脉

发自肝右动脉　　　发自肝左动脉　　　发自迷走肝右动脉

发自肝固有动脉　　　发自肝总动脉　　　发自胃十二指肠动脉

b. 变异

图 4 - 38　胆囊动脉及变异

（2）胆囊管（cystic duct）　长 2 ~ 3cm，直径约 0.3cm，续接胆囊颈，近胆囊颈的一段有螺旋状的黏膜皱襞，称 Heister 瓣，胆结石常嵌顿于此处，引起胆囊炎或胆囊积液。胆囊管多呈锐角与肝总管汇合，但常有变异（图 4 - 39）。

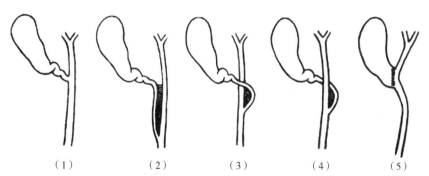

（1）　　　　（2）　　　　（3）　　　　（4）　　　　（5）

图 4 - 39　胆囊管的变异

（1）胆囊管与肝总管呈锐角汇合；（2）胆囊管与肝总管平行至十二指肠上部之后汇合；

（3、4）胆囊管经肝总管前或后与肝总管呈锐角汇合；（5）胆囊管缺如

2. 肝管、肝总管及胆总管

（1）肝管（hepatic duct）和肝总管（common hepatic duct）　肝内小胆管汇合成肝左、右管，肝左、右管在肝门处汇合成肝总管。肝总管长约 3cm，位于肝十二指肠韧带中，其下端与胆囊管汇合成胆总管。肝总管前方有时有肝固有动脉发出的肝右动脉或胆囊动脉越过，在胆道手术中应予以注意。

（2）胆总管（common bile duct）　长 7~8cm，直径 0.6~0.8cm，其上段包在肝十二指肠韧带内，位于肝固有动脉的右侧，肝门静脉的前方。可将胆总管可分为以下 4 段（图 4-40）。

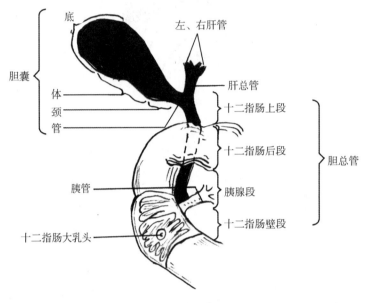

图 4-40　肝外胆道及胆总管的分段

1）十二指肠上段　从胆总管起始处至十二指肠上部上缘止，此段沿肝十二指肠韧带的右缘下行。胆总管手术多在此段进行。

2）十二指肠后段　位于十二指肠上部的后面，下腔静脉前方，肝门静脉右前方。如将示指插入网膜孔内。

3）胰腺段　在胰头实质内或胰与十二指肠降部之间下行，有时行于胰头后面的沟内。

4）十二指肠壁段　长 1.5~2.0cm，斜行于十二指肠降部后内侧壁中，使十二指肠黏膜隆起形成纵襞，其下端与胰管汇合并扩大成为肝胰壶腹，肝胰壶腹周围环绕括约肌，并突向肠腔，形成十二指肠大乳头。肝胰壶腹周围的括约肌统称 Oddi 括约肌，具有控制和调节胆总管和胰管的排放作用。肝胰壶腹经十二指肠大乳头开口于十二指肠腔。

⊕ 知识链接

十二指肠局部解剖临床要点

十二指肠上部是溃疡好发部位，由于肠壁较薄，故发生溃疡后易导致穿孔。十二指肠上部前上方为胆囊，胆囊炎时可与此部发生粘连。十二指肠上部后方有肝门静脉、胆总管的十二指肠后段和胃十二指肠动脉，在炎症时常有粘连，作十二指肠上部切除术时，要防止损伤这些结构。十二指肠降部前方有横结肠起始部横过，后方有右肾，做右半结肠切除及右肾切除时，应注意勿损伤十二指肠降部。在十二指肠上部（球部）溃疡行胃大部切除术中，封闭十二指肠残端时，要注意避免误伤肝十二指肠韧带内的胆总管、肝门静脉或肝固有动脉。

五、胰

1. 位置、毗邻 胰（pancreas）是位于腹膜后间隙内的一个狭长腺体，横位于腹上区和左季肋区，平对第1~2腰椎，长17~20cm。胰的前面隔网膜囊与胃相邻，后方有下腔静脉、胆总管、肝门静脉和腹主动脉经过，其右端被十二指肠环抱，左端接触脾门（图4-41）。

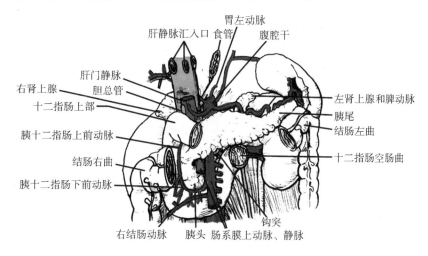

图4-41 胰的分部和毗邻

2. 分部 胰分为头、颈、体、尾四部，各部之间无明显界限。

（1）**胰头**（head of pancreas） 为胰右端膨大部分，被十二指肠包绕。胆总管的胰腺段常走行于胰头后面的沟内，或埋在胰腺组织内，因此胰头癌或慢性胰腺炎时，可出现阻塞性黄疸和十二指肠受压的症状。胰头后下面的钩突将肠系膜上血管夹在胰实质中，胰头肿大时可压迫肝门静脉，导致腹水。

（2）**胰颈**（neck of pancreas） 为位于胰头与胰体之间的部分，长约2cm。幽门位于其前上方，肠系膜上静脉和脾静脉在其后方汇合成肝门静脉，肠系膜上动脉位于伴行静脉的左侧。

（3）**胰体**（body of pancreas） 位于胰颈和胰尾之间，较长，占胰的大部分。胰体横位于第1腰椎体前方，其前方隔网膜囊与胃相邻，故胃癌或胃后壁溃疡穿孔时常与胰粘连。胰体后方有腹主动脉、脾静脉、左肾、左肾蒂及肠系膜下静脉，上缘与脾动脉、腹腔干和腹腔丛相邻，下缘与十二指肠空肠曲和空肠袢相邻。

（4）**胰尾**（tail of pancreas） 行向左上方接触脾门，各面均包有腹膜，与脾血管一起位于脾肾韧带内。胰尾下方与结肠左曲相邻，后面有左肾及左肾上腺，脾动、静脉分别自胰体上缘和后面转至其前面，与胰尾并行至脾门，脾切除结扎脾血管时，要防止损伤胰尾（图4-42）。

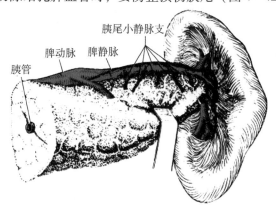

图4-42 胰尾

3. 胰管、副胰管 胰管（pancreatic duct）位于胰实质内，与胰的长轴一致，从胰尾经胰体走向胰头，沿途接受许多小管，至胰头转向右下方，于十二指肠降部壁内与胆总管汇合成肝胰壶腹，开口于十二指肠大乳头；常在胰头上部，可见副胰管（accessory pancreatic duct）走行于胰管上方，一般开口于十二指肠小乳头，该乳头常位于十二指肠大乳头前上方2cm处（图4-43）。

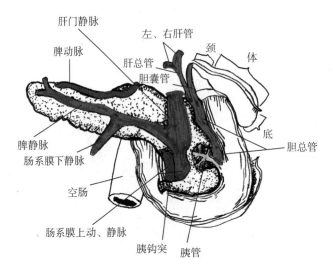

图4-43 胰管

4. 胰的血管 脾动脉在经过胰上缘时，发出许多胰支分布于胰颈、体和尾；胰十二指肠上、下动脉发出胰支分布于胰头。胰的静脉主要回流至肝门静脉系统，胰头与胰颈的静脉汇入胰十二指肠上、下静脉及肠系膜上静脉，胰体和胰尾的静脉汇入脾静脉（图4-44）。

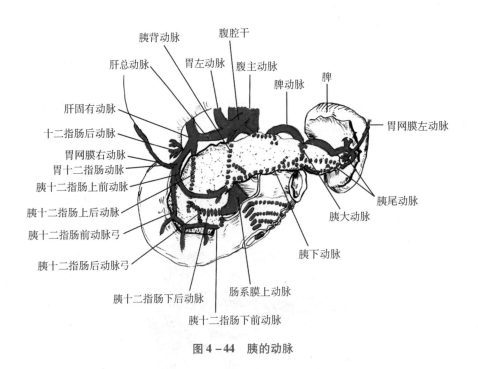

图4-44 胰的动脉

六、脾

1. 形态、位置、毗邻 脾（spleen）为淋巴器官，由致密的被膜包裹，分前后两端、上下两缘和膈面、脏面。脾的脏面中央凹陷称脾门，出入脾门的血管、神经、淋巴管等由结缔组织包裹在一起称为脾蒂。脾的上缘有 2~3 个脾切迹，当脾大时可作为与其他肿块相鉴别的依据。

脾位于左季肋区，胃底与膈之间，在腋中线后方，相当于第 9~11 肋的高度，正常被肋弓遮盖不能扪及，当脾大时可在左肋弓下扪及，巨脾症时可达脐下（图 4-45）。有时可见副脾，常位于脾门附近和胃脾韧带内，也可位于大网膜、胰等处。副脾的色泽、功能和脾相同，脾功能亢进行脾切除术时，须同时切除副脾。

脾的左后上方贴膈，右前下方邻接胰尾，前上方邻接胃，后下方与左肾、左肾上腺相邻，下方与结肠左曲相邻。

2. 韧带　脾是腹膜内位器官，周围有 4 条韧带：脾门与胃底之间有胃脾韧带，脾门与左肾前面之间有脾肾韧带，脾后端与膈之间有膈脾韧带，脾前端与结肠左曲之间有时存在脾结肠韧带（图 4-46）。脾切除术时须先切断上述韧带，才能游离脾，如韧带和脾蒂过长，可形成游走脾。

3. 血管、淋巴

（1）血管　脾动脉（splenic artery）是腹腔干最大的分支，沿胰上缘走行，沿途发出若干条胰支。脾动脉经脾肾韧带向左行，在脾门附近发出胃短动脉和胃网膜左动脉后，分为 2~3 条终支经脾门入脾（图 4-46）。脾静脉（splenic vein）管径较脾动脉粗，在脾门处由 2~6 条属支汇合而成，位于脾动脉的后下方，行于胰体后上方的沟中，在胰颈的后方与肠系膜上静脉汇合成肝门静脉。

（2）淋巴　脾的淋巴管注入脾门、胰尾处的淋巴结，输出管沿脾动脉向右注入腹腔淋巴结。

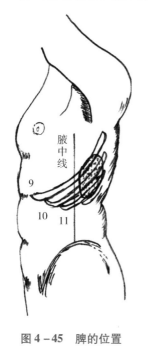

图 4-45　脾的位置

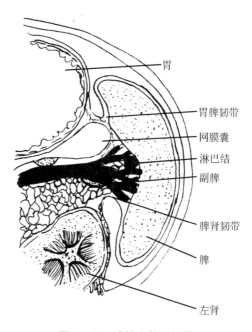

图 4-46　脾的血管和韧带

第六节　结肠下区

结肠下区介于横结肠及其系膜与小骨盆上口之间，此区内除有属于腹腔的左、右结肠旁沟及左、右肠系膜窦外，还有空肠、回肠、盲肠、阑尾及结肠等器官。

一、空肠和回肠

1. 位置、毗邻　空肠（jejunum）和回肠（ileum）长 5～7 米，于第 2 腰椎体左侧起自十二指肠空肠曲，至右髂窝续于盲肠。空回肠完全被腹膜包裹并形成小肠系膜连于腹后壁，故亦称系膜小肠，其近侧的 2/5 为空肠，远侧的 3/5 为回肠，两者之间并无明显界限（图 4－47）。系膜小肠的前方有大网膜覆盖；后方与腹后壁及腹膜后间隙脏器相邻；左、右两侧分别为降结肠和升结肠；上邻横结肠；下方可达小骨盆腔上部，在男性居膀胱直肠陷凹内，与直肠和膀胱相邻，在女性居直肠子宫陷凹内，与直肠、子宫、输卵管、卵巢和膀胱相邻。

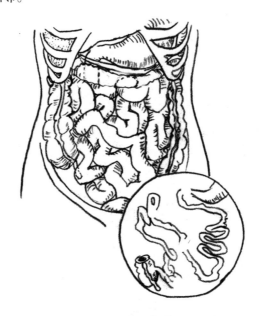

图 4－47　小肠

⊕ **知识链接**

空、回肠的识别

空、回肠两者之间无明显界限，可依据管径大小、管壁厚薄、血管数量、颜色深浅的不同作比较；空肠多位于左上腹部和脐区，回肠多位于耻（腹下）区和骨盆腔内；也可借第 7 支小肠动脉作为分界标志，其近段为空肠，远段为回肠。临床常以十二指肠悬韧带（Treitz 韧带）作为确认空肠起始端的标志。

2. 小肠系膜　为腹后壁和空、回肠之间的双层腹膜。小肠系膜在腹后壁的附着缘称小肠系膜根，在肠壁的附着缘称肠缘。小肠系膜根起自第 2 腰椎左侧，向右下方斜行，止于右骶髂关节前方，全长约 15cm。小肠系膜根的体表投影在左腋窝顶与右腹股沟韧带中点的连结线上。由于小肠系膜根的位置是从左上到右下，其长度远远短于空回肠，故小肠系膜呈扇形，小肠则蠕绕折叠，使小肠具有中段活动范围广、幅度大的特点（图 4－48）。

3. 血管、淋巴和神经

（1）血管　小肠的血供来自肠系膜上动脉。肠系膜上动脉（superior mesenteric artery）自第 1 腰椎水平起自腹主动脉，经胰钩突的前方、十二指肠水平部的前方跨过，斜向右下，走行于小肠系膜两层之间，至右髂窝，其末端与回结肠动脉吻合，沿途向右侧发出胰十二指肠下动脉、中结肠动脉、右结肠动

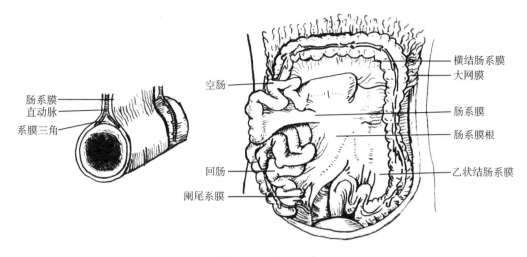

图 4 - 48 小肠系膜

脉及回结肠动脉；向左侧发出 12 ~ 18 条空、回肠动脉。空、回肠动脉于肠系膜内呈放射状走向肠壁，并相互吻合形成一系列的动脉弓，动脉弓级的数目在系膜小肠的近侧段为 1 ~ 2 级，在小肠系膜的远侧段为 3 ~ 4 级，甚至达 5 级弓，通常由最后一级动脉弓发出直动脉，分布到肠壁，相邻的直动脉之间没有吻合，一般空肠的直动脉较回肠的长（图 4 - 49）。

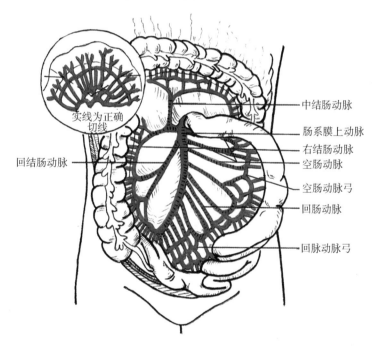

图 4 - 49 小肠的动脉

空、回的静脉与动脉伴行，最后汇合成肠系膜上静脉，位于同名动脉的右侧，至胰颈后方与脾静脉汇合成肝门静脉。

（2）淋巴 小肠的淋巴管起自小肠黏膜绒毛的中央乳糜管，在黏膜下层形成淋巴管丛，然后流入沿血管排列的肠系膜淋巴结。肠系膜淋巴结可达上百个，沿血管分布，其输出管注入位于肠系膜上动脉根部的肠系膜上淋巴结，肠系膜上淋巴结与腹腔淋巴结的输出管共同组成肠干后，注入乳糜池。

（3）神经 小肠的运动受自主神经支配。来自腹腔丛的交感神经纤维与来自迷走神经的副交感神经纤维走行于肠系膜上动脉周围，组成肠系膜上丛并伴血管分支分布至肠壁：交感神经兴奋时，肠蠕动减弱，腺体分泌减少；副交感神经兴奋时，肠蠕动增强，腺体分泌增加。小肠也有内脏感觉神经分布。

⊕ **知识链接**

小肠血供特点

小肠壁内血管沿肠管纵轴呈垂直分布，由系膜缘行向对系膜缘，彼此吻合较少，因而对肠系膜缘肠壁血运较差。肠切除吻合术时，对肠管的切口应向外增加 20°~30°，即多切除一些对系膜缘的肠壁，以保证吻合口的血供。

二、盲肠与阑尾

1. 盲肠（cecum） 位于右髂窝内，形似囊袋，长、宽各为 6~8cm，为大肠的起始部。其起始部左侧与回肠末端相连，向上续升结肠。盲肠的后面与髂腹股沟神经、股外侧皮神经、髂腰筋膜及髂肌相邻；内侧与右腰大肌、生殖股神经和输尿管相邻；前面与腹前壁相接触。盲肠的位置因个体发育及年龄的不同而有很大的差异，高位者可达肝下，低位者可入骨盆腔。小儿盲肠位置较成人高（图 4-50）。

盲肠通常为腹膜内位器官，稍具活动性。若与升结肠同时具有系膜，则活动度显著增大而成移动性盲肠，易发生扭转。少数盲肠后壁无腹膜遮盖而直接与腹后壁相贴，几乎不能活动。盲肠腔有黏膜呈上、下两襞状，称回盲瓣，由黏膜及环形肌折叠形成，位于回肠与盲肠交界处，可防止结肠内容物的逆流，同时控制回肠内食糜不致过快地进入盲肠。

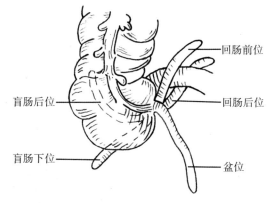

图 4-50 盲肠和阑尾

2. 阑尾（vermiform appendix）

（1）形态、位置 阑尾附于盲肠后内侧壁下端，距回肠末端下方约 2cm 处，呈蚯蚓样突起（故又称蚓突），长度 5~7cm，直径为 0.5~0.8cm。阑尾以三角形的阑尾系膜连于小肠系膜的下部，系膜内含有血管、神经和淋巴管。

阑尾属腹膜内位器官，有系膜，故其位置在不同的人有所不同，常见的位置有：盲肠后位、盲肠下位、回肠前位、回肠后位以及向内下伸向小骨盆腔的盆位，但国人以盆位和盲肠后位较为多见（图4-50）。阑尾附于盲肠起始部，故其位置随盲肠的位置不同也有所不同，高位可达肝下或髂嵴之上，低位可降入骨盆腔。

（2）阑尾根部的体表投影 位于脐与右髂前上棘连线的中、外 1/3 交界处，即（McBurney）点。升结肠和盲肠的 3 条结肠带汇聚到阑尾根部，临床上常以此做为寻找阑尾的标志。

（3）血管 阑尾动脉大多为 1 支，少数为 2 支。起自回结肠动脉或其分支，在回肠末段的后方进入阑尾系膜的游离缘内，分支分布于阑尾（图 4-51）。阑尾静脉与动脉伴行，经回结肠静脉、肠系膜上静脉而汇入肝门静脉。化脓性阑尾炎时，细菌栓子可随静脉血回流，进入肝门静脉，有导致肝门静脉炎和肝脓肿的可能；阑尾切除手术时切勿挤压阑尾，以免感染性栓子挤入血流扩散感染。

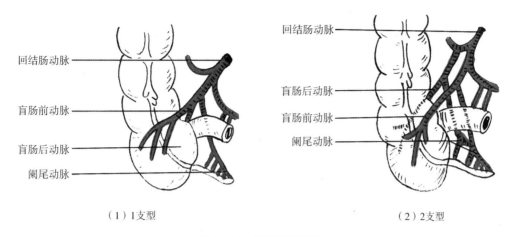

回结肠动脉
盲肠前动脉
盲肠后动脉
阑尾动脉

（1）1支型

回结肠动脉
盲肠后动脉
盲肠前动脉
阑尾动脉

（2）2支型

图4-51　回盲部的动脉

三、结肠

1. 形态特征

（1）结肠带（colic bands）　为沿肠壁纵轴排列的三条纵行肌纤维带，依其在横结肠上的位置及所附着结构的不同，位于横结肠系膜附着处的为系膜带（后方），大网膜附着处的为网膜带（前方），两者之间的为独立带（下方）。在升结肠、降结肠和乙状结肠，三条结肠带分别位于其后内侧、后外侧及前方。

（2）结肠袋（haustra of colon）　由于结肠带短于肠管而使肠管皱缩，形成囊袋状的肠壁膨隆。

（3）肠脂垂（epiploic appendices）　为浆膜下脂肪集聚而成的突起（图4-53）。

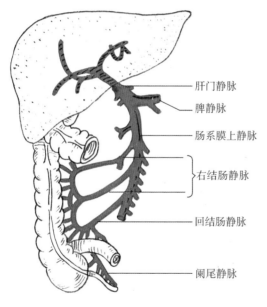

肝门静脉
脾静脉
肠系膜上静脉
右结肠静脉
回结肠静脉
阑尾静脉

图4-52　回盲部的静脉

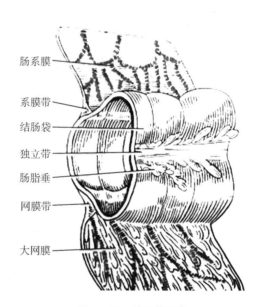

肠系膜
系膜带
结肠袋
独立带
肠脂垂
网膜带
大网膜

图4-53　结肠的形态

2. 分部

（1）升结肠（ascending colon）　长约15cm，起于盲肠，上至肝右叶下方，向左前方折转形成结肠右曲（肝曲），然后向左移行为横结肠。升结肠的前面与回肠袢、大网膜和腹前壁相邻；后面由疏松结缔组织连于髂筋膜、腹横筋膜、腰方肌及右肾下外侧部的前面；左侧为在肠系膜窦及小肠袢。约26%的升结肠后面具有短的系膜，有一定活动性。

（2）横结肠（transverse colon）　长30～50cm，于右季肋区起自结肠右曲，呈弓状弯向下方，至左季肋区，在脾门下方，向下弯成结肠左曲（脾曲）。横结肠的上方与肝、胆囊、胃大弯相邻；下面为小肠袢；前面为大网膜；后面与十二指肠降部、胰头及十二指肠空肠曲、小肠袢相邻。横结肠为腹膜内位器官，有系膜。横结肠系膜根附于十二指肠降部、胰与左肾的前面，其两端系膜短，活动性小，中间部系膜长，活动度大。横结肠位置常随肠、胃充盈程度而变化，有时可以达到小骨盆腔。

（3）降结肠（descending colon）　长约20cm，始于结肠左曲，下行至左髂窝处移行为乙状结肠。降结肠的后面有肋下血管和神经、髂腹下神经、髂腹股沟神经、股神经及髂外血管等结构；上部的前面为空肠袢，下部的前面与腹壁相贴。约有14%的人有短的系膜，可具有一定的活动性。

（4）乙状结肠（sigmoid colon）　长约45cm，于左髂窝处续于降结肠，呈"乙"字形弯曲，向下入盆腔至第3骶椎上缘移行于直肠。乙状结肠的后方与左髂内血管、左输尿管、梨状肌及骶丛等相邻；外侧为左髂外血管、闭孔神经及盆腔外侧壁；下方在男性为膀胱，在女性为子宫和膀胱；上方与回肠袢相邻。乙状结肠有系膜，活动度大，当系膜过长时易导致乙状结肠扭转。

3. 血管

（1）动脉

1）回结肠动脉（ileocolic artery）　起自肠系膜上动脉，在腹后壁腹膜深面走向右髂窝分为上、下支，上支与右结肠动脉吻合，下支与肠系膜上动脉的回肠支吻合，分支分布于回肠末端、盲肠、阑尾及升结肠下1/3部（图4-54）。

2）右结肠动脉（right colic artery）　起自肠系膜上动脉，起始后在腹后壁腹膜深面横行向右，分出降支和升支，降支与回结肠动脉吻合，升支与中结肠动脉吻合，分布于升结肠上2/3部及结肠右曲。此动脉亦可与中结肠动脉或回结肠动脉共同起自肠系膜上动脉，有时则缺如，由邻近的中结肠动脉或回结肠动脉的结肠支取代（图4-54）。

3）中结肠动脉（middle colic artery）　起自肠系膜上动脉，自胰头下缘处发起后行向前右进入横结肠系膜，于近结肠右曲处分为左、右两支。右支与右结肠动脉吻合，左支与左结肠动脉吻合，分支分布于横结肠（图4-54）。

4）左结肠动脉（left colic artery）　起自肠系膜下动脉，于腹后壁腹膜深面近降结肠处分为升、降两支，分别与中结肠动脉和乙状结肠动脉的分支吻合，分布于结肠左曲及降结肠（图4-54）。

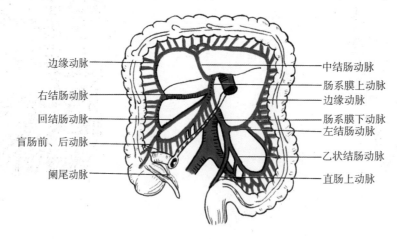

左侧标注（从上到下）：边缘动脉、右结肠动脉、回结肠动脉、盲肠前、后脉、阑尾动脉

右侧标注（从上到下）：中结肠动脉、肠系膜上动脉、边缘动脉、肠系膜下动脉、左结肠动脉、乙状结肠动脉、直肠上动脉

图4-54　结肠的动脉

5）乙状结肠动脉（sigmoid arteries）　通常为2~3支，起自肠系膜下动脉，在左结肠动脉稍下方或与其共干。乙状结肠动脉于腹后壁腹膜深面斜向左下，进入乙状结肠系膜供应乙状结肠。最下一支乙状结肠动脉与直肠上动脉之间常缺乏吻合，以致乙状结肠与直肠交界处的肠壁血供较差。

自回盲部至乙状结肠末端，靠近结肠系膜缘处，肠系膜上、下动脉分出的各结肠动脉相互吻合，形成结肠缘动脉（colic marginal artery），由此动脉发出直小动脉和短动脉与肠管呈垂直方向进入结肠肠壁（图4-55）。

（2）静脉　多与同名动脉伴行，升结肠和横结肠的静脉大部汇入肠系膜上静脉，降结肠和乙状结肠的静脉汇入肠系膜下静脉。

4. 淋巴　结肠的淋巴结包括：结肠上淋巴结位于肠壁、肠脂垂内；结肠旁淋巴结位于结肠缘动脉和肠壁之间；结肠间淋巴结排列于各结肠动脉的周围；肠系膜上、下淋巴结位于肠系膜上、下动脉的根部。右半结肠的大部分淋巴汇入肠系膜上淋巴结；左半结肠的淋巴汇入肠系膜下淋巴结。肠系膜上、下淋巴结的输出管与腹腔淋巴结输出管合成肠干注入乳糜池（图4-56）。

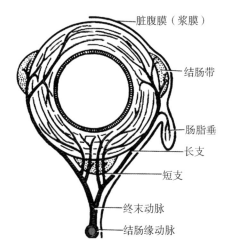

图4-55　结肠壁的血液供应

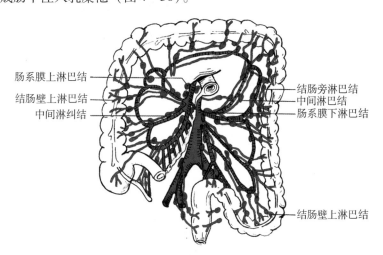

图4-56　结肠的淋巴

四、肝门静脉

肝门静脉（hepatic portal vein）长6~8cm，直径1.0~1.2m，收纳腹腔内除肝以外不成对脏器的静脉血，是肝的功能血管。

1. 组成、属支　肝门静脉在胰颈的后方，由肠系膜上静脉和脾静脉合成，有三种基本类型：Ⅰ型为肠系膜上静脉与脾静脉合成，肠系膜下静脉汇入脾静脉，约占半数以上；Ⅱ型为肠系膜上、下静脉与脾静脉共同合成，约占1/6；Ⅲ型为肠系膜上静脉与脾静脉合成，肠系膜下静脉注入肠系膜上静脉，约占1/3（图4-57）。

肝门静脉的主要属支有肠系膜上静脉、肠系膜下静脉、脾静脉、胃左静脉、胃右静脉、胆囊静脉和附脐静脉。主要属支与同名动脉伴行，并收集该动脉分布区域的静脉血。

2. 行程、毗邻　肝门静脉自胰颈后方斜向右上，经十二指肠上部、胆总管和胃十二指肠动脉的后方及下腔静脉的前方行向右上，进入肝十二指肠韧带右缘上行，分为左、右支入肝门。在肝十二指肠韧带内其右前方为胆总管，左前方为肝固有动脉，韧带后方隔网膜孔（Winslow孔）与下腔静脉相对。

3. 肝门静脉与上、下腔静脉间的吻合　门、腔静脉系间的吻合主要有如下几种。

（1）胃左静脉的食管支（肝门静脉系）　与奇静脉、副半奇静脉的食管支（上腔静脉系）借助于食管壁的食管静脉丛吻合，肝门静脉压力增高时导致食管静脉曲张，引发致命的呕血。

（2）直肠上静脉（肝门静脉系）　与直肠中静脉和直肠下静脉（下腔静脉系）借助于直肠壁的直肠静脉丛吻合，肝门静脉压力增高时可导致直肠壁静脉曲张，出现便血。

（3）在脐部，行于肝圆韧带内至肝门静脉左支的附脐静脉，借助于腹前外侧壁的脐周静脉网与腹

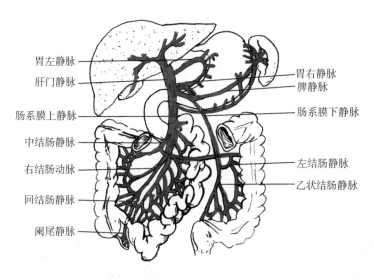

图 4-57　肝门静脉

壁的静脉（上、下腔静脉系）相吻合。这些吻合静脉的扩张可导致腹壁静脉曲张。

（4）腹膜后脏器的静脉及腹壁静脉（下腔静脉系）　可直接与肠系膜上、下静脉的小属支（肝门静脉系）相交通，这些吻合静脉统称 Retzius 静脉。

肝门静脉系统两端均为毛细血管，肝门静脉系无静脉瓣，当肝硬化或肝门静脉阻塞时，导致肝门静脉高压症，可引起血液逆流。由于肝门静脉系统与腔静脉系统之间存在着广泛的侧支吻合：正常情况下，这些吻合部位的血液分别回流到所属静脉系统；当肝门静脉回流受阻时，肝门静脉系的血液可通过吻合形成的侧支循环，分别经上、下腔静脉系回流。此时吻合部位的小静脉由于血流增加而显著扩张，呈现静脉曲张，甚至破裂出血。肝门静脉的侧支循环途径见图 4-58。

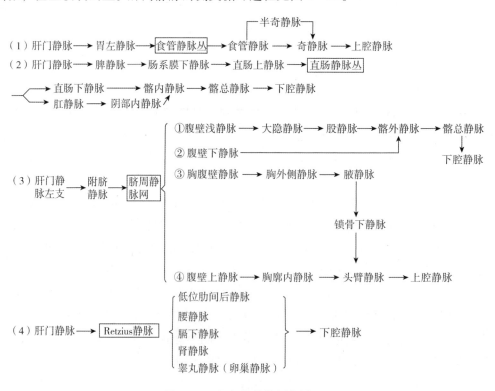

图 4-58　肝门静脉的侧支循环

第七节 腹膜后隙

腹膜后隙（retroperitoneal space）位于腹后壁壁腹膜与腹内筋膜之间，上起自膈，向下达骨盆上口处。此间隔腰肋三角与纵隔相邻，向下与盆腔腹膜外隙相续，故间隙内的感染容易向上、下扩散。

腹膜后隙内器官结构有肾、肾上腺、输尿管腹部、胰、十二指肠的大部分、大血管、淋巴结和神经等（图 4-59）。

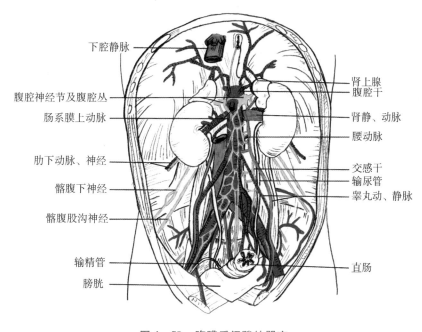

下腔静脉

腹腔神经节及腹腔丛
肠系膜上动脉

肋下动脉、神经

髂腹下神经

髂腹股沟神经

输精管
膀胱

肾上腺
腹腔干

肾静、动脉

腰动脉

交感干
输尿管
睾丸动、静脉

直肠

图 4-59 腹膜后间隙的器官

一、肾

1. 被膜 由内向外依次为纤维囊、脂肪囊和肾筋膜（图 4-60）。

（1）纤维囊 又称肾包膜，为肾的固有膜，薄而坚韧，贴附于肾实质表面。正常肾纤维囊易于从肾表面剥离，有病变则不易分离。肾外伤或肾部分切除时应缝合纤维囊。

（2）脂肪囊 为脂肪组织，其厚度因人及年龄而异，在肾的后面和下端尤其发达。脂肪囊有支持和保护肾的作用。

（3）肾筋膜 肾筋膜分前层与后层，它们共同包绕肾和肾上腺。肾筋膜前层覆盖肾及肾上腺的前面，向内跨越腹主动脉和下腔静脉的前方与对侧延续；肾筋膜后层经肾的后面，贴腰大肌和腰方肌向内侧附于腰椎体。在肾和肾上腺上方以及肾外侧缘处，肾筋膜前、后层互相融合，向上与膈下筋膜相连，向外侧与腹横筋膜相续。在肾下方，肾筋膜前层消失于髂窝的腹膜外筋膜中，肾筋膜后层向下续于髂腰筋膜，故肾筋膜前、后两层向下开放。肾筋膜与深面的纤维囊之间有大量纤维束相连，对维持肾的正常位置有一定作用。

2. 位置、毗邻

（1）位置 肾位于脊柱两侧，右肾位于第 12 胸椎体上缘至第 3 腰椎体上缘，左肾位于第 11 胸椎体下缘至第 2 腰椎体下缘之间，第 12 肋斜跨右肾后面的上部、左肾后面的中部（图 4-61）。

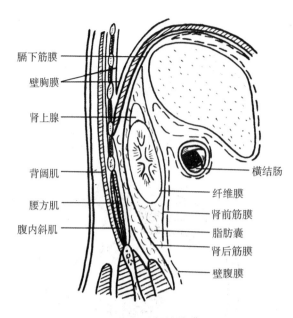

图4-60　肾的被膜

　　肾门的体表投影为第1腰椎棘突下缘外侧5cm处，此处正相当于第12肋下缘与竖脊肌外侧缘的交角处，此角称为脊肋角或肾角。肾有病变时，此区可有叩击痛。在距后正中线两侧2.5cm和7.5cm处各作一垂线，通过第11胸椎和第3腰椎棘突各作一水平线，肾即位于此纵横标志线所组成的四边形内（图4-61）。

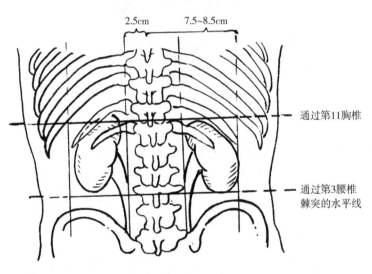

图4-61　肾的体表投影

　　（2）毗邻　肾上端借疏松结缔组织与肾上腺相连；内下方以肾盂续输尿管；右肾内侧有下腔静脉，左肾内侧有腹主动脉；右肾前面的上部邻肝右叶，中部内侧份与十二指肠降部相贴，下部与结肠右曲和小肠相邻；左肾前面的上部与胃及脾相邻，中部有胰尾横过，下部邻接空肠袢与结肠左曲；肾后面在第12肋以上部分隔着膈与肋膈隐窝（肋膈窦）相邻；第12肋以下部分除有肋下神经、血管外，还与腰大肌、腰方肌、腹横肌及生殖股神经、髂腹下神经、髂腹股沟神经相邻（图4-62）。

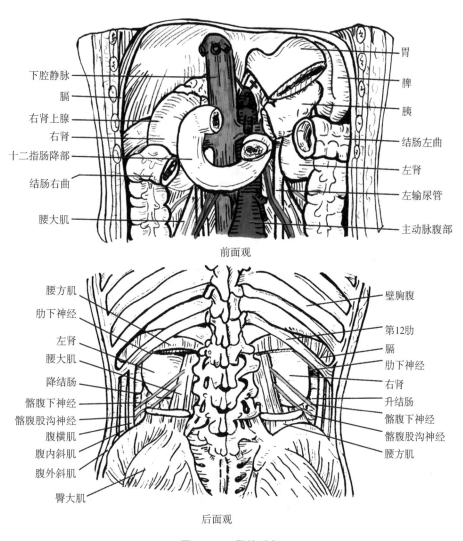

下腔静脉
膈
右肾上腺
右肾
十二指肠降部
结肠右曲
腰大肌

胃
脾
胰
结肠左曲
左肾
左输尿管
主动脉腹部

前面观

腰方肌
肋下神经
左肾
腰大肌
降结肠
髂腹下神经
髂腹股沟神经
腹横肌
腹内斜肌
腹外斜肌
臀大肌

壁胸腹
第12肋
膈
肋下神经
右肾
升结肠
髂腹下神经
髂腹股沟神经
腰方肌

后面观

图 4 - 62　肾的毗邻

3. 肾门、肾窦、肾蒂　肾内侧缘中部凹陷处称肾门；肾门的前、后缘为肾唇；由肾门深入肾实质所形成的空隙称肾窦；出入肾门的动脉、静脉、肾盂、淋巴管和神经等结构共同组成肾蒂；肾蒂主要结构的排列由前向后依次为肾静脉、肾动脉和肾盂，由上向下依次为肾动脉、肾静脉和肾盂。

4. 血管、淋巴、神经

（1）肾血管和肾段　肾动脉（renal artery）于第2腰椎高度起自腹主动脉，右侧长于左侧。肾动脉在肾门前分为前、后两干：前干在肾窦内行于肾盂前方，分为上段、上前段、下前段和下段4支；后干绕肾盂上缘转至后面延为一支后段动脉。每支段动脉所供应的区域称肾段。肾段动脉之间缺乏吻合，当一支肾段动脉的血流受阻对，该动脉供应区的肾实质可发生缺血性坏死（图4 - 62，图4 - 63）。

肾静脉（renal vein）在肾内与动脉的分布不同，无规律性，吻合广泛，结扎单支静脉不影响血液回流。左肾静脉跨越腹主动脉前面注入下腔静脉，较右肾静脉长，并接受左肾上腺静脉与睾丸（卵巢）静脉；右肾静脉明显较左侧者短，故右肾手术难度较大（图4 - 64）。

（2）淋巴、神经　肾内淋巴管可分为浅、深两组：浅组位于肾纤维囊下，与肾脂肪囊的淋巴管丛有广泛的交通，引流肾脂肪囊和肾被膜的淋巴；深组淋巴管丛围绕肾小管，引流肾实质的淋巴。两组淋巴管互相吻合形成4～5条集合淋巴管，注入肾盂后方的肾门淋巴结，后者的输出管注入主动脉旁淋巴结。

  肾的交感神经纤维组成隶属于腹腔丛的肾丛，形成肾丛的节后神经纤维来自腹腔神经节、主动脉肾节等处，沿肾动脉分支入肾支配血管、肾小球、肾小管。肾的副交感神经沿肾蒂入肾，一般认为仅分布于肾盂平滑肌。肾亦有内脏感觉神经纤维分布，分别伴随交感神经或副交感神经走行。

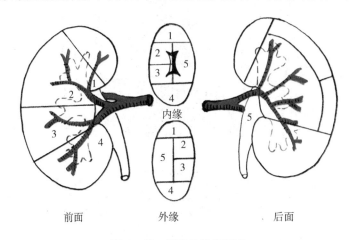

图 4 - 63   肾段动脉与肾段

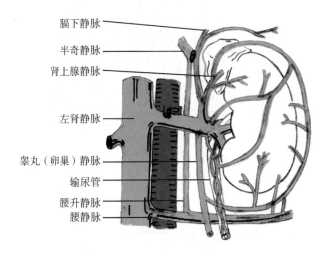

图 4 - 64   肾的静脉

二、输尿管

  输尿管（ureter）上端起自肾盂，下端止于膀胱，全长 25～30cm，直径为 4～7mm，分三部：腹部自肾盂与输尿管移行处至跨越髂血管处；盆部自跨越髂血管处至穿入膀胱壁处；壁内部斜穿膀胱壁至输尿管口。每部起始处管腔狭窄，即三个生理性狭窄，是结石易于停留的部位。左输尿管腹部的前方有十二指空肠曲、左结肠血管、左睾丸（卵巢）血管、乙状结肠系膜；右输尿管腹部的前方有十二指肠降部、右睾丸（卵巢）血管、右结肠和回结肠血管和回肠末端，因此回肠后位阑尾炎常可刺激右输尿管，尿中可出现红细胞及脓细胞。

  输尿管的血供为多源性，输尿管腹部的血管来自肾动脉、睾丸（卵巢）动脉、腹主动脉和髂动脉，它们多从输尿管内侧进入输尿管，故手术显露输尿管以外侧进入为宜（图 4 - 65）。

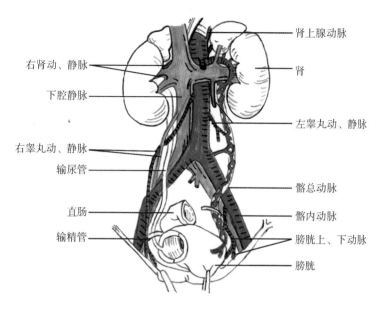

右肾动、静脉

下腔静脉

右睾丸动、静脉

输尿管

直肠

输精管

肾上腺动脉

肾

左睾丸动、静脉

髂总动脉

髂内动脉

膀胱上、下动脉

膀胱

图 4 - 65　输尿管的动脉

三、肾上腺

肾上腺（suprarenal gland）位于腹后壁的腹膜后方，脊柱两侧，紧邻肾的上端，与肾一同被肾筋膜和脂肪囊包裹。腺体高 5cm、宽 3cm、厚 0.5 ~ 1cm。左肾上腺呈半月形，其前面有胃、胰及脾动脉，内侧为腹主动脉，后面为膈；右肾上腺呈三角形，其前方有肝，内侧为下腔静脉，后面为膈。

肾上腺的血供丰富，有肾上腺上动脉、肾上腺中动脉和肾上腺下动脉，分别来自膈动脉、腹主动脉和肾动脉（图 4 - 66）。但两侧肾上腺均只有一条肾上腺静脉，左肾上腺静脉注入左肾静脉，右肾上腺静脉注入下腔静脉。右肾上腺静脉较短，多从下腔静脉后壁注入，手术中分离肾上腺或结扎其静脉时，应注意保护下腔静脉。

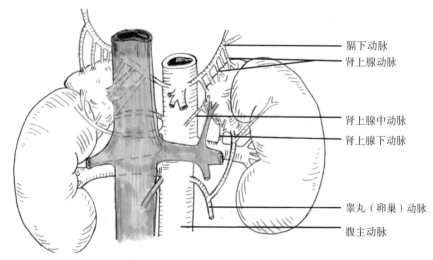

膈下动脉

肾上腺动脉

肾上腺中动脉

肾上腺下动脉

睾丸（卵巢）动脉

腹主动脉

图 4 - 66　肾上腺的动脉

四、腹膜后隙的血管和神经

1. 腹主动脉（abdominal aorta）　自膈的主动脉裂孔续于胸主动脉，位于第 12 胸椎和第 1 ~ 4 腰椎的左前方，至第 4 腰椎体下缘平面分为左、右髂总动脉（图 4 - 67）。腹主动脉前面有胰、十二指肠水平部和小肠系膜根跨过，后方贴第 1 ~ 4 腰椎，右侧邻下腔静脉，左侧为左腰交感干。

腹主动脉分支：脏支有不成对脏支和成对脏支，于第 12 胸椎、第 1 和第 3 腰椎高度分别发出三条不成对的脏支，即腹腔干（celiac trunk）、肠系膜上动脉与肠系膜下动脉；于第 1 腰椎、第 2 腰椎和第 2、3 腰椎间水平分别发出三对成对脏支，即肾上腺中动脉、肾动脉和睾丸（卵巢）动脉；壁支有自其起始处发出的一对膈下动脉、紧贴第 1 ~ 4 腰椎体向两侧发出的四对腰动脉和起自主动脉末端后壁的一支骶正中动脉（图 4 - 68）。

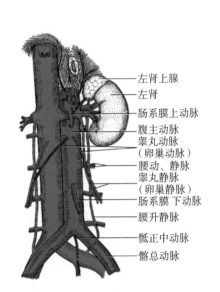

图 4 - 67　腹主动脉和下腔静脉

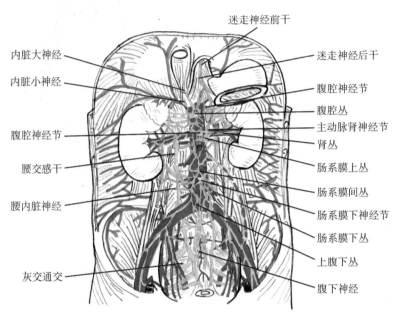

图 4 - 68　腹膜后间隙的血管和神经

2. 下腔静脉（inferior vena cava）　在第 4 ~ 5 腰椎高度，由左、右髂总静脉汇合而成，沿脊柱右前方、腹主动脉右侧上行，经肝的腔静脉沟，穿膈的腔静脉孔注入右心房。下腔静脉前面有肝、胰头、十二指肠水平部、右睾丸（卵巢）动脉、小肠系膜根等；后方有脊柱、右膈脚、右腰交感干和腹主动脉的壁支；左侧为腹主动脉；右侧与右腰大肌、右输尿管、右肾和右肾上腺相邻。属支主要有肝静脉、左右肾静脉、右睾丸（卵巢）静脉、右肾上腺静脉和腰静脉等。

3. 腹膜后间隙的神经

（1）**腰交感干（lumbar sympathetic trunk）**　由 3 ~ 5 个神经节及节间支组成，位于脊柱与腰大肌之间，被椎前筋膜所覆盖。左侧与腹主动脉相邻，右侧为下腔静脉所掩盖。神经节的数目可因神经节的融合或缺如而有变异，但位于第 2 与 4 腰椎两侧的两对节较恒定，分别被内侧弓状韧带和髂总动脉所遮盖，临床上常借它们作为寻找腰交感干的标志。

腰交感干向上在内侧弓状韧带后方与胸交感干相连，向下经髂总血管的后方于骶岬的两侧续为骶交感干。左、右交感干之间有横行交通支相连（图 4 - 68）。

（2）**腹腔丛（celiac plexus）**　是腹腔最大的内脏神经丛，位于膈脚和腹主动脉上段的前方、两侧肾上腺之间，环绕于腹腔干和肠系膜上动脉根部的周围，由许多大小不等、形态不同的交感神经节及节间支组成。腹腔丛内一对最大的腹腔神经节接受来自内脏大神经的节前神经纤维，主动脉肾神经节靠近肾动脉的起始部，接受来自内脏小神经的节前神经纤维。此外，腰交感干的上位神经节的节前神经纤维、两侧迷走神经和两侧膈神经的分支均参与组成腹腔丛。此丛发出许多分支组成次级丛，有膈丛、肝丛、胃丛、脾丛、肾丛、肠系膜上丛、肠系膜下丛等，这些丛分别沿同名血管及其分支进入脏器。腹腔丛沿腹主动脉向下延伸为腹主动脉丛，进入骨盆腔形成腹下丛。

第八节 腹部解剖操作

一、腹前外侧壁解剖操作

（一）体位与皮肤切口

1. 体位 尸体仰卧位。

2. 切口 皮肤切口如下。

（1）自剑突沿正中线向下环绕脐至耻骨联合纵行切开皮肤。

（2）自剑突沿肋弓向两侧切至腋中线。

（3）自纵切口下端沿腹股沟经髂前上棘，再循髂嵴至腋后线的延长线处切开皮肤（此切口宜浅）。

（二）解剖方法

1. 切剥皮肤 沿切口将两侧整块皮瓣向外侧剥离并翻转，直至腋后线处，显露浅筋膜。

2. 解剖浅筋膜

（1）解剖观察腹壁浅血管 在下腹部浅筋膜的浅、深两层之间寻找腹壁浅血管；于髂前上棘与耻骨结节的连线中点下方1.5cm附近，找出起自股动脉的两条浅动脉，即行向外上方的旋髂浅动脉和垂直上行至脐平面附近的腹壁浅动脉；在浅动脉外侧找出同名浅静脉，可不必追踪它们回流至大隐静脉处；在脐周为脐周静脉网，部分静脉向上汇合成胸腹壁静脉，向下汇合成腹壁浅静脉，注入大隐静脉。

（2）观察 Camper 筋膜和 Scarpa 筋膜 在髂前上棘平面作一水平切口至前正中线，钝性剥离浅筋膜，可见其浅层为富含脂肪组织的 Camper 筋膜，深层为富含弹性纤维的膜性组织，称 Scarpa 筋膜。

自水平切口向下探查浅筋膜深层与腹前外侧壁肌层之间的间隙，探查 Scarpa 筋膜的附着点；向内侧至（腹）白线附近，并探明其内侧附着处；向下方探查一直到腹股沟韧带下方1.5cm左右，查明其下方外侧大部分附着于阔筋膜。然后用手指从腹股沟管浅环内侧伸向下方，可顺利地通过此处直达阴囊肉膜的深面，说明在此处浅筋膜深层没有附着，Scarpa 筋膜与阴囊的肉膜及浅会阴筋膜（Colles 筋膜）相延续。

（3）解剖观察肋间神经和肋间后血管的前皮支及外侧皮支 皮支自上而下呈节段性排列，穿出腹直肌鞘或腹外斜肌至浅筋膜后分布到皮肤。自剑突水平切开浅筋膜向后至腋后线处，于髂前上棘水平切口的内侧端至剑突（或前正中线）作一垂直切口，切断浅筋膜，将其全层向外侧翻转。当翻转腹直肌鞘前面的浅筋膜时，找出穿过腹直肌鞘浅出的一组肋间神经和肋间后血管的前皮支；在腋中线延线附近的浅筋膜内，找出穿腹外斜肌浅出的下5对肋间神经、肋下神经和第1腰神经前支的外侧皮支和肋间后血管的外侧皮支。

观察以上结构后，切除全部浅筋膜，显露腹壁肌层。

3. 解剖腹肌

（1）解剖腹直肌鞘及其内容 在前正中线上显露（腹）白线。观察并对比（腹）白线在脐以上部分与脐以下部分的宽度。辨明（腹）白线两侧腹直肌鞘的范围及其外侧缘形成的弧形的半月线。

1）解剖腹直肌鞘前层 在一侧腹直肌鞘前层上作工字形切口，并向两侧翻开。腹直肌在剑突至脐之间有3~4条腱划与鞘的前层愈着，故翻转腹直肌鞘前层时遇到腱划，应用刀尖锐性分离。在耻骨联合上方，注意鞘的前层分成两叶，包被锥状肌。

2）解剖腹直肌 游离腹直肌内、外侧缘，提起内侧缘，可顺利地将肌拉向外侧，确认腹直肌的腱划和鞘的后层并无愈着。

3）解剖腹壁上、下血管 在腹直肌的后面，找出自上而下走行的腹壁上动脉及其伴行静脉，腹壁上血管是胸廓内血管的延续；在脐以下，弓状线附近，找出腹壁下血管进入腹直肌鞘处。

4）观察腹直肌鞘后层 将腹直肌横行切断分别翻向上、下方，观察腹直肌鞘后层。可见在腹直肌外侧缘的外侧由腹直肌鞘前、后层结合形成的半月线。于半月线内侧 1cm 附近找出穿过腹直肌鞘后层进入腹直肌外后缘的下 5 对肋间神经、肋下神经和肋间后血管，确定它们的位置与分布范围。在脐下 4～5cm 处，辨认腹直肌鞘后层的游离下缘，此缘称弓状线（半环线），观察其形态，并确认弓状线以下为增厚的腹横筋膜。

（2）解剖扁肌

1）解剖腹外斜肌 修洁并观察腹外斜肌的肌纤维自外上斜向内下方，辨认腹外斜肌肌腹移行为腱膜处的位置，观察腹外斜肌腱膜在到达腹直肌外侧缘处参与形成腹直肌鞘前层并止于（腹）白线的情况。修洁腱膜下缘，辨认附于髂前上棘与耻骨结节之间的腹股沟韧带。

沿腋后线的延长线自肋弓下缘至髂嵴垂直切断腹外斜肌，自此切口的上、下端再横行切断此肌至腹直肌外侧缘处，自后向前将肌翻向内侧显露深面的腹内斜肌。

2）解剖腹内斜肌 修洁并观察腹内斜肌的肌纤维走行方向，该肌至腹直肌外缘附近移行为腱膜，参与形成腹直肌鞘。

在距腹外斜肌切口边缘 1～2cm 处切开腹内斜肌，边切边将该肌向内侧翻转至腹直肌外缘处。在翻转过程中，注意勿切断位于其深面的下 5 对肋间神经、肋下神经及肋间后血管，让它们贴附在腹横肌表面。

3）解剖腹横肌 修洁走行于腹横肌表面的下 5 对肋间神经、肋下神经和与其伴行的肋间后血管至半月线附近，可见腹横肌的肌纤维自后外侧横行走向前内侧，至半月线附近移行为腱膜，参与形成腹直肌鞘后层。注意在外下方找出在髂前上棘附近上行的旋髂深血管的肌支。

腹膜外筋膜和壁腹膜暂不进行解剖。

二、腹股沟区解剖操作

1. 解剖腹外斜肌腱膜 修洁腱膜，观察腱膜纤维走向。在髂前上棘与耻骨结节之间观察腹外斜肌腱膜下缘向后上反折增厚形成的腹股沟韧带。观察浅环的形态，修洁浅环的内、外侧脚以及位于浅环外上方、连接于两脚之间的脚间纤维。在此处，找出男性精索或女性子宫圆韧带。切开精索外筋膜，提起精索，观察位于其后方的腹股沟韧带内侧端腱纤维自耻骨结节向内上方形成的反转韧带，纤维融合于腹直肌鞘前层。

切开腹股沟管前壁，注意勿损伤腹股沟管浅环的内侧脚。向下外翻开腹外斜肌腱膜，显露腹股沟管，找出腹内斜肌和腹横肌的弓状下缘、精索或子宫圆韧带。分离并提起精索，以其为标志，观察腹股沟管的各壁和内容。

2. 解剖腹内斜肌和腹横肌的下部 修洁腹内斜肌，观察起自腹股沟韧带外侧 1/2 的腹内斜肌下部纤维，在精索上方找出其下缘的纤维与腹横肌下缘的纤维形成的弓状游离缘。提起精索（或子宫圆韧带），在腹股沟管后壁内侧份观察两肌纤维彼此融合形成腹股沟镰（联合腱），为腹股沟管后壁的一部分。修洁两肌下缘，观察其发出的部分肌纤维共同形成的提睾肌。

在髂前上棘内侧 2.5cm 处，于腹内斜肌表面找出髂腹下神经，修洁至穿出腹外斜肌腱膜处。

3. 解剖腹横筋膜 沿附着点切开腹内斜肌起始部并向上翻起，用手指将精索游离后，提起精索，观察腹横筋膜。约在腹股沟韧带中点上方一横指处，腹横筋膜包绕精索呈漏斗状向外突出，随精索下降形成精索内筋膜。此漏斗状突出的开口即腹股沟管深（腹）环。切开腹横筋膜可见输精管、睾丸血管通过腹股沟管深环。

4. 观察腹股沟三角　在腹股沟深环内侧，分开腹横筋膜深面，找出腹壁下血管，此时可看到由腹壁下血管、腹直肌外侧缘和腹股沟韧带内侧半围成的三角形区域，即腹股沟三角。

5. 解剖阴囊壁的皮肤及浅筋膜　在阴囊外侧，从腹股沟浅环处开始至阴囊缝处，纵行切开阴囊皮肤，可见皮肤与浅筋膜紧密连接成为一层，分离非常困难。观察浅筋膜与腹壁 Scarpa 筋膜的延续关系。阴囊浅筋膜内含有平滑肌纤维，又称肉膜。在阴囊缝处，观察由肉膜延伸形成的阴囊中隔将阴囊分为左、右两腔，以及阴囊肉膜向后与浅会阴筋膜（Colles 筋膜）相延续的情况。

6. 解剖睾丸和精索的被膜

（1）从腹股沟浅环至睾丸上端，纵行切开精索表面的精索外筋膜，该筋膜薄而致密，应仔细剥离。沿精索观察由腹内斜肌和腹横肌部分肌纤维向下延伸的提睾肌编织成网状，包绕精索及睾丸。

（2）纵行切开并剥离提睾肌及其筋膜，可见其深面呈微白色的精索内筋膜，它由腹横筋膜延续而成并包绕精索及睾丸。

（3）切开精索内筋膜，找出一条呈白色坚实的肌性管道，即输精管。用拇指和示指捻摸，并与精索内其他结构比较。输精管自腹股沟深环浅出，下至附睾尾，有睾丸动脉和蔓状静脉丛伴行。

（4）解剖睾丸鞘膜　沿睾丸前缘纵行切开精索外筋膜、提睾肌、精索内筋膜，可见睾丸鞘膜壁层。纵行切开睾丸鞘膜壁层，观察紧贴在睾丸表面的鞘膜脏层，探明鞘膜脏、壁两层形成的密闭的浆膜腔，即鞘膜腔。在睾丸后缘处观察鞘膜脏、壁两层互相移行的情况。

三、腹膜的解剖观察

1. 观察网膜　大网膜连于胃大弯和十二指肠上部与横结肠之间，形似围裙悬覆于大肠与空、回肠的前方。大网膜由四层腹膜折叠而成，胃大弯与横结肠之间仅两层，称胃结肠韧带。将肝推向上方，可见小网膜。小网膜连于肝门与胃小弯间的部分，称肝胃韧带；连于肝门与十二指肠上部间的部分，称肝十二指肠韧带。肝十二指肠韧带的后方有网膜孔，用左手示指沿肝十二指肠韧带后方向左可伸入网膜孔内，并探查孔的境界。沿胃大弯下方 1~2cm 处将胃结肠韧带切开，注意勿损伤沿胃大弯走行的胃网膜左、右血管。将手伸入网膜囊内触摸网膜囊的前、后、上、下壁、左侧界和右侧界及网膜孔。

2. 观察腹腔上部　肝位于右季肋区、腹上区和左季肋区。将膈上翻，可见肝的膈面借冠状韧带和镰状韧带连于膈和腹前外侧壁。镰状韧带将肝分为左、右两叶，右叶较厚，左叶较薄，右叶位于右季肋区及腹上区，左叶自腹上区达左季肋区。翻起肝右叶观察，其脏面有胆囊附着，胆囊底突出肝的前缘。胃在肝的左下方，位于腹上区和左季肋区。胃小弯有小网膜附着；胃大弯有大网膜附着；胃上端借贲门在肝左叶后缘处接食管；胃下端借幽门在肝右叶下方续十二指肠。十二指肠大部和胰贴于腹后壁（因其位置深，可以后观察）。脾位于左季肋区，借胃脾韧带和脾肾韧带分别与胃和左肾相连，其膈面邻膈，脏面中央有脾门邻胰尾，其前上方邻接胃底，后下方邻左肾和左肾上腺（因位置深可暂不观察），下方与结肠左曲相邻。

3. 观察腹腔中、下部　大网膜从胃大弯和十二指肠上部向下悬垂至小骨盆上口处，覆盖在小肠、大肠的前面。将大网膜上翻，可见其附于横结肠，并移行于横结肠系膜。空肠和回肠壁光滑。空肠主要位于腹腔左上部，肠袢多横行走向，肠袢上端在第 2 腰椎体左侧借十二指肠空肠曲连接十二指肠，观察十二指肠悬肌；回肠主要位于腹腔右下部，小部分位于盆腔，肠袢多纵行走向，其末端在右髂窝处接盲肠。提起肠袢，观察空、回肠借肠系膜固定于腹后壁。

结肠位于小肠的四周,可见到结肠袋、结肠带和肠脂垂。盲肠位于右髂窝,其后内侧壁有阑尾根部附着。盲肠向上续于升结肠,升结肠一般无系膜,位于腹后壁右侧,上行达肝右叶下面以结肠右曲续横结肠;横结肠在左季肋区脾的下方以结肠左曲续降结肠。提起横结肠,可见其系膜附于腹后壁。降结肠无系膜,于腹后壁左侧下行,在左髂窝续乙状结肠。乙状结肠下行跨过小骨盆上口进入盆腔,约在第3骶椎平面续直肠,被乙状结肠系膜固定于左髂窝。

4. 观察盆腔 见第五章。

5. 观察系膜 提起小肠和小肠系膜,观察小肠系膜。提起横结肠,观察横结肠系膜内的中结肠动脉。在左髂窝内提起乙状结肠,观察乙状结肠系膜。在右髂窝找到盲肠,观察阑尾,阑尾全部为腹膜包被,提起阑尾,观察三角形的阑尾系膜,在系膜游离缘处观察阑尾血管。

6. 观察韧带和膈下间隙 将膈上翻,观察附于肝膈面纵向走行的镰状韧带及位于其游离缘内的肝圆韧带,以及呈横向走行的冠状韧带和左、右三角韧带。将胃牵拉向右侧,显露连于胃底与脾门之间的胃脾韧带,于脾门与左肾前面之间为脾肾韧带。提起横结肠并上翻,观察位于空肠起点左侧与横结肠系膜根之间的由腹膜形成的皱襞,称十二指肠悬韧带,其内有十二指肠悬肌。

位于镰状韧带与右冠状韧带之间的间隙称右肝上间隙,位于左冠状韧带与镰状韧带之间的左肝上间隙。将肝向上翻,触摸位于小网膜右侧、肝右叶下方的右肝下间隙(肝肾隐窝)以及位于小网膜前方的左肝下前间隙和位于小网膜后方的左肝下后间隙。膈下腹膜外间隙存在于肝裸区与膈之间,可用离体肝观察。

7. 观察肠系膜窦、结肠旁沟和腹膜隐窝 将小肠及其系膜推向左侧,观察由小肠系膜根、升结肠与横结肠及其系膜右半部围成的右肠系膜窦;将小肠全部推向右侧,观察由小肠系膜根、横结肠及其系膜的左半部、降结肠与乙状结肠及其系膜围成的左肠系膜窦。

观察右结肠旁沟,上通右肝下间隙,向下经右髂窝达骨盆腔。观察左结肠旁沟,其向上被膈结肠韧带阻挡,不与膈下间隙相通,向下则可经左髂窝与骨盆腔相通。

将横结肠上翻,观察十二指肠空肠曲;在十二指肠空肠曲和腹主动脉左侧的腹膜皱襞间,观察十二指肠上、下隐窝;在盲肠后方观察盲肠后隐窝;在乙状结肠系膜根部左侧与腹后壁腹膜之间观察乙状结肠间隐窝。

四、结肠上区的解剖操作

1. 解剖观察肝 上翻肝,观察其脏面结构:右纵沟前半部的胆囊窝内有胆囊,后半部的腔静脉沟内有下腔静脉;左纵沟的前半部内有肝圆韧带(脐静脉索),后半部内有静脉韧带(静脉导管索);在肝门处观察肝固有动脉的左、右支,肝左、右管,肝门静脉左、右支的排列关系;在腔静脉沟上端的第2肝门处观察肝左静脉、肝中间静脉和肝右静脉汇入下腔静脉;在腔静脉沟下段的第3肝门处观察副肝右静脉、尾状叶小静脉(总称肝短静脉)汇入下腔静脉。

2. 解剖观察胃的血管和淋巴结

(1)将肝前缘向上翻起,观察胃小弯侧的小网膜。沿胃小弯中份剖开小网膜,观察胃左动脉及与其伴行的胃左静脉(胃冠状静脉)及其至食管的分支,同时观察沿胃左动脉分布的胃左淋巴结;在胃小弯右侧解剖出胃右动、静脉,观察其起止行程,同时观察沿胃右血管分布的胃右淋巴结。将胃向下拉,从贲门处解剖胃左动脉至网膜囊后壁,观察其起自腹腔干,可见胃左静脉经腹腔干前方,行向右下注入肝门静脉。

(2)在胃大弯的下方,观察胃网膜左、右动脉及上行分布于胃前、后壁的胃支和下行分布于大网膜的网膜支。向右侧修洁胃网膜右动脉,直到幽门下方,追寻其发自胃十二指肠动脉为止;向左修洁胃网膜左动脉至脾门处，可见其起自脾动脉；修洁由脾动脉发出的胃短动脉，此动脉向上经胃脾韧带分布于胃底。胃网膜左静脉注入脾静脉，胃网膜右静脉注入肠系膜上静脉。注意观察沿血管下方排列的胃网膜左、右淋巴结。

3. 解剖观察肝总动脉和脾动脉　将胃向上翻，暴露网膜囊后壁，沿剖出的胃左动脉找到腹腔干。在胰头上缘找出由腹腔干发出向右前方行的肝总动脉，观察肝总动脉至十二指肠上部的上方分为上、下两支。下支即胃十二指肠动脉；上支即行于肝十二指肠韧带内即肝固有动脉，肝固有动脉沿肝门静脉的前方、胆总管的左侧走向肝门，在肝门处分为左、右支，经肝门入肝。修洁胃十二指肠动脉，可见其在幽门下缘处分为二支。一支较粗经幽门下方沿胃大弯走向左侧，即胃网膜右动脉，该动脉与发自脾动脉的胃网膜左动脉相吻合；另一支向下走行于胰头和十二指肠降部之间的沟内，为胰十二指肠上动脉。

观察从腹腔干发起向左循胰上缘走行的脾动脉及其向下发出的胰支（1~2 支即可）。向左追查此动脉至脾门附近发出胃网膜左动脉、胃短动脉和若干条终末支入脾门。

4. 解剖观察胆囊、胆总管及肝管　将胆囊从胆囊窝中分离，辨认胆囊的底、体、颈。观察胆囊颈在肝门处急转向左上连于胆囊管，胆囊管以锐角与肝总管汇合成胆总管；观察由胆囊管、肝总管和部分肝右叶脏面围成的胆囊三角，在胆囊三角内寻找胆囊动脉，并追踪它是否起于肝右动脉。

修洁胆总管及肝左、右管，观察胆总管在肝十二指肠韧带内位于肝固有动脉的右侧、肝门静脉的前方。

5. 解剖观察肝门静脉　将胰头和胰体向下翻转，修洁脾静脉至胰颈后方与肠系膜上静脉汇合成肝门静脉处为止，观察位于肝十二指肠韧带内的肝门静脉至肝门处分为左、右支。同时观察胃左静脉、胆囊静脉汇入肝门静脉。

6. 解剖观察胰和十二指肠　被十二指肠包绕的为胰头，胰尾较细在脾门处与脾接触，胰头与胰尾之间为胰颈、胰体。剖开胰体前面的胰组织，观察与胰长轴平行的胰管，胰管在十二指肠降部后内侧壁内与胆总管汇合，形成肝胰壶腹，开口于十二指肠大乳头。辨认十二指肠的上部、降部、水平部和升部。将横结肠向上翻，触摸并观察十二指肠悬韧带。切开十二指肠降部的前壁观察十二指肠后内侧壁的纵襞，纵襞下端有十二指肠大乳头，为肝胰壶腹的开口。

7. 解剖观察脾　探查并确认脾的前、后两端和上、下两缘以及脏面（内侧面）和膈面（外侧面），可见上缘有 2~3 个切迹；观察脾周围毗邻，脾门及出入脾门的脾动、静脉和神经等。

五、结肠下区的解剖操作

1. 解剖观察肠管　将大网膜上翻，观察大肠和小肠袢的位置和形态。将小肠袢推向右侧，在横结肠系膜根部下方、脊柱的左侧（相当于第 2 腰椎水平），找到十二指肠空肠曲。将空、回肠翻向左下方，平展小肠系膜，观察肠系膜根自十二指肠空肠曲处斜向右下，直到右髂窝。在回盲部寻找阑尾。观察小肠系膜内的肠动脉形成的动脉弓，以及从动脉弓发出的直动脉分布于肠壁的情况。

2. 解剖观察肠系膜上血管　沿小肠系膜根右侧小心切开小肠系膜，暴露肠系膜上血管。从空肠上端开始，清理、修洁血管，直到回肠末端。观察从肠系膜上动脉的左侧壁发出 12~18 条空、回肠动脉及形成的血管弓。

将横结肠及其系膜向上翻，剖去系膜的后层及小肠系膜根至升结肠和回盲部之间的壁腹膜，修洁从肠系膜上动脉右侧发出的中结肠动脉、右结肠动脉和回结肠动脉，观察它们的分支吻合情况。

3. 解剖观察肠系膜下血管　将全部小肠袢推向右侧，在腹后壁的左下方、腹主动脉下段的左前方寻找肠系膜下动脉。切开其表面的腹膜后，观察从其左侧壁发出的左结肠动脉和乙状结肠动脉。观察各动脉分支及吻合。

4. 解剖观察淋巴结 修洁肠系膜上、下动脉，观察沿空、回肠血管排列的肠系膜淋巴结，沿右结肠和中结肠血管排列的右结肠和中结肠淋巴结，沿左结肠和乙状结肠血管排列的左结肠淋巴结和乙状结肠淋巴结，以及在肠系膜上、下动脉根部的肠系膜上、下淋巴结等。

六、腹膜后间隙的解剖操作

1. 解剖观察腹后壁血管 修洁腹后壁，暴露腹膜后隙。观察被覆于两侧肾与肾上腺前方的肾筋膜前层及两侧肾筋膜前层在中线互相延续被覆腹主动脉、下腔静脉等结构的情况。追踪和修洁腹主动脉的成对脏支和壁支，即肾上腺中动脉、肾动脉、睾丸动脉（卵巢动脉）、膈下动脉、4 对腰动脉及其伴行静脉。修洁左、右侧肾上腺，寻找起点不同的肾上腺上动脉、肾上腺中动脉和肾上腺下动脉，并观察各伴行静脉的注入情况。注意观察左、右睾丸静脉（或卵巢静脉）注入的静脉及注入处角度的不同。

2. 解剖观察神经 于中线纵切肾筋膜前层，观察腹主动脉和下腔静脉周围的淋巴结后将其清除。修洁腹腔干和肠系膜上动脉、肠系膜下动脉，在各动脉根部分别观察腹腔神经节、腹腔丛、肠系膜上丛、肠系膜下丛及腹主动脉丛等。沿腰大肌内侧缘与脊柱之间修洁腰交感干，观察腰交感干神经节和交通支。

3. 解剖观察肾及被膜 自肾门处向外侧剥除肾筋膜前层，观察肾脂肪囊各部的差异。切开肾纤维囊，从肾表面撕剥此囊，观察纤维囊与肾实质的贴附情况。解剖肾蒂，观察肾动脉、肾静脉和肾盂的排列关系。将两侧肾动脉、肾静脉分别修洁至腹主动脉和下腔静脉处，比较两侧肾血管的长度。自肾盂向下修洁输尿管腹部至小骨盆上口，注意输尿管腹部与睾丸血管和结肠血管的毗邻关系。

目标检测

1. 如何鉴别腹股沟直疝与斜疝？
2. 试述睾丸和精索的被膜与腹前外侧壁层次之间相互延续的关系。
3. 肝分叶分段的依据是什么？如何划分？
4. 试述腹前外侧壁的层次。
5. 试述肝外胆道的组成、分部和毗邻关系。
6. 试述肝门静脉的组成、属支及其与十二指肠、下腔静脉的关系。

书网融合……

本章小结

微课1

微课2

题库

第五章 盆部与会阴

PPT

学习目标

1. 掌握 盆部和会阴部的境界；盆膈的构成；膀胱的毗邻；子宫的位置毗邻和固定装置；坐骨肛门窝的位置、境界及内容。

2. 熟悉 尿生殖膈的构成；会阴浅隙与会阴深隙的构成及内容；尿道各部破裂时尿外渗范围的解剖关系。

3. 了解 盆筋膜的配布、盆筋膜间隙的名称和位置；髂内动脉的主要分支；子宫动脉与输尿管的位置关系，盆部的血管、神经和淋巴回流；直肠毗邻；直肠的血管和淋巴回流；膀胱的血管和淋巴回流；子宫的血管和淋巴回流。

第一节 概 述

一、境界与分区

盆部即盆腔（pelvic cavity），位于躯干的下部。由盆壁和盆膈围成。盆壁构成盆腔的四周部分，由小骨盆、盆壁肌及其筋膜组成。盆膈位于盆腔的底部，由盆底肌及盆膈上、下筋膜组成。盆部的上界为界线；下界为骨盆下口。盆腔借界线与腹腔相续。

会阴（perineum）是指盆膈以下封闭骨盆下口的全部软组织，即广义会阴。会阴境界略呈菱形，耻骨联合下缘为前角，尾骨尖为后角，两侧角为坐骨结节，前外侧边为坐骨支和耻骨下支，后外侧边为骶结节韧带。两侧坐骨结节之间的假想连线将会阴分为前、后两个区，前方三角区为尿生殖区（urogenital region），后方三角区为肛区（anal region）（图 5－1）。

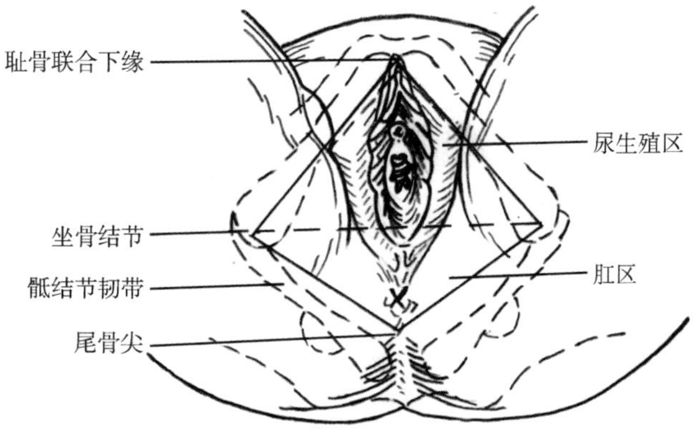

图 5－1 女性会阴分区

二、表面解剖

(一)体表及骨性标志

骨盆骨性标志明显，对于骨盆径线测量具有重要意义。

1. 耻骨联合（pubic symphysis）上缘 由两侧的耻骨联合面及纤维软骨连接而成。

2. 耻骨嵴（pubic crest） 耻骨结节向内延伸进到耻骨联合面上缘的嵴。

3. 耻骨结节（pubic tubercle） 由耻骨上支的上缘薄锐，向前终于圆形隆起，为耻骨结节。

4. 耻骨弓（pubic arch） 由耻骨下支与坐骨支连成。

5. 坐骨结节（ischial tuberosity） 坐骨体和坐骨支会合处的粗糙隆起。

(二)体表投影

1. 髂总动脉体表投影 髂前上棘与耻骨联合上缘连线中点至脐下2cm处上1/3段。

2. 髂外动脉体表投影 髂前上棘与耻骨联合上缘连线中点至脐下2cm处下2/3段。

第二节 盆 部 ⓔ微课

一、骨盆整体观

骨盆（pelvis）由左、右髋骨、骶骨和尾骨及其骨连结构成。骶骨岬、骶骨盆面上缘、弓状线、耻骨梳、耻骨结节、耻骨嵴和耻骨联合上缘所组成的界线（terminal line）将骨盆分为上方的大骨盆（greater pelvis）和下方的小骨盆（lesser pelvis）。大骨盆又称假骨盆，属腹部。小骨盆又称真骨盆有上、下两口：上口为骨盆入口，由上述的界线围成；下口为骨盆出口，呈菱形，由尾骨尖、两侧骶结节韧带、坐骨结节、坐骨支、耻骨下支和耻骨联合下缘共同围成，即会阴的菱形周界（图5-2）。

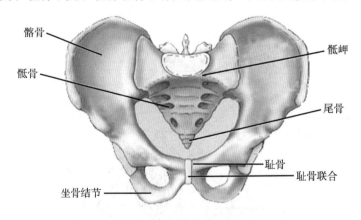

图5-2 骨盆（耻骨的线条建议略短一点）

骨盆的前壁为耻骨体、耻骨上、下支和耻骨联合，后壁为凹陷的骶、尾骨的前面，两侧壁为髂骨、坐骨、骶结节韧带及骶棘韧带。后两条韧带分别与坐骨大、小切迹围成坐骨大、小孔。闭孔位于骨盆的前外侧，其周缘附着一层结缔组织膜，仅前上方留有一管状裂隙，称闭膜管。

男、女性别间骨盆有明显差异。男性骨盆窄而长，小骨盆上口为心形，下口窄小，而女性骨盆宽而短，上口近似圆形，下口较宽大。

二、盆壁肌

闭孔内肌和梨状肌覆盖骨性盆壁内面（图5-3）。闭孔内肌位于盆侧壁的前份，肌束汇集成腱，出坐骨小孔至臀区。梨状肌位于盆侧壁的后份，穿经坐骨大孔至臀区，它与坐骨大孔之间的梨状肌上孔、下孔，均有神经血管进出盆腔。

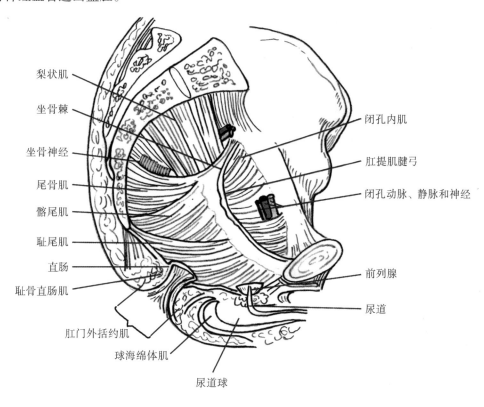

图5-3　盆壁肌

三、盆膈

肛提肌和尾骨肌这两块扁肌及覆盖其上、下面的筋膜构成盆膈（pelvic diaphragm）。覆盖于肌上、下表面的筋膜分别为盆膈上筋膜（superior fascia of pelvic diaphragm）和盆膈下筋膜（inferior fascia of pelvic diaphragm）。盆膈除在前方两侧肛提肌的前内侧缘之间留有一狭窄裂隙即盆膈裂孔（由下方的尿生殖膈封闭）外，其余均封闭骨盆下口。盆膈主要的功能为支持和固定盆内脏器，并与腹肌、膈肌协同增加腹内压（图5-4）。

（一）肛提肌

肛提肌（levator ani）外形呈四边形，为一对薄扁肌，起于耻骨后面与坐骨棘之间的肛提肌腱弓（tendinous arch of levator ani），向内下走行，止于会阴中心腱、直肠壁、尾骨和肛尾韧带，左右联合成漏斗状。

按其纤维起止及排列可分为四部分。

（1）前列腺提肌（男）（levator prostatae）　为肛提肌前部肌束夹持前列腺尖的两侧；或其夹持尿道及阴道两侧，为耻骨阴道肌（pubovaginalis）（女）。

（2）耻骨直肠肌（puborectalis）　起自耻骨盆面的肌束，位于其他部分的上方，后行绕过直肠肛管交界处两侧和后方，与对侧肌纤维连接，构成"U"形袢。其具有牵拉直肠肛管交界处向前作用，兼有

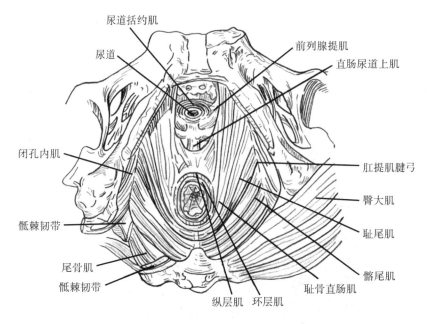

图 5 – 4　盆底肌

肛门括约肌的作用。

（3）耻尾肌（pubococcygeus）　起自肛提肌腱弓中份、后份和坐骨棘盆面，止于尾骨侧缘。

（4）髂尾肌（iliococcygeus）　起自肛提肌腱弓中份、后份和坐骨棘盆面，止于肛尾韧带，有固定直肠的作用。

（二）尾骨肌

尾骨肌（coccygeus）呈三角形，位于肛提肌的后方，紧贴骶棘韧带的上面，起自坐骨棘盆面，止于尾骨和骶骨下部的侧缘。

四、盆筋膜

（一）盆壁筋膜

盆壁筋膜（parietal pelvic fascia）又称盆筋膜壁层，向上越过界线与腹内筋膜相延续，覆盖盆壁的内表面，位于骶骨前方的部分为骶前筋膜（presacral fascia），向上越过骶骨岬与腹膜后组织延续，向下延伸至直肠穿盆膈处，两侧与梨状肌和肛提肌表面的筋膜延续；覆盖梨状肌内表面的部分为梨状肌筋膜；在闭孔内肌内表面的部分为闭孔筋膜。耻骨体盆腔面到坐骨棘的闭孔筋膜呈线形增厚，称肛提肌腱弓，是肛提肌和盆膈上、下筋膜的起点和附着处。男性耻骨体后面有张于耻骨体与前列腺鞘和膀胱颈之间的耻骨前列腺韧带（puboprostatic ligament）；女性耻骨体后面有张于耻骨体与膀胱颈和尿道之间的耻骨膀胱韧带（pubovesical ligament），具有维持膀胱、前列腺和尿道位置的作用。

（二）盆脏筋膜

盆脏筋膜（visceral pelvic fascia）在盆腔脏器穿过盆膈或尿生殖膈时，由盆壁筋膜向上反折，呈鞘状包裹脏器形成，又称为盆筋膜脏层（图 5 – 5）。男性包裹前列腺的部分称为前列腺鞘（fascial sheath of prostate），鞘的前份和两侧部内含有前列腺静脉丛。前列腺鞘向上延续包裹膀胱，形成膀胱筋膜，比较薄弱，紧贴膀胱的外表面。包裹直肠的筋膜为直肠筋膜，紧贴直肠外表面，不易从直肠表面剥离。

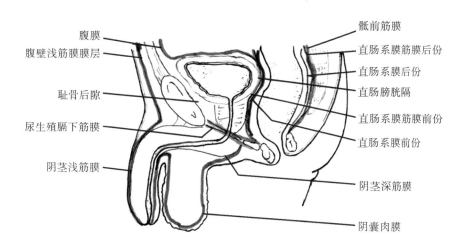

腹膜
腹壁浅筋膜膜层
耻骨后隙
尿生殖膈下筋膜
阴茎浅筋膜

骶前筋膜
直肠系膜筋膜后份
直肠系膜后份
直肠膀胱隔
直肠系膜筋膜前份
直肠系膜前份
阴茎深筋膜
阴囊肉膜

图 5-5　男性盆部筋膜和筋膜间隙示意图

　　直肠膀胱隔（rectovesical septum）是男性直肠与膀胱、前列腺、精囊及输精管壶腹之间［女性为直肠与阴道之间，称直肠阴道隔（rectovaginal septum）］的冠状位的结缔组织隔。直肠膀胱隔上起自直肠膀胱陷凹（女性为直肠子宫陷凹），下伸达盆底，两侧附着于盆侧壁。女性子宫颈和阴道上部的前方与膀胱底之间，还有膀胱阴道隔。一部分盆脏筋膜是由韧带构成，如子宫主韧带和子宫骶韧带等，它们由血管、神经及周围结缔组织形成，有维持脏器位置的作用。

五、盆筋膜间隙

　　覆盖盆腔的腹膜之间的疏松结缔组织、盆壁筋膜和盆脏筋膜间相互移行构成潜在的筋膜间隙。盆腔脏器手术通常利用这些筋膜间隙进行分离，渗液和脓血易于聚集在间隙内。具有重要临床意义的间隙如下。

（一）耻骨后隙

　　耻骨后隙（retropubic space）又称膀胱前隙，位于耻骨联合与膀胱之间，正常时由大量的脂肪组织（疏松结缔组织和静脉丛）所占据。膀胱前壁损伤引起的尿外渗和耻骨骨折血肿常聚集于此，膀胱及子宫等外科手术的耻骨上切口可经此间隙，而避免伤及腹膜。

（二）直肠系膜

　　包裹直肠周围的血管、神经、脂肪、淋巴及疏松结缔组织称为直肠系膜（mesorectum），系膜呈圆柱状，上界为直肠与乙状结肠交界处，下界为盆膈上面，直肠系膜内的血管主要有直肠上动、静脉及其伴行淋巴组织。由于骨盆的特殊形状，直肠系膜只在直肠的上 1/3 形成膜状结构，而中下 1/3 是从直肠的后方及两侧包裹着直肠，形成半圈状 1.5～2.0cm 厚的结缔组织。直肠系膜外呈网眼状无血管的组织包裹直肠系膜，称直肠系膜筋膜（mesorectal fascia），直肠系膜筋膜向上与乙状结肠浆膜下结缔组织相连，向下与盆膈表面的盆壁筋膜延续。

（三）直肠周隙

　　位于直肠周围，借直肠侧韧带，被分为前外侧部和后部。前外侧部位于直肠壶腹下部的两侧，宽大并充满脂肪组织。

（四）直肠后隙

　　直肠壶腹后部称为直肠后隙（retrorectal space）或称为骶前间隙，有骶前筋膜与直肠筋膜之间的疏松结缔组织填充，其下方有盆膈封闭，上方越过骶岬与腹膜后隙相延续。手术分离直肠后方时，在此间隙之间作钝性分离，可避免损伤骶前静脉丛。

六、盆部的血管、神经和淋巴

（一）动脉

1. 髂外动脉（external iliac artery） 沿腰大肌内侧缘下行，穿血管腔隙至股部移行为股动脉。右侧髂外动脉起始部的前方有输尿管跨过，女性还有卵巢动、静脉和子宫圆韧带越过前方，男性的睾丸血管和生殖股神经在其外侧与之伴行。男性髂外动脉末段前方有输精管越过，而女性有子宫圆韧带斜向越过。

2. 髂内动脉（internal iliac artery） 为盆内的主要动脉，是一短干，长约4cm，分出后斜向内下进入盆腔。一般主干行至梨状肌上缘处，分为前、后两干。按其分布，它的分支可分为壁支和脏支（图5-6）。

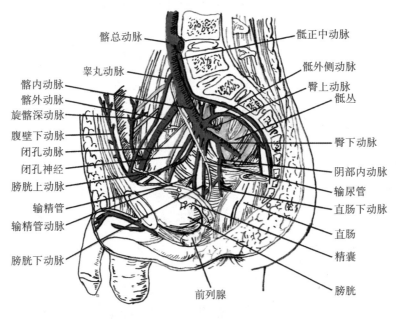

图5-6 盆部的动脉

（1）**前干发出的壁支** ①臀下动脉（inferior gluteal artery）向下穿梨状肌下孔至臀部，分布于邻近结构；②闭孔动脉（obturator artery）沿盆侧壁经闭膜管至股部，分布于邻近诸肌及髋关节；③阴部内动脉见坐骨直肠窝章节。

（2）**后干发出的壁支** ①髂腰动脉（iliolumbar artery）行向后外，分布于髂腰肌等；②骶外侧动脉（lateral sacral artery）沿骶前孔内侧下行，分布于梨状肌和尾骨肌等结构；③臀上动脉（superior gluteal artery）向下穿梨状肌上孔至臀部，分布于臀肌。

（二）静脉

髂内静脉（internal iliac vein）由盆腔内静脉会聚而成，在骶髂关节前方与髂外静脉汇合成髂总静脉（图5-7）。髂内静脉的属支分为脏支和壁支：壁支与同名动脉伴行，收集动脉分布区的静脉血；脏支起自盆内脏器周围的静脉丛。男性的前列腺静脉丛包埋于前列腺鞘中，膀胱静脉丛位于膀胱下部周围；女性的子宫静脉丛和阴道静脉丛位于子宫和阴道的两侧，它们各自汇合成干注入髂内静脉。卵巢静脉丛位于卵巢周围和输卵管附近的子宫阔韧带内，该丛汇集为卵巢静脉，伴随同名动脉上行，左、右侧分别注入到左肾静脉和下腔静脉。

直肠静脉丛可分为内、外两部分：内静脉丛位于黏膜上皮的外面；外静脉丛位于肌层的外面。直肠静脉丛的上部主要汇入直肠上静脉，经肠系膜下静脉注入肝门静脉；直肠静脉丛的下部主要经直肠下静脉和肛静脉回流入髂内静脉。内、外静脉丛之间有广泛的吻合，为肝门静脉系和腔静脉系之间的交通之一。

骶前静脉丛是椎外静脉丛（参见脊柱区）的最低部分，位于骶骨前方的疏松结缔组织内，血液经骶外侧静脉回流至髂内静脉。

盆腔内静脉丛的静脉腔内无瓣膜，各丛之间的吻合丰富，存在广泛的侧支循环途径，有利于血液的回流。

（三）淋巴

盆腔内主要的淋巴结群如下（图5-7）。

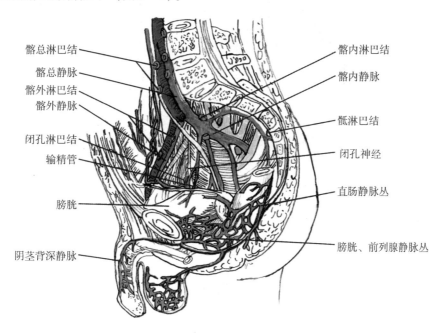

图5-7　盆部的静脉与淋巴结

1. 髂外淋巴结（external iliac lymph nodes）　沿髂外动脉排列，经腹股沟浅、深淋巴结的输出管，收纳下肢和脐以下腹前壁的淋巴，还直接接受膀胱、前列腺和子宫的淋巴。

2. 髂内淋巴结（internal iliac lymph nodes）　沿髂内动脉及其分支排列，收纳盆内所有脏器、会阴深部结构、臀部和股后部的淋巴。

3. 骶淋巴结（sacral lymph nodes）　沿骶正中动脉和骶外侧动脉排列，收纳盆后壁、直肠、子宫颈和前列腺的淋巴。

上述三组淋巴结的输出管注入髂总淋巴结（common iliac lymph nodes）。此群淋巴结沿髂总动脉排列，其输出管注入左、右腰淋巴结。

（四）神经

行经盆部的闭孔神经，沿盆侧壁经闭膜管至股部。腰骶干和第1~4骶神经前支组成骶丛（sacral plexus），位于梨状肌前面，其分支经梨状肌上、下孔出盆，分布于臀部、会阴及下肢；第4、5骶神经前支和尾神经合成小的尾丛（coccygeal plexus），位于尾骨肌的上面，主要发出肛尾神经，穿骶结节韧带后，分布于邻近的皮肤。

盆部的内脏神经有：①由腰交感干延续而来的骶交感干（sacral sympathetic trunk），沿骶前孔内侧下降，在尾骨前方，两侧骶交感干连接在单一的奇神经节（ganglion impar）。②腹主动脉丛向下延续的上腹下丛（superior hypogastric plexus），又称骶前神经，向下发出左、右腹下神经，行至第 3 骶椎高度，与盆内脏神经和骶交感节的节后纤维共同组成左、右下腹下丛（inferior hypogastric plexus），又称盆丛（pelvic plexus）（图 5-8）。盆丛位于直肠、精囊和前列腺（女性为子宫颈和阴道穹）的两侧，其纤维随髂内动脉的分支到达盆内脏器。③盆内脏神经（pelvic splanchnic nerve），又称盆神经，有 3 支，由第 2~4 骶神经前支中的副交感神经节前纤维组成。

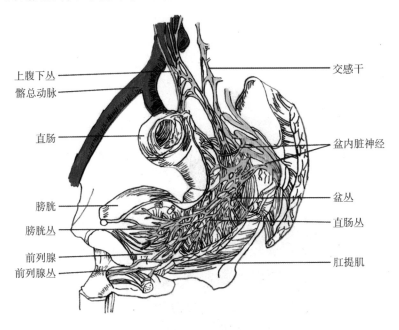

上腹下丛　　　　　　　　　　　　　　　　　交感干
髂总动脉

直肠　　　　　　　　　　　　　　　　　　盆内脏神经

　　　　　　　　　　　　　　　　　　　　盆丛
膀胱　　　　　　　　　　　　　　　　　　直肠丛
膀胱丛

前列腺　　　　　　　　　　　　　　　　　肛提肌
前列腺丛

图 5-8　盆部的内脏神经

七、盆腔腹膜的配布

男性壁腹膜自腹前壁下降进入盆腔内后，先覆盖膀胱上面，在膀胱上面与膀胱底交界处下降，覆盖膀胱底上份、精囊和输精管；后在直肠中下 1/3 交界处转向上，覆盖直肠中 1/3 段的前面。上升到达直肠上 1/3 段时，腹膜还覆盖直肠的两侧。腹膜的升降在膀胱与直肠之间形成直肠膀胱陷凹（rectovesical pouch），陷凹的两侧壁各有一隆起的、近矢状位的腹膜皱襞，绕直肠两侧到达骶骨前面，称为直肠膀胱襞（rectovesical fold）。膀胱上面的腹膜向两侧延伸，继而移行于盆侧壁的腹膜，在膀胱两侧形成膀胱旁窝（paravesical fossa），窝的外侧界有一隆起的腹膜皱襞，内有输精管，该窝的大小取决于膀胱的充盈程度。

女性盆腔内腹膜配布的不同点在于膀胱上面的腹膜在膀胱上面后缘处反折至子宫，先后覆盖子宫体前面、子宫底和子宫体后面，达阴道穹后部和阴道上部后面，继而转向后上到直肠中 1/3 段前面。在膀胱和子宫之间有膀胱子宫陷凹（vesicouterine pouch），而在直肠与子宫之间有直肠子宫陷凹（rectouterine pouch）。覆盖子宫体前、后面的腹膜在子宫体两侧汇集成子宫阔韧带（broad ligament of uterus），包裹输卵管和子宫圆韧带等结构，并向两侧延伸，与盆侧壁的壁腹膜相移行。卵巢借卵巢系膜与子宫阔韧带后层相连，卵巢上端借卵巢悬韧带与髂总血管分叉处的壁腹膜相连。直肠子宫陷凹两侧的腹膜皱襞称为直肠子宫襞（rectouterine fold），相当于男性的直肠膀胱襞。

八、盆腔脏器

盆腔主要容纳尿生殖器和消化管的末段。膀胱位于盆腔的前下部，耻骨联合的后方，男性膀胱与盆底之间还有前列腺。直肠在正中线上，沿骶骨、尾骨的凹面下降，穿盆膈与肛管相延续。男性膀胱与直肠之间的间隙较小，由两侧的输精管壶腹、精囊、射精管和输尿管占据。女性膀胱与直肠之间，在正中线上有子宫和阴道上部，两侧有子宫阔韧带及包裹的结构（如卵巢、输卵管等）以及输尿管。

（一）直肠

1. 位置及形态 直肠（rectum）位于盆腔后部，上于第3骶椎平面接乙状结肠，向下穿盆膈延续为肛管，全长为10~14cm。直肠上部、两侧及前方均被腹膜包裹，在第4~5骶椎高度，仅前面被腹膜覆盖，男性腹膜移行在膀胱后面，构成直肠膀胱陷凹，女性腹膜反折到阴道穹后方，形成直肠子宫陷凹。

2. 毗邻 直肠后面与骶骨、尾骨和梨状肌邻接，结构之间的疏松结缔组织内有骶正中血管、骶外侧血管、骶前静脉丛、骶神经和尾神经前支、骶交感干及奇神经节等。直肠两侧的上部为腹膜形成的直肠旁窝，两侧下部与盆丛、直肠上血管、直肠下血管及肛提肌等相邻。直肠前方的毗邻关系，男女两性有很大的差别。在男性，直肠膀胱陷凹底以上，直肠与膀胱底上部和精囊隔有两层腹膜；底以下直肠借直肠膀胱隔与膀胱底下部、前列腺、精囊、输精管壶腹及输尿管盆部相邻。在女性，直肠子宫陷凹底以上，直肠与子宫颈及阴道穹后部相隔两层腹膜；底以下直肠借直肠阴道隔与阴道后壁相邻。

由于直肠与前列腺、精囊、子宫、直肠膀胱陷凹或直肠子宫陷凹有密切的毗邻关系，临床常用直肠指检扪及以上结构。当腹膜腔有液体时，可穿刺或切开直肠前壁进行引流。

3. 血管和淋巴

（1）动脉 直肠由直肠上动脉、直肠下动脉及骶正中动脉分布，彼此间有吻合。直肠上动脉（superior rectal artery）为肠系膜下动脉的直接延续，在第3腰椎平面分为左、右两支，分布于直肠。直肠下动脉（inferior rectal artery）起自髂内动脉前干，行向内下，分布于直肠下部。骶正中动脉发出小支经直肠后面分布于直肠后壁（图5-9）。

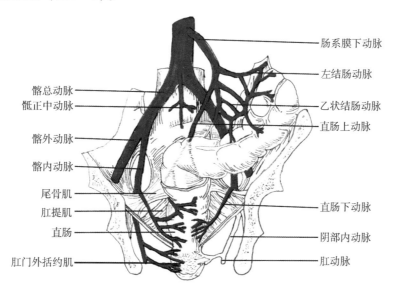

图5-9 直肠和肛管的动脉

（2）静脉 上述各动脉皆有同名静脉伴行。

（3）淋巴 直肠壁外有直肠旁淋巴结（pararectal lymph nodes），它上份的输出管沿直肠上血管至直肠上淋巴结和肠系膜下淋巴结；下份的输出管向两侧沿直肠下血管注入髂内淋巴结；部分输出管向后注入骶淋巴结；还有部分输出管穿肛提肌至坐骨直肠窝，随肛血管和阴部内血管至髂内淋巴结。淋巴管是直肠癌主要的扩散途径，手术时彻底清除收纳直肠淋巴液的淋巴结是根治直肠癌的措施之一。

（二）膀胱

1. 位置与毗邻 膀胱（urinary bladder）位于盆腔前部，空虚时上界约与骨盆上口相当。膀胱体上面有腹膜覆盖，下外侧面紧贴耻骨后隙的疏松结缔组织、肛提肌和闭孔内肌。男性膀胱底上部借直肠膀胱陷凹与直肠相邻，下部与精囊和输精管壶腹相邻；膀胱颈与前列腺相接。女性的膀胱底与子宫颈和阴道前壁相贴，膀胱颈与尿生殖膈相邻。

膀胱充盈时呈卵圆形，膀胱尖上升至耻骨联合以上，这时腹前壁折向膀胱的腹膜也随之上移，膀胱的下外侧面直接与腹前壁相贴（图5-10）。临床上常利用这种解剖关系，在耻骨联合上缘之上进行膀胱穿刺或作手术切口，可避免伤及腹膜。

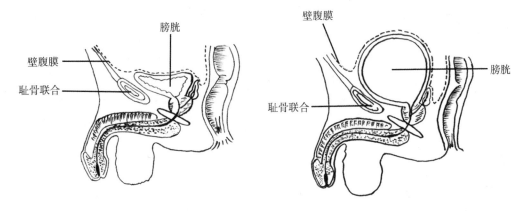

图5-10 膀胱的位置变化

2. 血液供应、淋巴引流和神经支配 膀胱上动脉（superior vesical artery）起自髂内动脉前干，向下走行，分布于膀胱上、中部。膀胱下动脉（inferior vesical artery）起自髂内动脉前干，沿盆侧壁行向下，分布于膀胱下部、精囊、前列腺及输尿管盆部等。膀胱下部的周围有膀胱静脉丛，最后汇集成与动脉同名的静脉，再汇入髂内静脉。

膀胱的淋巴管多注入髂外淋巴结，亦有少数淋巴管注入髂内淋巴结、髂总淋巴结或骶淋巴结。

（三）输尿管盆部和壁内部

1. 输尿管盆部和壁内部 盆部：左、右输尿管腹部于骨盆上口处，分别越过左髂总动脉末段和右髂外动脉起始部的前面，与输尿管盆部相延续。输尿管盆部与输尿管腹部等长，位于盆侧壁的腹膜下，行经髂内血管、腰骶干和骶髂关节前方，向后下走行，继而经过膀胱上动脉起始段、闭孔血管神经的内侧，在坐骨棘平面，转向前内穿入膀胱底的外上角。男性输尿管盆部到达膀胱外上角之前，输精管在其前上方由外侧向内侧越过，然后输尿管经输精管壶腹与精囊之间到达膀胱底。女性输尿管盆部位于卵巢的后下方，在经子宫阔韧带基底部至子宫颈外侧约2cm处（适对阴道穹侧部的上外方）时，有子宫动脉从前上方跨过。结扎子宫动脉时，切勿损伤输尿管（图5-11）。

2. 壁内部 为输尿管向内下斜穿膀胱壁的部分，此段长约1.5cm，是输尿管最狭窄处，也是常见的结石滞留部位。

（四）前列腺

前列腺（prostate）位于膀胱颈和尿生殖膈之间（图5-12）。前列腺底的前份有尿道穿入，后份有左、右射精管向前下穿入；前列腺尖两侧有前列腺提肌绕过，尿道从尖部穿出。前列腺体的前面有耻骨前列腺韧带，连接前列腺鞘与耻骨盆面；后面平坦，借直肠膀胱隔与直肠壶腹相邻。

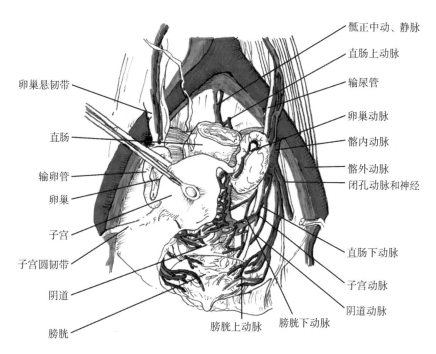

卵巢悬韧带

直肠

输卵管

卵巢

子宫

子宫圆韧带

阴道

膀胱

骶正中动、静脉

直肠上动脉

输尿管

卵巢动脉

髂内动脉

髂外动脉

闭孔动脉和神经

直肠下动脉

子宫动脉

阴道动脉

膀胱上动脉　膀胱下动脉

图 5 - 11　女性输尿管盆部与子宫动脉的关系

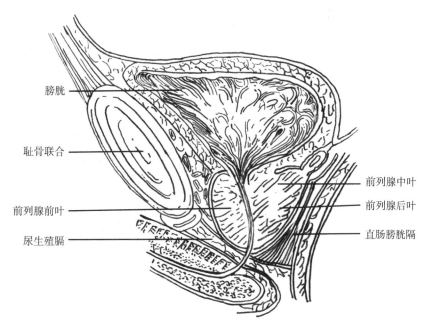

膀胱

耻骨联合

前列腺前叶

尿生殖膈

前列腺中叶

前列腺后叶

直肠膀胱隔

图 5 - 12　前列腺的位置

　　前列腺实质表面包裹一层薄的纤维肌性组织，称为前列腺囊（capsule of prostate）。前列腺囊外有前列腺鞘，鞘的前方和两侧内有前列腺静脉丛。

（五）输精管盆部、射精管和精囊

　　输精管（ductus deferens）盆部自腹股沟管深环处接腹股沟管部，从外侧绕腹壁下动脉的起始部，急转向内下方，越过髂外动、静脉的前方进入盆腔。沿盆侧壁行向后下，跨过膀胱上血管和闭孔血管，然后从前内侧与输尿管交叉，继而转至膀胱底。在精囊上端平面以下，输精管膨大为壶腹，其末端逐渐变细，与对侧的靠近，并与精囊管以锐角的形式汇合成射精管（ejaculatory duct），其长约2cm，向前下穿前列腺底的后部，开口于尿道的前列腺部。精囊（seminal vesicle）为一对长椭圆形的囊状腺体，位于前列腺底的后上方，输精管壶腹的后外侧，前贴膀胱，后邻直肠。

（六）子宫

1. 毗邻　子宫（uterus）位于膀胱与直肠之间，其前面隔膀胱子宫陷凹与膀胱上面相邻，子宫颈阴道上部的前方借膀胱阴道隔与膀胱底部相邻，子宫后面借直肠子宫陷凹及直肠阴道隔与直肠相邻。

直立时，子宫体几乎与水平面平行，子宫底伏于膀胱的后上方，子宫颈保持在坐骨棘平面以上。正常成人子宫长轴与阴道长轴之间呈向前开放的角度（约90°）为前倾；子宫体与子宫颈之间形成的一个向前开放钝角（约170°）为前屈。子宫的位置可受周围器官的影响，如膀胱、直肠的充盈度和体位变动等，都可造成子宫位置发生生理性变化。若由于先天性发育不良、炎症粘连或肿瘤压迫，子宫可发生病理性前屈、后倾或后屈。子宫经阴道脱出阴道口，为子宫脱垂。引起子宫脱垂的主要原因是肛提肌、尿生殖膈及会阴中心腱等在分娩时受到损伤，产后未得到恢复，对盆腔脏器的支持功能减弱或消失。

子宫动脉（uterine artery）起自髂内动脉的前干，沿盆侧壁向前内下方走行，进入子宫阔韧带基底部，在距子宫颈外侧约2cm处，横向越过输尿管盆部的前上方，至子宫颈侧缘后，沿子宫两侧缘迂屈上行。子宫动脉在子宫颈外侧向下发出阴道支，分布于阴道上部。主干行至子宫角处即分为输卵管支和卵巢支（图5-13）。

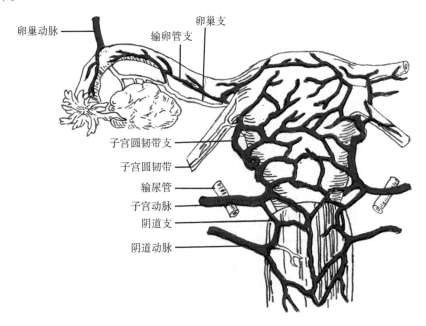

图5-13　女性内生殖器的动脉

子宫静脉丛位于子宫两侧，该丛汇集成子宫静脉，汇入髂内静脉。子宫静脉丛与膀胱静脉丛、直肠静脉丛和阴道静脉丛相续。

子宫底和子宫体上部的多数淋巴管沿卵巢血管上行，注入髂总淋巴结和腰淋巴结。子宫底两侧的一部分淋巴管沿子宫圆韧带注入腹股沟浅淋巴结。子宫体下部及子宫颈的淋巴管沿子宫血管注入髂内淋巴结或髂外淋巴结，一部分淋巴管向后沿骶子宫韧带注入骶淋巴结（图5-14）。盆内脏器的淋巴管之间均有直接或间接的吻合，因此，子宫癌患者常有盆腔内广泛的转移。

2. 子宫的韧带

（1）子宫阔韧带（broad ligament of uterus）　位于子宫两侧，由双层腹膜形成，上缘游离，可限制子宫向两侧移动（图5-15）。

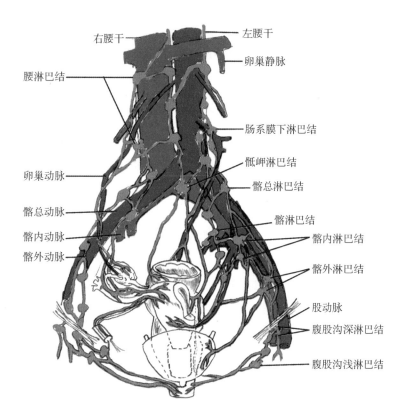

图5-14　女性生殖器的淋巴引流

右腰干线条不足，指的是下腔静脉

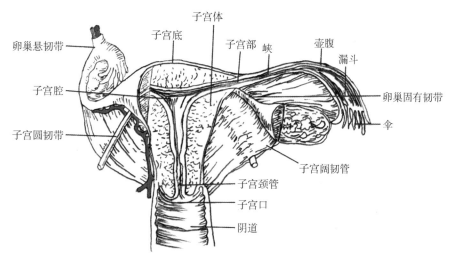

图5-15　子宫阔韧带

（2）子宫主韧带（cardinal ligament of uterus）　又称子宫颈横韧带或子宫颈旁组织，位于子宫阔韧带基底部，由结缔组织和平滑肌纤维构成，呈扇形连于子宫颈与盆侧壁之间。有固定子宫颈、维持子宫在坐骨棘平面以上的作用。

（3）子宫圆韧带（round ligament of uterus）　呈圆索状，起自子宫角，在子宫阔韧带内弯向盆侧壁，再经腹股沟管附着于阴阜及大阴唇的皮下，是维持子宫前倾的主要结构。

（4）骶子宫韧带（sacrouterine ligament）　起自子宫颈后面，向后呈弓形绕过直肠两侧，附着于骶骨前面，韧带表面为直肠子宫襞。该韧带向后上方牵引子宫颈，防止子宫前移，维持子宫前屈。

（七）卵巢

卵巢（ovary）位于髂内、外动脉分叉处的卵巢窝内。窝的前界为脐外侧韧带，后界为髂内动脉和输尿管。卵巢的前缘中部有血管神经出入，并借卵巢系膜连于子宫阔韧带的后叶。卵巢下端借卵巢固有韧带与同侧子宫角相连，其上端以卵巢悬韧带（骨盆漏斗韧带）连于盆侧壁，韧带内有卵巢血管、淋巴管及卵巢神经丛等。

输卵管（uterine tube）位于子宫阔韧带的上缘内，长 10～14cm。子宫底外侧有短而细直的输卵管峡，为输卵管结扎术的部位，炎症可导致此部管腔堵塞。输卵管外侧端呈漏斗状膨大为输卵管漏斗，有输卵管腹腔口通向腹膜腔。女性腹膜腔经输卵管腹腔口、输卵管、子宫腔和阴道与外界相通，故有感染的可能。输卵管的内侧 2/3 由子宫动脉的输卵管支供血，外侧 1/3 则由卵巢动脉的分支供应，彼此间有广泛的吻合。同样，一部分输卵管静脉汇入卵巢静脉，一部分汇入子宫静脉。

（八）阴道

阴道（vagina）前壁短，上部借膀胱阴道隔与膀胱底、颈相邻，下部与尿道后壁直接相贴；后壁较长，上部与直肠子宫陷凹相邻，中部借直肠阴道隔与直肠壶腹相邻，下部与肛管之间有会阴中心腱。如腹膜腔内有脓液积存时，可经切开或穿刺阴道后壁上部引流。

第三节　会　阴

广义的会阴（perineum）是指盆膈以下的所有软组织。其境界与骨盆下口一致，呈菱形，前为耻骨联合下缘，后为尾骨尖，两侧为坐骨结节，前外侧以腹股沟和股部分界，后外侧以臀大肌下缘和臀部分界。经两侧坐骨结节作一连线，可将其分为前后两个三角区：前部为尿生殖区，内有生殖器的部分器官；后部为肛区，内有肛管。狭义的会阴，即临床所指的会阴，在男性系指阴囊根部至肛门之间、在女性系指阴道口与肛门之间的软组织结构。

一、肛区

肛区又称为肛门三角，有肛管和坐骨直肠窝。

（一）肛管

肛管（anal canal）长约4cm，上续直肠，向后下绕尾骨尖终于肛门。肛门（anus）约位于尾骨尖下4cm 处，会阴中心体的稍后方，肛门周围皮肤形成辐射状皱襞。

肛管周围有肛门括约肌，由两部分组成。

（1）肛门内括约肌（sphincter ani internus）　为肛管壁内环行肌层增厚形成，属不随意肌，有协助排便的作用。

（2）肛门外括约肌（sphincter ani externus）　为环绕肛门内括约肌周围的横纹肌。按其纤维的位置又可分为：①皮下部位于肛管下端的皮下，肌束呈环行；②浅部在皮下部之上，肌束围绕肛门内括约肌下部；③深部肌束呈厚的环行带，围绕肛门内括约肌上部（图 5 - 16）。

（二）坐骨直肠窝

1. 境界　坐骨直肠窝（ischiorectal fossa）位于肛管两侧，为尖朝上、底朝下的锥形间隙（图 5 - 17）。锥尖由盆膈下筋膜与闭孔筋膜汇合而成，锥底为肛区的皮肤。内侧壁为肛门外括约肌、盆底肌及盆膈下筋膜，外侧壁为坐骨结节、闭孔内肌。坐骨直肠窝向前延伸到肛提肌与尿生殖膈会合处，形成前隐窝。向后延伸至臀大肌、骶结节韧带与尾骨肌之间，形成后隐窝。窝内大量的脂肪组织称坐骨直肠

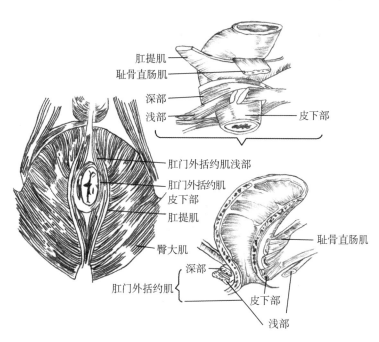

图 5 - 16　肛门括约肌

窝脂体，具有弹性，允许肛门扩张。窝内脂肪的血供较差，感染时容易形成脓肿或瘘管。

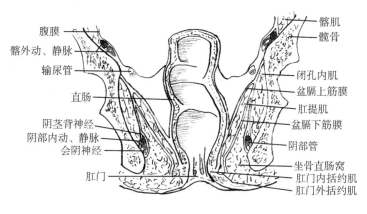

图 5 - 17　坐骨肛门窝

2. 血管、神经和淋巴　阴部内动脉（internal pudendal artery）是坐骨直肠窝内的主要动脉，起自髂内动脉前干，经梨状肌下孔出盆，绕过坐骨棘后面，穿坐骨小孔至坐骨直肠窝。主干沿此窝外侧壁上的阴部管（pudendal canal，又称 Alcock 管，为阴部内血管和阴部神经穿经闭孔筋膜的裂隙）前行。在管内，阴部内动脉发出 2～3 支肛动脉，分布于肛管以及肛门周围的肌和皮肤。行至阴部管前端时，阴部内动脉分为会阴动脉和阴茎动脉（女性为阴蒂动脉）进入尿生殖区。阴部内静脉（internal pudendal vein）及其属支均与同名动脉伴行。

阴部神经（pudendal nerve）由骶丛发出，与阴部内血管伴行，在阴部管内，阴部管前端的行程、分支和分布皆与阴部内血管相同（图 5 - 18）。由于阴部神经在行程中绕坐骨棘，故会阴手术时，常在坐骨结节与肛门连线的中点，经皮刺向坐骨棘下方，进行阴部神经阻滞。

肛管、肛门外括约肌、肛门周围皮下的淋巴汇入腹股沟浅淋巴结，然后至髂外淋巴结。也有部分坐骨直肠窝的淋巴沿肛血管、阴部内血管行走，汇入髂内淋巴结。

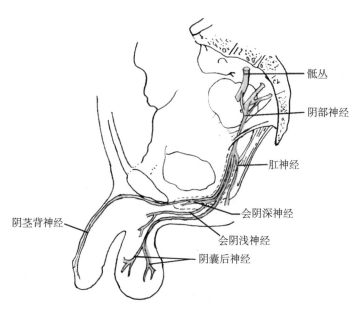

图 5 - 18   阴部神经的行程和分支

二、男性尿生殖区

尿生殖区又称尿生殖三角，男性此区的层次结构特点明显，许多层次具有重要的临床意义。

（一）层次结构

1. 浅层结构   皮肤有阴毛，富含汗腺和皮脂腺。此区浅筋膜脂肪很少，呈膜状，称会阴浅筋膜（superficial fascia of perineum）或 Colles 筋膜。会阴浅筋膜前接阴囊肉膜、阴茎浅筋膜及腹前壁的浅筋膜深层（Scarpa 筋膜），两侧附着于耻骨弓和坐骨结节。此筋膜终止于坐骨结节的连线上，并与尿生殖膈下、上筋膜相互愈着，正中线上还与会阴中心腱相愈着（图 5 - 19）。

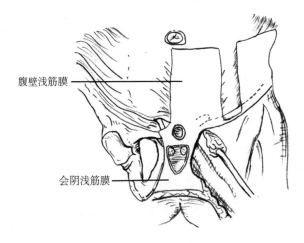

图 5 - 19   男性会阴浅筋膜

深层结构包括深筋膜、会阴肌等。深筋膜可分为浅层的尿生殖膈下筋膜（inferior fascia of urogenital diaphragm，又称会阴膜）和深层的尿生殖膈上筋膜（superior fascia of urogenital diaphragm）。两层筋膜皆为三角形，几乎呈水平位展开，两侧附着于耻骨。它们的后缘终于耻骨结节连线上，并与会阴浅筋膜三者一起相互愈着；它们的前缘在耻骨联合下相互愈着，并增厚形成会阴横韧带（transverse perineal ligament）。会阴横韧带与耻骨弓状韧带之间有一裂隙，有阴茎（或阴蒂）背深静脉穿过。

会阴浅筋膜与尿生殖膈下筋膜之间为会阴浅隙，由于会阴浅筋膜与阴囊肉膜、阴茎浅筋膜、腹前壁浅筋膜深层相延续，会阴浅隙向前上开放，与阴囊、阴茎和腹壁相通。尿生殖膈下、上筋膜之间为会阴深隙，因两层筋膜在前后端都愈合，会阴深隙为一密闭的间隙。

（1）会阴浅隙　会阴浅隙（superficial perineal space）又称为会阴浅袋。在浅隙内，两侧坐骨支和耻骨下支的边缘上有阴茎海绵体左、右脚附着，脚表面覆盖一对坐骨海绵体肌。尿道海绵体后端（尿道球）在正中线上，贴附于尿生殖膈下筋膜的下表面。尿道球的下表面有球海绵体肌覆盖。一对狭细的会阴浅横肌（superficial transverse perineal muscle）位于浅隙的后份，起自坐骨结节的内前份，横行向内止于会阴中心腱。

此外，浅隙内还有会阴动脉（perineal artery）的两条分支，如会阴横动脉和阴囊后动脉。会阴横动脉细小，在会阴浅横肌表面向内侧走行。阴囊后动脉一般为二支，分布于阴囊的皮肤和肉膜。

会阴神经（perineal nerve）伴行会阴动脉进入浅隙，它发出的阴囊后神经与阴囊后动脉伴行。它的肌支除支配浅隙内会阴浅横肌、球海绵体肌和坐骨海绵体肌之外，还支配深隙内的会阴深横肌、尿道括约肌、肛门外括约肌和肛提肌（图5-20）。

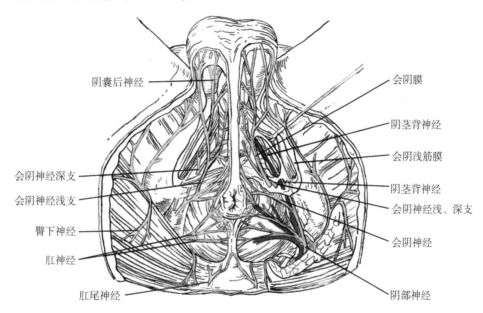

图5-20　男性会阴浅隙的结构

（2）会阴深隙　会阴深隙（deep perineal space）又称为会阴深袋。深隙内的主要结构为一层扁肌，张于耻骨弓。前面的大部分围绕尿道膜部称为尿道括约肌（sphincter urethrae），后面的纤维起自坐骨支内侧面，行向内附着于会阴中心腱，称为会阴深横肌（deep transverse perineal muscle）。尿道括约肌和会阴深横肌与覆盖其上、下面的尿生殖膈上、下筋膜共同构成尿生殖膈（urogenital diaphragm），深隙内的尿道球腺（bulbourethral gland）位于尿道膜部后外侧。

阴茎动脉进入会阴深隙后，发出尿道球动脉和尿道动脉，穿尿生殖膈下筋膜，进入尿道海绵体。其主干分为阴茎背动脉和阴茎深动脉，从深隙进入浅隙，分别行至阴茎的背面和穿入阴茎海绵体。与阴茎动脉和分支伴行的有阴茎静脉和属支，阴茎背神经也与阴茎背动脉伴行至阴茎背面（图5-21）。

（二）阴囊

精索（spermatic cord）始于腹股沟管深环，止于睾丸后缘。其上部位于腹股沟管内，下部位于阴囊内。阴囊（scrotum）是容纳睾丸、附睾和精索下部的囊，悬于耻骨联合下方，两侧大腿前内侧之间。

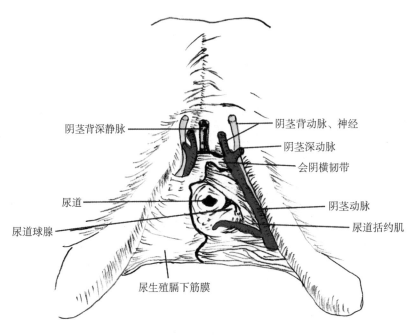

图 5 - 21　男性会阴深隙的结构

1. 阴囊的层次结构　阴囊皮肤薄，有少量阴毛。肉膜（dartoscoat）是阴囊的浅筋膜，含有平滑肌纤维，与皮肤组成阴囊壁，并在正中线上发出阴囊中隔（scrotal septum），将阴囊分成左、右两部。肉膜深面由外向内依次为：精索外筋膜（external spermatic fascia）、提睾肌（cremaster muscle）、精索内筋膜（internal spermatic fascia）和睾丸鞘膜（tunica vaginalis of testis）。睾丸鞘膜不包裹精索，可分脏层和壁层，脏层贴于睾丸和附睾的表面，在附睾后缘与壁层相移行，两层之间为鞘膜腔（图 5 - 22）。

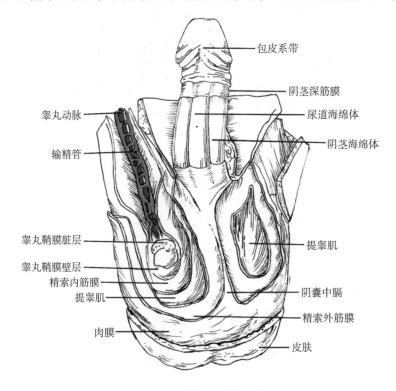

图 5 - 22　阴囊的层次结构

2. 阴囊的血管、神经和淋巴　供应阴囊的动脉有：股动脉的阴部外浅、深动脉，阴部内动脉的阴囊后动脉和腹壁下动脉的精索外动脉。它们的分支组成致密的皮下血管网。阴囊的静脉与动脉伴行，分别汇入股静脉、髂内静脉和髂外静脉。到达阴囊的神经有：髂腹股沟神经、生殖股神经的生殖支、会阴神经的阴囊后神经和股后皮神经的会阴支。前两支神经主要来自第1腰脊髓节段，支配阴囊的前2/3；而后两支主要来自第3骶脊髓节段，支配阴囊的后1/3。因此，阴囊的脊髓麻醉必须在高于第1腰脊髓节段进行。阴囊皮肤的淋巴注入腹股沟浅淋巴结。

（三）阴茎

阴茎（penis）阴茎根固定在会阴浅隙内，阴茎体和头游离，呈圆柱状。阴茎体上面叫阴茎背，下面叫尿道面。尿道面正中有阴茎缝，与阴囊缝相接。

1. 层次结构

（1）皮肤　薄而有伸缩性。

（2）阴茎浅筋膜（superficial fascia of penis）　疏松无脂肪，内有阴茎背浅静脉及淋巴管。该筋膜四周分别移行于阴囊肉膜、会阴浅筋膜及腹前外侧壁的浅筋膜层。

（3）阴茎深筋膜（deep fascia of penis）　又称 Buck 筋膜，包裹阴茎的三条海绵体，前端始于冠状沟，后续于腹白线，在耻骨联合前面有弹性纤维参加形成阴茎悬韧带。此筋膜深面与白膜之间有阴茎背深静脉（正中）和阴茎背动脉和阴茎背神经（两侧）。故作包皮切除术或阴茎手术时，可在阴茎根背面两侧施行阴茎背神经阻滞麻醉。

（4）白膜（albuginea）　分别包裹三条海绵体，阴茎海绵体部略厚，尿道海绵体部较薄，左、右阴茎海绵体之间形成阴茎中隔（图5-23）。

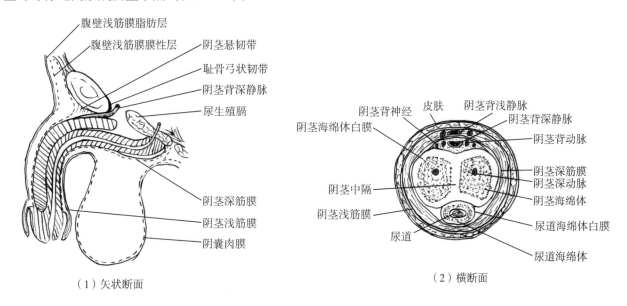

（1）矢状断面　　　　　　　　　（2）横断面

图5-23　阴茎的层次

2. 血管和淋巴　阴茎的血供主要来自阴茎背动脉和阴茎深动脉。阴茎背动脉穿行于阴茎深筋膜与白膜之间，阴茎深动脉则经阴茎脚进入阴茎海绵体。

阴茎有阴茎背浅静脉和阴茎背深静脉，前者收集阴茎包皮及皮下的小静脉，经阴部外浅静脉汇入大隐静脉；后者收集阴茎海绵体和阴茎头的静脉血，向后穿过耻骨弓状韧带与会阴横韧带之间进入盆腔，分左、右支汇入前列腺静脉丛（图5-24）。阴茎皮肤的淋巴管注入两侧的腹股沟浅淋巴结，深层的淋巴注入腹股沟深淋巴结或直接注入髂内、外淋巴结。

（四）男性尿道

男性尿道（male urethra）分为前列腺部、膜部和海绵体部，分别穿过前列腺、尿生殖膈和尿道海绵体。临床上将海绵体部称为前尿道，膜部和前列腺部称为后尿道。

尿道损伤因破裂的部位不同，尿外渗的范围也不同。如仅有尿道海绵体部有破裂，阴茎深筋膜完好，渗出尿液可被局限在阴茎范围。如阴茎深筋膜也破裂，尿液则可随阴茎浅筋膜蔓延到阴囊和腹前壁。如尿生殖膈下筋膜与尿道球连接的薄弱处破裂，尿液可渗入会阴浅隙，再进入阴囊、阴茎，并越过耻骨联合扩散到腹前壁。如尿道破裂在尿生殖膈以上，尿液将渗于盆腔的腹膜外间隙内（图5-25）。

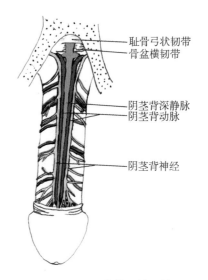

图5-24　阴茎背血管和神经

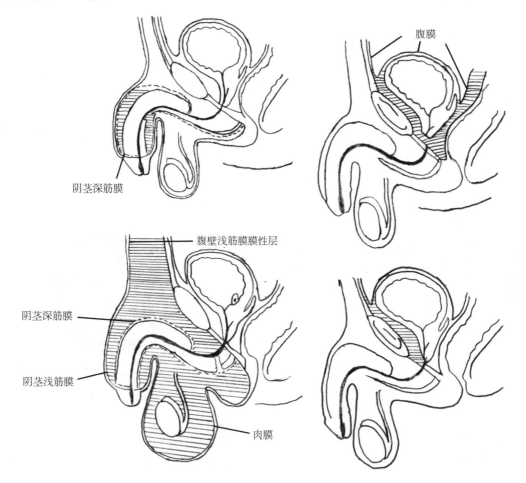

图5-25　男性尿道损伤与尿外渗

三、女性尿生殖区

（一）尿生殖三角

女性尿生殖三角的层次结构基本与男性的相似，有会阴浅筋膜，尿生殖膈下、上筋膜，浅、深层会阴肌，并形成浅、深两个间隙。女性的两个间隙因尿道和阴道通过，被不完全分隔开，故没有男性尿外渗那样的临床意义。前庭球和球海绵体肌也被尿道和阴道不完全分开，但前庭大腺位于会阴浅隙内。

女性尿生殖三角内血管神经的来源、行程和分布，也基本与男性的一致，仅阴茎和阴囊的血管神经变为阴蒂和阴唇的血管神经。

（二）女性尿道

女性尿道（female urethra）短而直，向前下方穿过尿生殖膈，开口于阴道前庭。尿道后面为阴道，两者的壁紧贴在一起。分娩时如胎头在阴道内滞留时间过长，胎头嵌压在耻骨联合下，软产道组织因长时间受压，可发生缺血性坏死，导致产后尿瘘，尿液自阴道流出。

（三）女性外生殖器

女性外生殖器又称女阴（female pudendum）。耻骨联合前面的皮肤隆起为阴阜（mons pubis），青春期生出阴毛，皮下富有脂肪。阴阜向两侧后外延伸为大阴唇（greater lip of pudendum）。位于大阴唇内侧的皮肤皱襞，光滑无毛，为小阴唇（lesser lip of pudendum）。两侧小阴唇后端借阴唇系带连接，前端在阴蒂旁分叉，上层行于阴蒂上方，与对侧相连形成阴蒂包皮，下层在阴蒂下方与对侧连接形成阴蒂系带。阴蒂（clitoris）的游离端为阴蒂头，为圆形小结节。左右小阴唇之间为阴道前庭（vaginal vestibule），前庭中央有阴道口，口周围有处女膜或处女膜痕。阴道口后外侧左右各有一前庭大腺的开口，后方与阴唇后连合之间有一陷窝，为阴道前庭窝（vestibular fossa of vagina）。尿道外口位于阴道口的前方，阴蒂后方2cm左右（图5-26）。

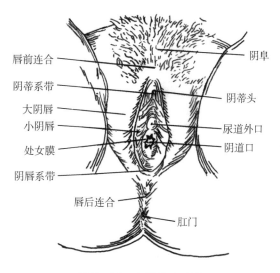

唇前连合
阴蒂系带
大阴唇
小阴唇
处女膜
阴唇系带
唇后连合

阴阜
阴蒂头
尿道外口
阴道口
肛门

图5-26　女性外生殖器

（四）会阴中心腱

会阴中心腱（perineal central tendon），又称会阴体（perineal body），男性位于肛门与阴囊根之间，女性位于肛门与阴道前庭后端之间。在矢状位上，呈楔形，尖朝上，底朝下，深3～4cm。附着于此处的肌有肛门外括约肌、球海绵体肌、会阴浅横肌、会阴深横肌、尿道阴道括约肌（男性为尿道括约肌）和肛提肌。会阴中心腱具有加固盆底、承托盆内脏器的作用，分娩时此处受到很大的张力易于破裂，所以在分娩时要注意保护。

⇒ 案例引导

　　临床案例　患者，男性。骑马时由于马受惊，从马背跌落，感觉会阴部疼痛，送医院，发现患者会阴部肿胀，小便尿少。

　　讨论　1. 为何尿少？

　　　　　2. 这一过程的解剖学基础是什么？

　　　　　3. 可能出现的临床表现及解剖学基础是什么？

⊕ 知识链接

子宫肌瘤手术临床解剖学

　　子宫肌瘤手术全过程，手术的步骤如下。

　　1. 剖腹，在下腹部，有4层，依次是皮肤、皮下组织、腹直肌鞘、腹膜。

　　2. 暴露术野，找到子宫，判断子宫与肌瘤是否与术前诊断一致。

　　3. 找到圆韧带，分离、切断、7号线缝扎。

　　4. 在阔韧带无血管处开一个小孔，钳夹输卵管、卵巢固有韧带，钳尖均经所开小孔穿出。

　　5. 剪开腹膜返折，向下剥离，露出宫颈。注意不要伤到膀胱。

　　6. 在宫颈侧找到子宫动、静脉，紧靠宫颈钳夹血管（以防伤及输尿管），切断、缝扎。再处理宫骶韧带与主韧带。

　　7. 以手触摸宫颈阴道端，在阴道前穹隆处横切小口，沿穹隆环状切断阴道。用2.5%碘酒与75%酒精消毒切口。

　　8. 缝合阴道断端，缝合腹膜。

　　9. 关腹前要检查腹内有无止血不严处。易出血的地方是骨盆漏斗韧带、子宫血管和下推膀胱时。

　　10. 关腹。

第四节　盆部的解剖操作

一、盆腔脏器排列的观察

　　从男性和女性尸体的盆腔内，移出有系膜的小肠和乙状结肠，按本章第二节有关盆腔脏器的位置的描述，透过腹膜辨认脏器。

二、盆腔腹膜的观察

　　按本章第二节有关盆腔的腹膜配布的描述，辨认腹膜腔的陷凹、腹膜形成的皱襞和系膜。观察后，小心撕去盆侧壁的腹膜，暂时保留脏器表面的腹膜和子宫阔韧带的两层腹膜。

三、追查输尿管、输精管与子宫圆韧带

　　1. 剖查输尿管　在左髂总动脉末段和右髂外动脉起始部的前方，找到左、右输尿管，向下追踪至

膀胱底。在女尸，追至子宫颈外侧时，注意勿损伤其前方跨过的子宫动脉。

2. 剖查输精管或子宫圆韧带 在腹股沟管深环处找到输精管（男尸）或子宫圆韧带（女尸），向后追踪至膀胱底或至子宫角。

四、锯切盆部

从乙状结肠与直肠交接处向上推挤内容物，间隔1cm用线绳双重结扎乙状结肠下段。于两结扎绳之间切断乙状结肠，并切断乙状结肠系膜在盆腔内的附着，将乙状结肠推向上方。平第4、5腰椎间，水平锯断躯干。

五、探查盆筋膜间隙

1. 证实耻骨后隙 将膀胱尖提起并拉向后，手指或刀柄插入膀胱与耻骨联合之间，体会两者之间有大量的脂肪组织，此即潜在的耻骨后隙。

2. 证实直肠后隙 手指或刀柄伸入直肠与骶前筋膜之间，钝性向前分离直肠，查证两者之间、直肠的两侧和前方有脂肪组织，此即潜在的直肠周间隙。清除直肠周间隙内脂肪组织时，注意保留直肠两侧的血管神经。

六、解剖观察盆部血管、神经和淋巴结

1. 解剖髂总和髂外血管 自腹主动脉分叉处起，向下沿血管走行，修洁髂总和髂外血管至腹股沟管深环内侧，保留跨越髂外血管前面的输尿管、输精管、子宫圆韧带和卵巢血管。找到沿髂总和髂外血管排列的淋巴结后可除去。

2. 解剖生殖腺血管 在髂外血管外侧找到睾丸血管，修洁它们直至到深环。在女尸卵巢悬韧带的深面，剖露出卵巢血管，向下追踪至卵巢和输卵管，再向上查看卵巢血管的起点和汇入点。

3. 解剖直肠上血管 在残余的乙状结肠系膜内，修洁出直肠上血管，向下追踪到第3骶椎前方，证实它分为两支行向直肠两侧壁。

4. 解剖骶正中血管 在骶骨前面正中线上，寻找并修洁细小的骶正中动脉及沿血管排列的骶淋巴结。

5. 解剖髂内血管 自髂总动脉分叉为髂外和髂内动脉处，向下清理髂内动脉至坐骨大孔上缘，再修洁其壁支和脏支。壁支清理至已剖出的远段接续，脏支清理至入脏器处。髂内动脉分支常有变异，应细心辨认。各动脉的伴行静脉、脏器周围的静脉丛和髂内淋巴结可观察后结扎清除，注意保留神经丛。

6. 剖查盆腔内的神经 于腰大肌内侧缘寻找腰骶干，沿腰骶干向下，清理出梨状肌表面的骶丛，追踪参与此丛的骶神经前支至骶前孔。在腰大肌下部的内侧缘和外侧缘找出闭孔神经和股神经，追至闭膜管和肌腔隙。在第5腰椎前方，中线两侧用尖镊分离出自腹主动脉丛向下延续的上腹下丛，向下跟踪至直肠两侧的盆丛（下腹下丛）。提起盆丛，清理观察第2~4骶神经前支发出的盆内脏神经。在骶前孔内侧清理骶交感干和位于尾骨前方的奇神经节（可能已在对分盆腔时损坏）。

第五节 会阴的解剖操作

男尸先进行阴茎和阴囊的解剖操作；女尸在平分盆部和会阴之前，可按本章第三节的描述，观察女性外生殖器。

一、解剖阴茎

皮肤切口从耻骨联合前方沿正中线向阴茎背作纵行切口至包皮,阴茎皮肤薄,切口不宜过深。

1. 剖查浅筋膜和阴茎背浅静脉 向两侧剥离皮片,观察阴茎浅筋膜包裹阴茎,并向上与腹壁浅筋膜膜层相延续。游离出浅筋膜内的阴茎背浅静脉,追踪至它汇入股部浅静脉。

2. 剖查深筋膜 沿皮肤切口切开浅筋膜并翻向两侧,观察阴茎深筋膜包裹阴茎的三条海绵体,并向上连于阴茎悬韧带。

3. 剖查阴茎背深静脉、阴茎背动脉和神经 同样沿皮肤切口切开深筋膜并翻向两侧,寻找阴茎背面的阴茎背深静脉、阴茎背动脉和神经。追踪阴茎背深静脉到它通过耻骨弓状韧带与会阴横韧带之间的间隙进入盆腔。横断阴茎体在阴茎体的中段,横行切断阴茎的三条海绵体,留尿道面的皮肤连接两端阴茎。在横断面上观察白膜、海绵体结构和尿道。

二、解剖阴囊

切开皮肤和肉膜,自腹股沟浅环向下,沿阴囊前外侧做纵行切口至阴囊底部,切开皮肤和肉膜,证实皮肤与肉膜紧密连接。将皮肤和肉膜翻向切口两侧,沿肉膜的深面向正中线探察其发出的阴囊中隔。

1. 解剖精索及被膜 依相同切口由浅入深依次切开精索外筋膜、提睾肌及其筋膜和精索内筋膜,复习精索被膜与腹前壁的层次关系。分离辨认精索的组成结构,用拇指和示指触摸输精管的质地。

2. 剖查睾丸鞘膜腔 纵行切开鞘膜的壁层,观察鞘膜的壁层和脏层以及两层间的鞘膜腔,用指尖探察并证实两层在睾丸后缘相移行。观察睾丸和附睾的位置和形态。

三、正中矢状面平分盆部和会阴

用刀背划准膀胱、直肠、女尸子宫和骨盆的正中线;用粗细适当的金属探针自尿道外口插入尿道至膀胱内,标志阴茎和男、女性尿道的正中线。沿正中线,锯开盆部、会阴、阴囊和阴茎。清洗直肠和膀胱。

四、观察尿道

在尸体的正中矢状面上辨认男性尿道的分部、狭窄、膨大和弯曲,女性尿道的毗邻关系。

五、解剖肛门三角

皮肤切口绕肛门作弧形切口,切开周围皮肤。从坐骨结节向内,横行切开皮肤至锯断面,剥离坐骨结节连线后的残余皮肤。

1. 剖查坐骨直肠窝的血管神经 钝性清除肛门外、坐骨结节内侧的脂肪组织,显露坐骨直肠窝。勿向前过多剥离,以免破坏尿生殖三角结构。分离出横过此窝的血管、神经,追踪至肛门。在坐骨结节内侧面上方 2cm 处,前后方向切开闭孔筋膜上的阴部管,分离出管内走行的阴部内血管和阴部神经。向后追踪至坐骨小孔,向前分离至它们发出会阴和阴茎(蒂)支。

2. 清理坐骨直肠窝的境界 保留已解剖出的血管神经,进一步清理窝内的脂肪组织,显露窝的各壁、尖和前、后隐窝,观察肛提肌和尾骨肌下面的盆膈下筋膜。

3. 解剖肛门外括约肌 清洁肛门外括约肌的表面,辨认其分部。

六、解剖尿生殖三角

皮肤切口绕阴囊(女性阴裂)作弧形切口,清除会阴区残留皮肤和皮下脂肪,暴露会阴浅筋膜。

　　1. 观察会阴浅筋膜　男尸从阴囊前外侧皮肤和肉膜切口移出睾丸、附睾、精索和被膜，手指或刀柄深入切口的深面。女尸可将小指或刀柄从正中矢状锯断面伸入会阴浅筋膜深面，向外侧、前、后方探查它的附着和延续。

　　2. 剖查会阴浅隙　在尿生殖区后缘横行切开会阴浅筋膜，将会阴浅筋膜翻向外侧，在坐骨结节内侧，分离出阴部内血管和阴部神经发出的会阴血管和神经，追踪它们的分支至阴囊（唇）。清除浅隙内的结缔组织，显露坐骨海绵体肌、球海绵体肌和会阴浅横肌。再剥离坐骨海绵体肌和球海绵体肌，暴露阴茎（蒂）脚和尿道球（前庭球和前庭大腺）。在尿生殖三角的后缘中点，清理会阴中心腱，观察附着此处的肌。显露尿生殖膈下筋膜将尿道球（前庭球和前庭大腺）、阴茎（蒂）脚和会阴浅横肌从附着处切断，移除，显露深面的尿生殖膈下筋膜。

　　3. 剖查会阴深隙　结构沿尿生殖膈下筋膜的后缘和前缘切开筋膜，翻向外侧。清理后份的会阴深横肌和前份的尿道括约肌（尿道阴道括约肌），在坐骨支附近寻找阴茎（蒂）背血管，在会阴深横肌浅面寻找尿道球腺。

　　4. 显露尿生殖膈上筋膜　清除部分尿道括约肌（尿道阴道括约肌）纤维，显露深面的尿生殖膈上筋膜。

目标检测

1. 简述膀胱的毗邻。
2. 简述子宫位置、固定装置和血供。
3. 简述输卵管位置、固定装置和血供。
4. 简述卵巢位置、固定装置和血供。
5. 简述直肠位置、内部结构名称和血供。
6. 简述前列腺位置、毗邻、分叶和血供。

书网融合……

本章小结

微课

题库

第六章 脊柱区

PPT

📖 **学习目标**

1. **掌握** 皮神经在脊柱区的阶段性分布及副神经进入斜方肌的局部位置关系；脊柱区浅层肌的层次排布及胸腰筋膜的结构特征；枕下三角、腰上三角的境界、内容及临床意义；椎管各壁的组成；椎管内脊髓各层被膜的结构特点及形成的间隙。

2. **熟悉** 听诊三角、腰下三角；椎静脉丛的位置、交通及临床意义；脊神经根与椎间孔及椎间盘的关系。

3. **了解** 骨纤维孔、骨纤维管的构成及临床意义。

第一节 概 述 🅔 微课

脊柱区（vertebral region）也称背区，由脊柱及其背部和两侧的软组织所共同组成的区域。

一、境界与分区

脊柱区上达枕外隆凸和上项线，下至尾骨尖。由上而下分为项区、胸背区、腰区和骶尾区。项区下界为第 7 颈椎棘突至两侧肩峰的连线；胸背区下界为第 12 胸椎棘突、第 12 肋下缘至第 11 肋前份的连线；腰区下界为两髂嵴后份和两髂后上棘的连线；骶尾区是两髂后上棘与尾骨尖三点间所围成的三角区。

二、表面解剖

脊柱区骨性标志典型，易于定位。

1. 棘突（spinous process） 大部分椎骨的棘突在后正中线上均可摸到。第 7 颈椎棘突较长，在皮下形成一个粗隆，一般作为辨认椎骨序数的标志。胸椎棘突斜向后下，呈叠瓦状。腰椎棘突呈水平位。骶正中嵴是由骶椎棘突融合而成。

2. 骶骨（sacrum）和骶管裂孔（sacral hiatus） 位于骶正中嵴下端，由第 4、5 骶椎背面的切迹与尾骨围成，是椎管的下口。骶管裂孔两侧向下的突起为骶角（sacral cornu），体表易触及，常作为骶管麻醉的进针定位标志。骶外侧嵴（lateral sacral crest）位于骶正中嵴外侧的隆嵴，是经骶后孔作骶神经阻滞麻醉的标志。

3. 尾骨（coccyx） 在肛门后方 2.5cm 处臀沟内可扪及尾骨尖。

4. 髂嵴（iliac crest）和髂后上棘（posterior superior iliac spine） 髂骨翼的上缘称髂嵴，两侧髂嵴最高点的连线平对第 4 腰椎棘突，髂后上棘为髂嵴后端的突起，两侧髂后上棘的连线平第 2 骶椎棘突。左、右髂后上棘、第 5 腰椎棘突和尾骨尖的连线，构成一菱形区（图 6-1）。当骶、尾椎骨折、腰椎骨折或骨盆畸形时，菱形区会变形。

5. 肩胛骨（scapula）和肩胛冈（spine of scapula） 肩胛冈为肩胛骨背面高耸的骨嵴。两侧肩胛冈内侧端的连线，平对第 3 胸椎棘突。外侧端为肩峰，是肩部的最高点。

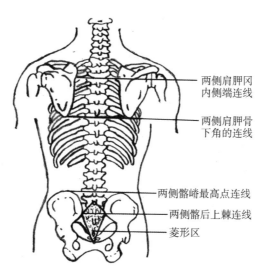

两侧肩胛冈内侧端连线

两侧肩胛骨下角的连线

两侧髂嵴最高点连线

两侧髂后上棘连线

菱形区

图 6-1　背部体表标志及菱形区

6. 肩胛骨下角（inferior angle of scapula）　当上肢下垂时易于触及肩胛骨下角，两侧肩胛骨下角的连线平对第 7 胸椎棘突。

7. 第 12 肋　此肋位于竖脊肌外侧，有时甚短，将第 11 肋误认为第 12 肋，导致腰部的切口过高，可能损伤胸膜。

8. 脊肋角（costovertebral angle）　第 12 肋与竖脊肌外侧缘的夹角，肾位于该角深部，是肾囊封闭常用的进针部位。

第二节　层次结构

脊柱区由浅入深有皮肤、浅筋膜、深筋膜、肌层、血管、神经等软组织和脊柱、椎管及脊髓等内容物。

一、浅层结构

1. 皮肤和浅筋膜　背部皮肤厚而致密，移动性较小，含有较丰富的毛囊和皮脂腺。浅筋膜厚实而致密，含有较多脂肪，与深筋膜之间有许多结缔组织纤维束相连。

2. 皮神经　全部来自脊神经后支（图 6-2）。

（1）项区　颈神经后支较粗大的皮支有枕大神经和第 3 枕神经。第 2 颈神经后支的皮支粗大称枕大神经（greater occipital nerve），在上项线下方、斜方肌的起点处浅出，伴随枕动脉的分支向上走行，分布于枕项部皮肤。第 3 颈神经后支的内侧支称第 3 枕神经（third occipital nerve），穿斜方肌浅出，分布于枕下区的皮肤。

（2）胸背区和腰区　分别来自胸、腰神经后支的皮支。各分支在棘突两侧浅出，上部皮神经几乎呈水平位向外侧走行；下部皮神经斜向外下，分布至胸背区和腰区的皮肤。第 12 胸神经后支的皮支可分布至臀区。第 1~3 腰神经后支的外侧支较粗大，其皮支称为臀上皮神经（superior clunial nerve），行经腰区，穿胸腰筋膜浅出，跨过髂嵴分布于臀区上部。臀上皮神经在髂嵴上方浅出处比较集中，恰位于竖脊肌外侧缘附近。当腰部急剧扭转时，易损伤到该神经，成为导致腰腿痛的常见病因之一。

（3）骶尾区　分别来自骶、尾神经后支的皮支。在髂后上棘至尾骨尖连线上的不同高度，分别穿臀大肌起始部浅出，分布至骶尾区的皮肤。臀中皮神经（middle gluteal nerve）由第 1~3 骶神经后支的皮支组成。

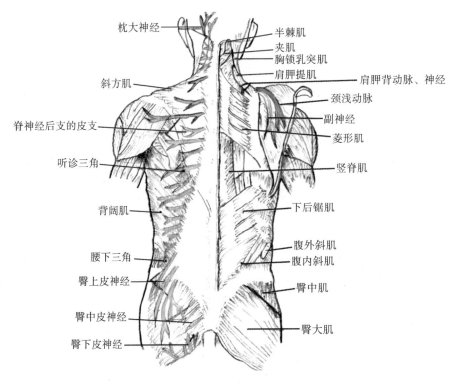

图 6 - 2　背肌及皮神经

3. 浅血管　枕动脉、颈浅动脉及肩胛背动脉等的分支分布于项区。肋间后动脉、肩胛背动脉和胸背动脉等的分支分布于胸背区。腰动脉的分支分布于腰区。骶尾部由臀上、下动脉等的分支分布。以上动脉均有静脉伴行。

二、深筋膜

项区、胸背区及腰区的深筋膜均分为浅、深两层。项区深筋膜的浅层位于斜方肌表面，肌的深面是该筋膜的深层，称项筋膜（nuchal fascia）。胸背区及腰区深筋膜的浅层较薄，位于斜方肌和背阔肌表面，而深层则厚，在竖脊肌周围特别发达被称为胸腰筋膜（thoracolumbar fascia），并分为前、中、后三层（图 6 - 3）。骶尾区的深筋膜薄弱，与骶骨背面的骨膜相愈着。

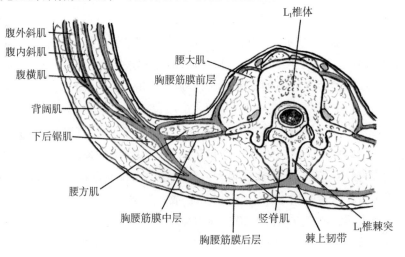

图 6 - 3　胸腰筋膜

胸腰筋膜前层位于腰方肌前面，又称腰方肌筋膜，向内附着于腰椎横突尖端，向下附着于髂腰韧带和髂嵴后份，上部增厚形成内、外侧弓状韧带。中层位于竖脊肌与腰方肌之间，向内附于腰椎横突尖和横突间韧带，向外在腰方肌外侧缘与前层愈合，形成腰方肌鞘，成为腹横肌起始部的腱膜，向上附于第12肋下缘，向下附于髂嵴。中层上部位于第12肋与第1腰椎横突之间的部分，增厚形成腰肋韧带（lumbocostal ligament）。肾手术时，为加大第12肋的活动度，可切断此韧带，便于暴露肾。后层覆于竖脊肌的后面，与背阔肌和下后锯肌腱膜相愈着，向下附于髂嵴，向内附于腰椎棘突和棘上韧带，外侧在竖脊肌外侧缘与中层愈合，形成竖脊肌鞘（图6-3）。由于腰部活动度大，当剧烈运动时，通常会扭伤胸腰筋膜，成为腰背劳损及腰腿痛的原因之一。

三、肌层

脊柱区的肌可分为浅层、中层和深层。

1. 浅层肌 包括斜方肌（trapezius）和背阔肌（latissimus dorsi）和腹外斜肌后部。斜方肌是位于项区和胸背区上部的扁肌，由副神经支配。此肌血供丰富，分别来自颈浅动脉、肩胛背动脉、枕动脉及节段性的肋间后动脉。可供肌瓣或肌皮瓣移植。在斜方肌的外下方，肩胛骨下角的内侧有一肌间隙，临床称听诊三角（triangle of auscultation）。其外侧界为肩胛骨脊柱缘，内上界为斜方肌的外下缘，下界为背阔肌上缘（图6-2）。三角的底为薄层脂肪组织、深筋膜和第6肋间隙，表面覆以皮肤和浅筋膜，是背部听诊呼吸音最清楚的部位。背阔肌是位于胸背区下部和腰区的扁肌，由胸背神经支配。此肌血供来自胸背动脉、肋间后动脉及腰动脉的分支。

2. 中层肌 中层肌有夹肌、半棘肌、肩胛提肌、菱形肌、上后锯肌、下后锯肌和腹内斜肌后部（图6-2、图6-5）。上、下后锯肌参与呼吸运动。半棘肌（semispinalis）和夹肌（splenius）两者均在斜方肌的深面。前者在颈椎棘突两侧，后者在半棘肌后外方。枕下三角位于两肌上部深面。枕下三角（suboccipital triangle）由枕下肌围成的三角（图6-4）。其外上界为头上斜肌，内上界为头后大直肌，外下界为头下斜肌。三角的底为寰枕后膜和寰椎后弓，浅层借致密结缔组织与夹肌和半棘肌相贴，枕大神经行于其间。三角内有枕下神经和椎动脉经过。椎动脉穿寰椎横突孔后转向内侧，行于寰椎后弓上面的椎动脉沟内，再穿寰枕后膜进入椎管，最后经枕骨大孔入颅。

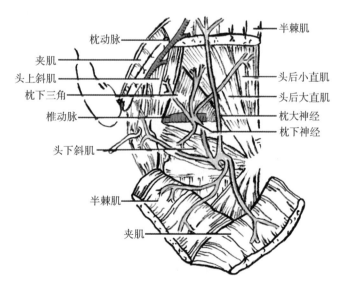

图6-4 枕下三角

颈椎的椎体钩发生骨质增生、头部过度旋转或枕下肌痉挛等均可压迫椎动脉，引起脑供血不足。第

1 颈神经的后支粗大称枕下神经（suboccipital nerve），在椎动脉与寰椎后弓间穿出，行经枕下三角，支配枕下肌。

3. 深层肌 常被称为背部深肌或脊柱固有肌，有竖脊肌、枕下肌、横突棘肌、横突间肌和腹横肌后部等，作用是使脊柱伸直、回旋和侧屈。

竖脊肌（erector spinae）是背肌中最长、最粗大的肌，以腰部和下胸部最为明显。位于上后锯肌、下后锯肌和脊柱区深筋膜的深面。依照肌纤维的位置和起止点，竖脊肌可分为外侧的髂肋肌，中间的最长肌和内侧的棘肌（图 6-5）。在腰区，该肌两侧有腰上三角和腰下三角。

腰上三角（superior lumbar triangle）位于第 12 肋下方，背阔肌深面。其上界为第 12 肋，外下界为腹内斜肌后缘，内侧界为竖脊肌外侧缘。有时由于下后锯肌在第 12 肋的附着处与腹内斜肌后缘相距较近，则下后锯肌也参与构成一个边，共同围成一个四边形的间隙。三角的底为腹横肌起始部的腱膜，腱膜深面有 3 条与第 12 肋平行排列的神经。自上而下为肋下神经（subcostal nerve）、髂腹下神经（iliohypogastric nerve）和髂腹股沟神经（ilioinguinal nerve）（图 6-6）。腱膜的前方有肾和腰方肌。腹膜后脓肿常从此突出，肾手术的腹膜外入路必经此三角。当切开腱膜时，应注意保护上述神经。第 12 肋前方与胸膜腔相邻，为扩大手术野，常需切断腰肋韧带，将第 12 肋上提。此时，应注意保护好胸膜，以免损伤造成气胸。腰上三角是腹后壁的薄弱区之一，腹腔器官经此三角向后突出，形成腰疝。

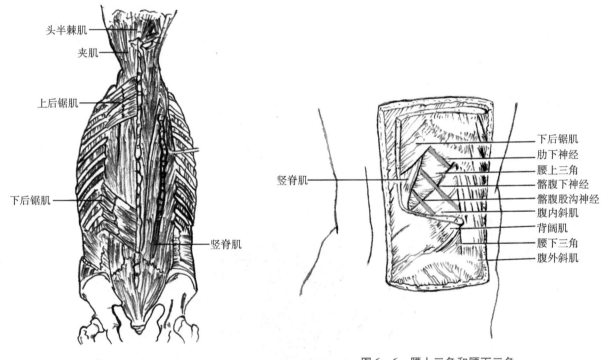

图 6-5 夹肌及竖脊肌　　　　　图 6-6 腰上三角和腰下三角

腰下三角（inferior lumbar triangle）由背阔肌前下缘、髂嵴和腹外斜肌后缘围成。三角的底为腹内斜肌，表面仅覆以皮肤和浅筋膜。此三角为腹后壁的又一薄弱区，亦可形成腰疝。在右侧，三角前方与阑尾和盲肠相对应，故盲肠后位阑尾炎时，此三角区有明显压痛。腰区深部脓肿亦可经腰下三角出现于皮下（图 6-6）。

横突棘肌（transversospinales）位于椎骨棘突与横突之间的沟槽内，位置最深，紧靠椎骨。由浅到深依次分为半棘肌、多裂肌和回旋肌。半棘肌颈部的深面为枕下肌分别是头大直肌、头小直肌、头下斜肌和头上斜肌。

四、脊柱区深部的血管和神经

（一）动脉

项区主要由枕动脉、肩胛背动脉、颈浅动脉和椎动脉等供血；胸背区由肋间后动脉、胸背动脉和肩胛背动脉等供血；腰区由腰动脉和肋下动脉等供血；骶尾区由臀上、下动脉等供血。

1. 枕动脉（occipital artery） 颈外动脉的分支，向后上经颞骨乳突内面进入项区，在夹肌深面和半棘肌外侧缘处越过枕下三角分出数条分支。本干上行至上项线高度，自斜方肌起点与胸锁乳突肌止点之间穿出，与枕大神经伴行至枕部。分支中有一较大的降支，向下分布至项区诸肌，并与椎动脉和肩胛背动脉等分支相互吻合，形成肩胛动脉网。

2. 肩胛背动脉（dorsal scapular artery） 锁骨下动脉或甲状颈干的分支，向外侧穿过或越过臂丛，经中斜角肌前方至肩胛提肌深面，与同名神经伴行并转向内下，在菱形肌深面下行，分布至项、背肌和肩带肌，参与形成肩胛动脉网。

颈浅动脉即颈横动脉（transverse cervical artery）的浅支，深支即肩胛背动脉。

3. 椎动脉（vertebral artery） 锁骨下动脉第一段的分支，沿前斜角肌内侧上行，穿第 6～1 颈椎横突孔，经枕下三角入颅。按走行分为四段：第一段自起始处至入第 6 颈椎横突孔下方；第二段穿经上 6 个颈椎横突孔；第三段通过枕下三角和枕骨大孔入颅；第四段为颅内段（图 6－7）。椎动脉周围有丰富的交感神经丛。当颈椎骨质增生可引起第二段椎动脉受压迫，导致颅内供血不足，即椎动脉型颈椎病。静脉丛位于椎动脉周围，向下汇成椎静脉。

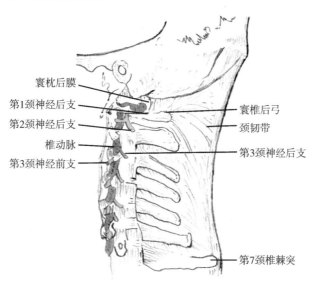

图 6－7　椎动脉

4. 胸背动脉（thoracodorsal artery） 肩胛下动脉的分支，与同名神经伴行，在背阔肌和前锯肌间，肩胛骨外侧缘下行，营养附近的肌。

（二）静脉

脊柱区的深部静脉与动脉伴行。项区的静脉汇入椎静脉、锁骨下静脉或颈内静脉；胸背区静脉通过肋间后静脉汇入奇静脉，部分汇入腋静脉或锁骨下静脉；腰区静脉经腰静脉汇入下腔静脉；骶尾区静脉通过臀区的静脉汇入髂内静脉。脊柱区的深静脉可通过椎静脉丛，广泛与椎管内外、颅内以及盆部等处的深静脉相交通。

（三）神经

脊柱区的神经主要来自 31 对脊神经后支、副神经、胸背神经和肩胛背神经。

脊神经后支（posterior ramus of spinal nerve）通过椎间孔由脊神经发出，在相邻横突间分成内侧支和外侧支，支配脊柱区的皮肤和深层肌（图 6-8）。脊神经后支呈明显的节段性分布，一般手术中横断背深层肌时，不会引起肌肉瘫痪。

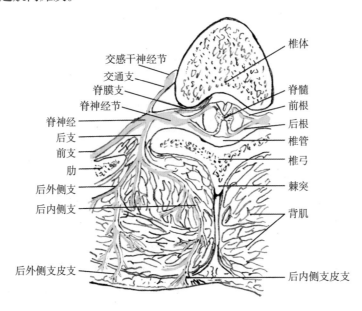

图 6-8　胸脊神经

腰神经后支经下位椎骨上关节突外侧，通过骨纤维孔至横突间肌内侧缘，分为内侧支和外侧支。

外侧支在下位横突背面进入竖脊肌，然后在肌的不同部位穿胸腰筋膜浅出，斜向外下行；内侧支在下位椎骨上关节突根部的外侧斜向后下，通过骨纤维管至椎弓板后面转向下行，分布于背深肌和脊柱的关节突关节等。第 5 腰神经后支的内侧支经第 5 腰椎下关节突的下方，向内下行。第 1~3 腰神经后支的外侧支较粗大，称为臀上皮神经，跨越髂嵴后部至臀区上部。

综上所述，腰神经后支及其内侧支和外侧支分别经过骨纤维孔、骨纤维管或穿胸腰筋膜裂隙。生理情况下，以上的孔、管或裂隙对血管和神经具有保护作用；病理情况下，上述孔道的变形和变窄，会压迫血管和神经，成为腰腿痛常见的椎管外病因之一。

（1）**骨纤维孔**　即腰神经后支骨纤维孔，位于椎间孔的后外方，开口向后，同椎间孔的方向垂直。其内侧界是下位椎骨上关节突的外侧缘，下界是下位椎骨横突的上缘，上外侧界是横突间韧带的内侧缘。骨纤维孔的体表投影相当于同序数腰椎棘突外侧以下两点的连线上：上位点在第 1 腰椎平面后正中线外侧 2.3cm，下位点在第 5 腰椎平面后正中线外侧 3.2cm。

（2）**骨纤维管**　即腰神经后内侧支骨纤维管，位于腰椎乳突与副突间的骨沟处，自外上斜向内下，分为上、下、前、后四壁。上壁是乳突，下壁是副突，前壁是乳突副突间沟，后壁是上关节突副突韧带。管的上、下、前壁为骨质，后壁为韧带，称为骨纤维管。有时后壁韧带骨化，则形成完全的骨管。骨纤维管的体表投影在同序数腰椎棘突下外方以下两点连线上：上位点在第 1 腰椎平面后正中线外侧约 2.1cm，下位点在第 5 腰椎平面后正中线外侧约 2.5cm。

五、脊柱

（一）椎骨及其连结

1. 钩椎关节（uncovertebral joint）　第 3～7 颈椎椎体上面的外侧缘有明显向上的嵴样突起，称椎体钩（uncus of vertebral body）或钩突；椎体下面外侧缘的相应部位有呈斜坡样的唇缘。相邻颈椎的椎体钩和唇缘共同组成钩椎关节（图 6-9），又称"Luschka 关节"。椎体钩限制上位椎体向两侧移位，增强颈椎椎体间的稳定性，并防止椎间盘向外后方脱出。椎体钩外侧是横突孔内的椎动、静脉及其交感神经丛，后方有脊髓颈段，后外侧部参与构成颈椎间孔的前壁（图 6-9、图 6-10）。故椎体钩不同部位的骨质增生会压迫上述对应结构，引起椎动脉型、脊髓型、神经根型和混合型等颈椎病的不同表现。

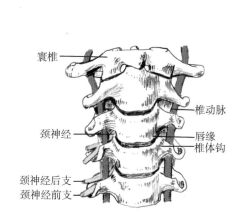

图 6-9　颈部钩椎关节及其毗邻

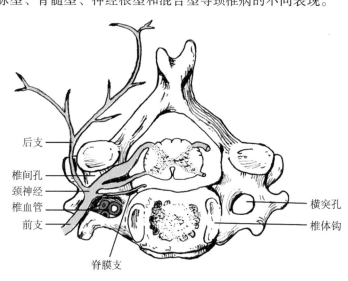

图 6-10　颈椎间孔及脊神经分支

2. 椎间盘（intervertebral disc）　随年龄增长易发生退行性变，剧烈运动、用力不当或过度负重可能导致纤维环破裂，髓核脱出，多见于第 4～5 腰椎间。前纵韧带位于椎体前方宽而坚韧，后纵韧带在椎体后方中部加强，而后外侧薄弱并对向椎管和椎间孔，故髓核常向后外侧脱出，压迫脊髓或脊神经。颈椎间盘的后外方有椎体钩加强，脊柱胸段活动幅度小，故腰段的椎间盘突出症较颈、胸段多见。

⊕ 知识链接

腰椎间盘突出与疼痛

　　腰椎间盘突出症是一种临床常见病和多发病，是因 $L_{4\sim5}$ 腰椎间盘或（和）$L_5\sim S_1$ 椎间盘发生退行性变，纤维环破裂，髓核突出，刺激和压迫神经根及马尾神经，引起神经痛等临床症状。腰椎间盘突出引发的疼痛原因主要有：机械压迫机制、炎症化学性刺激、自身免疫反应等。其中，压迫或（和）牵引等导致神经根的直接损害及由此引发的神经根微循环与营养障碍，是重要的致痛机制。另外，从突出的椎间盘组织内释放出不同种类的炎症化学因子，炎症介质再刺激敏感神经传入纤维，刺激神经根或神经根鞘，即使在没有突出椎间盘的直接压迫下，也可导致神经根性放射痛。

---

3. 黄韧带（ligamenta flava）　又称弓间韧带，是连于相邻两椎弓板之间的弹性结缔组织，参与围成椎管的后壁和神经根管的后外侧壁。其宽度和厚度在脊柱的不同部位有所差异：颈段薄而宽，胸段窄

而略厚，腰段最厚。腰穿或硬膜外麻醉，穿过此韧带即可到达椎管。两侧黄韧带间在中线处有一窄隙，有小静脉穿过。随年龄增长，黄韧带可出现退变、增生肥厚，多见于腰段，导致腰椎管狭窄，可能压迫腰部脊神经根及马尾，引发腰背痛。

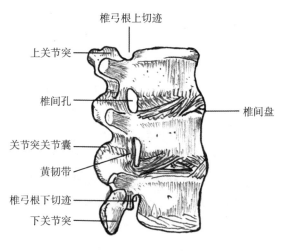

图 6-11 椎间孔（脊柱腰段）

（二）椎间孔

椎间孔（intervertebral foramen）由相邻两椎骨的椎下切迹和椎上切迹共同围成。前方是椎间盘和相邻椎骨椎体的后面，后方是下关节突、上关节突、关节突关节的关节囊和黄韧带的外侧缘，上界是上位椎骨椎弓根的下切迹，下界是下位椎骨椎弓根的上切迹（图 6-11）。椎间孔是骨纤维性管道，有脊神经穿过，任何骨性或纤维性病变都可造成椎间孔的狭窄，压迫脊神经和血管。

（三）椎管

椎管（vertebral canal）是分离椎骨的椎孔和骶骨的骶管借骨连结形成的骨纤维性管道，向上通过枕骨大孔与颅腔相通，向下止于骶管裂孔。有脊髓及其被膜、脊神经根、血管及结缔组织等内容物（图 6-12）。

椎管的两侧壁是椎弓根和椎间孔；前壁是椎体后面、椎间盘后缘和后纵韧带；后壁是椎弓板、黄韧带和关节突关节。椎管骶段由融合的骶椎椎孔连成，完全是骨性管道。构成椎管壁的任何结构发生病变，如椎体骨质增生、椎间盘突出、黄韧带肥厚、后纵韧带骨化或肥厚等，均可使椎管腔变形或变窄，压迫其内容物而引起一系列症状。

在横断面上，各段椎管的形态和大小具有差异。上部颈段接近枕骨大孔处近似圆形，向下逐渐变成三角形，横径长，矢径短；胸段近似椭圆形；上、中部腰段由椭圆形逐渐变成三角形；下部腰段椎管的外侧部逐渐出现侧隐窝，使椎管呈三叶草形；骶段呈扁三角形。

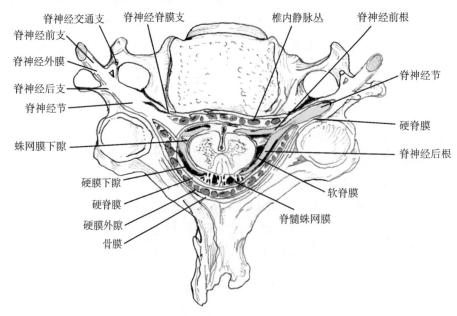

a. 经第 5 颈椎平面，上面观

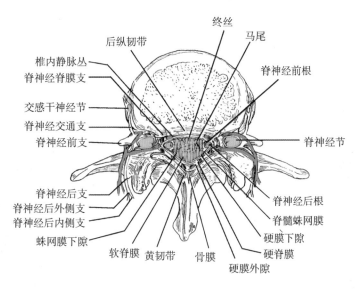

b. 经第3腰椎平面，上面观

图 6 – 12　椎管及椎管内容物

六、椎管内容物

椎管内容物有脊髓及其被膜等结构。

（一）脊髓被膜和脊膜腔

脊髓表面被覆三层被膜，由外向内为硬脊膜、脊髓蛛网膜和软脊膜。各层膜间及硬脊膜与椎管内骨膜间均存在腔隙，由外向内依次为硬膜外隙、硬膜下隙和蛛网膜下隙。

1. 被膜　包括硬脊膜、脊髓蛛网膜和软脊膜。

（1）硬脊膜（spinal dura mater）　由致密结缔组织构成，厚而坚韧，形成一长筒状的硬脊膜囊。向上附于枕骨大孔边缘，与硬脑膜相接续；向下在第2骶椎高度形成盲端，借助于终丝附于尾骨。硬脊膜囊内有脊髓、马尾和31对脊神经根，每对脊神经根穿硬脊膜囊时，硬脊膜延续包裹在脊神经根表面形成神经外膜，同椎间孔周围的结缔组织紧密相连，起固定作用。

（2）脊髓蛛网膜（spinal arachnoid mater）　半透明的薄膜，向上与脑蛛网膜相接续，以盲端平第2骶椎高度。此膜发出许多结缔组织小梁与软脊膜相连（图6－13）。

（3）软脊膜（spinal pia mater）　柔软且富有血管，与脊髓表面紧密相贴，并延伸至脊髓的沟裂中。在脊髓两侧，软脊膜增厚在脊神经前、后根之间形成三角形的齿状韧带（denticulate ligament）。其与硬脊膜相连，有维持脊髓正常位置的作用。一般齿状韧带每侧有15~22个（图6－14）。

2. 脊膜腔　包括硬膜外隙、硬膜下隙和蛛网膜下隙。

（1）硬膜外隙（epidural spac）　是位于椎管内骨膜与硬脊膜之间的窄隙，内含疏松结缔组织、脂肪、椎内静脉丛、脊神经脊膜支和淋巴管等，有脊神经根及其伴行血管通过，此间隙呈负压（图6－12）。此隙起自枕骨大孔，终于骶管裂孔。硬脊膜紧密附着于枕骨大孔边缘，故此隙与颅内腔隙并不交通。临床硬膜外麻醉，就是将药物注入此隙，以阻滞脊神经根内的神经传导。针刺入硬膜外隙后，由于存在负压，会有抽空感，这与穿入蛛网膜下隙时有脑脊液流出情况不同。

硬膜外隙被脊神经根分为前、后两隙。前隙窄小，后隙宽大。内有脂肪、静脉丛和脊神经根等结构。在中线上，前隙有疏松结缔组织连于硬脊膜与后纵韧带之间，后隙纤维隔连于椎弓板与硬脊膜后面。颈段和上胸段的这些纤维结构出现率较高，较致密，可能是导致硬膜外麻醉会出现单侧麻醉或麻醉不全的解剖学因素。

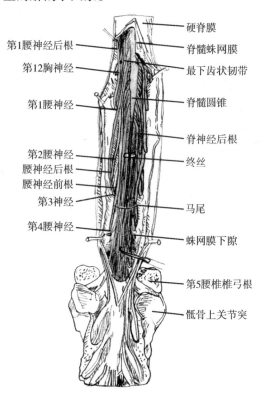

图 6 - 13   硬脊膜和脊髓蛛网膜下端

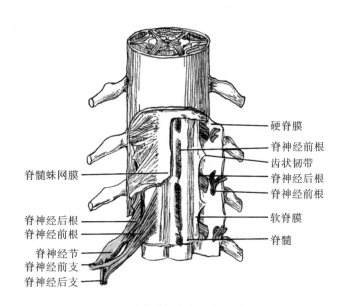

图 6 - 14   软脊膜与齿状韧带（前面观）

骶段硬膜外隙前宽后窄，上大下小，硬脊膜紧靠骶管后壁，间距仅为 0.10 ~ 0.15cm，故骶管麻醉时应注意入针的角度。平第 2 骶椎高度硬脊膜囊变细，包裹终丝，借助于前、后方的结缔组织纤维索把它连于骶管前、后壁，且结合较紧，可能起到中隔作用，隙内充满脂肪，这可能是骶管麻醉有时也会出现单侧麻醉的解剖学因素。

在骶管内，骶神经（根）位于硬膜外隙内，包被的神经鞘是由硬脊膜延伸而成（图 6 - 15）。第 1 ~ 3 骶神经鞘较厚，被大量脂肪包围，可能是骶神经麻醉不全的解剖学因素。据资料显示，骶管裂孔至终池下端的距离平均为 5.7cm。

（2）硬膜下隙（subdural space）   在硬脊膜与脊髓蛛网膜之间的潜在腔隙，与脊神经周围的淋巴隙相通，内有少量液体。

（3）蛛网膜下隙（subarachnoid space）   脊髓蛛网膜与软脊膜之间较宽阔的间隙。在活体，蛛网膜下隙内充满脑脊液，向上通过枕骨大孔与颅内蛛网膜隙相通，向下至第 2 骶椎高度。含有脑脊液的脊神经周围隙是由脊髓蛛网膜向两侧包裹脊神经根形成。蛛网膜下隙在第 1 腰椎至第 2 骶椎高度扩大，形成终池（terminal cistern），池内有马尾（cauda equina）和软脊膜向下延伸形成的终丝（filum terminale）。

成人脊髓下端约平第 1 腰椎下缘，在终池的脑脊液中浸泡着马尾，故在第 3 ~ 4 或第 4 ~ 5 腰椎间进行腰椎穿刺或麻醉时，将针穿入终池，一般不会损伤脊髓和马尾（图 6 - 16）。

小脑延髓池（cerebellomedullary cistern）属颅内的蛛网膜下隙。临床进行穿刺在项部后正中线上，从枕骨下方或第 2 颈椎棘突上方进针，经皮肤、浅筋膜、深筋膜、项韧带、寰枕后膜、硬脊膜和蛛网膜而到达该池。成人由皮肤至寰枕后膜的距离 4 ~ 5cm。穿刺针穿过寰枕后膜时有阻碍感，当阻力消失，有脑脊液流出时，表明针已进入小脑延髓池。穿刺时应注意进针的深度，避免损伤延髓。

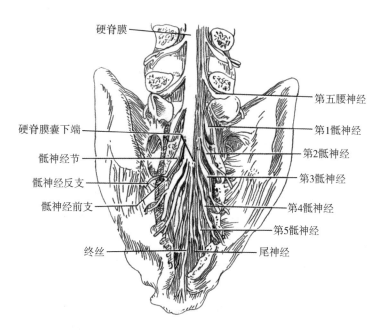

图 6 – 15 骶管及其内容物

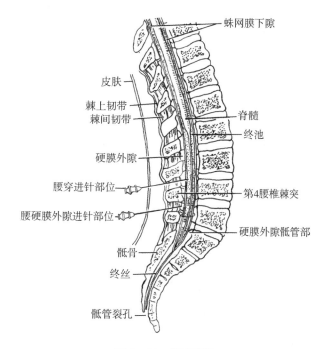

图 6 – 16 腰穿部位

（二）脊神经根

1. 行程和分段 脊神经根丝离开脊髓后即横行或斜行于蛛网膜下隙，汇成脊神经前根和后根，穿蛛网膜囊和硬脊膜囊，行于硬膜外隙中。脊神经根在硬脊膜囊以内的一段，为蛛网膜下隙段；穿出硬脊膜囊的一段，为硬膜外段。

2. 与脊髓被膜的关系 脊神经根离开脊髓时被覆以软脊膜，穿经脊髓蛛网膜和硬脊膜时，便带出此两膜，形成蛛网膜鞘和硬脊膜鞘。此三层被膜向外至椎间孔处，逐渐与脊神经外膜、神经束膜和神经内膜相延续。蛛网膜下腔可在神经根周围向外侧延伸，至脊神经节近端附近，开始逐步封闭消失。有时可继续沿神经根延伸，如果此时进行脊柱旁注射，药液就可能由此进入蛛网膜下隙的脑脊液内。

3. 与椎间孔和椎间盘的关系 脊神经根的硬膜外段较短，借硬脊膜鞘紧密连于椎间孔周围，以固定硬脊膜囊和保护鞘内的神经根不受牵拉。此段在椎间孔处最易受压。下腰部的脊神经根先在椎管的侧隐窝内斜向下方行走一段距离后，才紧贴椎间孔的上半出孔。临床有时将包括椎间孔在内的脊神经根的通道称为椎间管或神经根管。椎间盘向后外侧突出、黄韧带肥厚、椎体边缘及关节突骨质增生是造成椎间管或神经根管狭窄，压迫脊神经根的最常见原因，临床手术减压主要针对这些因素（图6-17）。

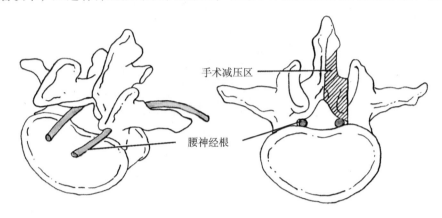

手术减压区

腰神经根

图 6-17　腰椎管侧隐窝狭窄使神经根受压

椎间盘突出时，为了减轻受压脊神经根的刺激，患者常常处于强迫的脊柱侧凸体位。此时脊柱侧凸的方向，取决于椎间盘突出的部位与受压脊神经根的关系。椎间盘突出从外侧压迫脊神经根时，脊柱将弯向健侧；椎间盘突出从内侧压迫脊神经根时，脊柱将弯向患侧。有时，椎间盘突出患者会出现左右交替性脊柱侧凸现象，可能是由于突出椎间盘组织的顶点恰巧压迫脊神经根。对于这样的患者，无论脊柱侧凸弯向何方，均可暂时缓解突出椎间盘对脊神经根的压迫（图6-18）。

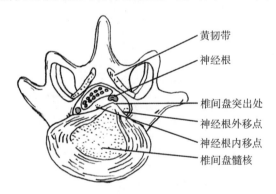

黄韧带
神经根
椎间盘突出处
神经根外移点
神经根内移点
椎间盘髓核

图 6-18　椎间盘突出与交替性脊柱侧凸

（三）脊髓的血管和窦椎神经

1. 动脉 来源是脊髓前、后动脉及根动脉，脊髓前、后动脉是椎动脉的分支，根动脉由节段性动脉（如肋间后动脉等）发出（图6-19）。

（1）脊髓前动脉（anterior spinal artery） 椎动脉颅内段的分支，左、右脊髓前动脉在延髓腹侧合成一干，沿脊髓前正中裂下行至脊髓末端，沿途发出分支营养脊髓灰质（后角后部除外）和侧、前索的深部。行程中常有狭窄甚至中断，其供应范围主要是颈1~4节，颈5以下则由节段性动脉加强和营养。脊髓前动脉在脊髓末端变细，于脊髓圆锥高度向侧方发出圆锥吻合动脉，向后与脊髓后动脉吻合。临床上脊髓动脉造影时确定脊髓圆锥平面的标志之一即圆锥吻合动脉。

（2）脊髓后动脉（posterior spinal artery）　椎动脉颅内段的分支，绕延髓两侧向后走行，沿脊髓后外侧沟下行，有时在下行中两动脉合成一干行走一段，沿途发出分支，互相吻合成网，营养脊髓后角的后部和后索。

（3）根动脉（radicular artery）　由节段性动脉的脊支发出。颈段主要来自颈升动脉和椎动脉颈段等；胸段来自肋间后动脉和肋下动脉；腰段来自腰动脉；骶、尾段来自骶外侧动脉。根动脉随脊神经穿椎间孔入椎管，分为前、后根动脉和脊膜支。

前根动脉沿脊神经前根至脊髓，发出分支与脊髓前动脉吻合，发出升、降支与相邻的前根动脉相连。前根动脉主要供应下颈节以下脊髓的腹侧 2/3 区域，数量不等，少于后根动脉，较多出现在下颈节、上胸节、下胸节和上腰节，其中有两支较粗大：一支出现在颈 5~8 和胸 1~6 节段，称颈膨大动脉（即 Lazorthes 动脉），供应颈 5~胸 6 节段的脊髓；另一支出现在胸 8~12 和腰 1 节段，以胸 11 节段为多见，称腰骶膨大动脉（也称 Adamkiewicz 动脉），主要营养胸 7 节段以下的脊髓。在暴露肾动脉以上的降主动脉或行肋间后动脉起始部的手术时，应注意保护这些血管，以免影响脊髓的血供。在行主动脉造影时，如造影剂进入腰骶膨大动脉，可能阻断该部脊髓的血液循环，将可能导致截瘫。

后根动脉沿脊神经后根至脊髓，与脊髓后动脉吻合，分支营养脊髓侧索的后部（图 6-19）。

脊髓表面的环状动脉血管称动脉冠，将脊髓前、后动脉，前、后根动脉和两条脊髓后动脉相连接，可发出分支营养脊髓的周边部。营养脊髓的动脉吻合，在胸 4 和腰 1 节段常较缺乏，故此 2 段脊髓为乏血区，易发生血液循环障碍。

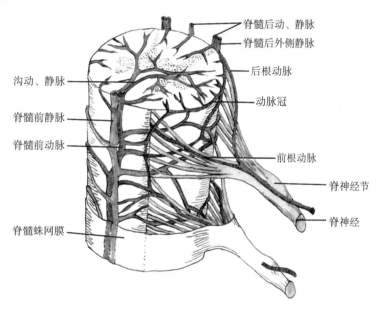

图 6-19　脊髓的血管

2. 静脉　脊髓表面有 6 条纵行静脉，行于前正中裂、后正中沟和前、后外侧沟内。纵行静脉之间有许多交通支互相吻合，穿过硬脊膜与椎内静脉丛相交通。

3. 窦椎神经（sinuvertebral nerve）或 Luschka 神经　即脊神经的脊膜支。窦椎神经自脊神经干发出后，与来自椎旁交感干的交感神经纤维一起，经椎间孔返回椎管内，分布至硬脊膜、脊神经根的外膜、后纵韧带、椎管内动、静脉表面和椎骨内骨膜等结构。脊膜支含有丰富的感觉纤维和交感神经纤维（图 6-12）。

⇒ 案例引导

　　临床案例　患者，男性，60岁。搬重物时，突感腰部剧烈疼痛，随后腰部活动困难，被急速送院就诊。患者自诉近年来曾多次出现腰部僵直性疼痛，弯腰或搬举重物时加重。此次疼痛异常剧烈，疼痛向右侧大腿和小腿后面延伸；右侧小腿外侧、足和小趾麻木。检查见患者腰部弯向右侧，第5腰椎下方有明显压痛；右下肢伸直后抬高时疼痛明显，右大腿沿坐骨神经有压痛。CT检查显示腰4~5椎间盘突出。

　　讨论　1. 什么是椎间盘突出？

　　　　　2. 哪些部位的椎间盘易发生突出？为什么？

　　　　　3. 脊柱侧弯与椎间盘突出的部位有什么关系？

　　　　　4. 该腰椎间盘突出的患者腰部弯向右侧说明什么？

第三节　脊柱区的解剖操作

一、切口

（1）尸体取俯卧位，颈下垫高，使颈项部呈前屈位。

（2）确认枕外隆突、上项线、乳突、第7颈椎棘突、肩胛冈、肩峰、肩胛骨下角、第12肋、胸腰椎棘突、骶正中嵴、髂嵴、髂后上棘、骶角等骨性标志。

（3）模拟腰椎穿刺　将穿刺针从第4与第5腰椎棘突之间刺入，缓慢进针，体会进针感。穿刺针按顺序穿过皮肤、浅筋膜、深筋膜、棘上韧带、棘间韧带、黄韧带，进入椎管，再穿过硬脊膜和脊髓蛛网膜，进入蛛网膜下隙。当穿过黄韧带和硬脊膜时，有明显的突破感。活体穿刺时，穿刺针进入蛛网膜下隙，会有脑脊液流出。

（4）划5条皮肤切口　①背部中线切口：自枕外隆突沿正中线向下至骶骨后面中部。②枕部横切口：自枕外隆突沿上项线向外侧至乳突。③肩部横切口：自第7颈椎棘突向外侧至肩峰，再垂直向下切至肱骨中段三角肌止点，向内侧环切臂上部后面皮肤。④背部横切口：平肩胛骨下角，自后正中线向外侧至腋后线。⑤髂嵴弓形切口：自骶骨后面中部向外上方沿髂嵴弓状切至腋后线（此切口不可太深，以免损伤由竖脊肌外侧缘浅出在浅筋膜中跨越髂嵴行于臀部的臀上皮神经）。5条切口将背部两侧的皮肤分为上、中、下3片，将3片皮肤及背部浅筋膜一起分别从内侧翻向外侧。上片翻至斜方肌前缘，中片和下片翻至腋后线。翻皮片时，注意背部皮肤的厚薄、质地和活动度。

二、层次解剖

（一）解剖浅层结构

　　皮神经位于背部正中线两侧的浅筋膜中，注意寻找从深筋膜穿出的脊神经后支的皮支及伴行的肋间后血管的穿支。背上部，胸神经后支靠近棘突处穿出；下部，胸神经后支在近肋角处穿出。第1~3腰神经后支从竖脊肌外侧缘浅出，跨越髂嵴至臀部，形成臀上皮神经，与腰动脉分支伴行（图6-2）。第2胸神经后支的皮支最长，可平肩胛冈寻找和辨认。枕外隆突外侧2~3cm处斜方肌的枕骨起始部，可解剖出刚穿出的枕大神经，与枕动脉伴行，上行至颅后部（图6-2，图6-4）。

（二）解剖深层结构

1. 解剖斜方肌和背阔肌 清理斜方肌和背阔肌表面的筋膜。在项部，清理到斜方肌外侧缘时不能再向外剥离，避免损伤副神经和颈丛的分支。在修洁背阔肌下份时，注意背阔肌的腱膜与胸腰筋膜融合在一起。在腰部外侧，背阔肌的前方，修出腹外斜肌的后缘。

2. 观察浅层肌及其之间的三角 先观察斜方肌和背阔肌。在斜方肌的外下缘、背阔肌的上缘和肩胛冈的脊柱缘之间，确定听诊三角（图6-2）。在背阔肌的外下缘、髂嵴和腹外斜肌的后缘之间，确定腰下三角，明确其深面是腹内斜肌（图6-6）。

3. 剖开斜方肌和背阔肌

（1）从斜方肌的外下缘紧贴肌肉深面插入刀柄，钝性分离至胸椎棘突的起始部。沿后正中线外侧1cm处由下向上纵行切开斜方肌至枕外隆凸，再沿上项线转向外侧至乳突。斜方肌的起点被切断后，将其向外侧翻起，至肩胛冈的止点。注意：避免伤及其深面的菱形肌，保持枕大神经、副神经及其伴行血管的位置，并清除周围的结缔组织。

（2）从背阔肌的外下缘紧贴其深面插入刀柄，向内上方钝性分离。再沿背阔肌的肌性部与腱膜部的移行线外侧1cm处纵行切开背阔肌，翻向外侧。注意：分离其深面的下后锯肌，观察并切断背阔肌在下位3~4肋和肩胛骨下角背面的起点。接近腋区可见胸背神经、动脉和静脉进入背阔肌深面，清理并观察。

4. 观察中层肌和腰上三角

（1）在肩胛骨上方和内侧修洁肩胛提肌和菱形肌，沿后正中线外侧1cm处，切断菱形肌，向外下翻开，暴露位于棘突和第2~5肋之间的上后锯肌。注意：寻找位于肩胛提肌和菱形肌深面的肩胛背神经和血管。

沿后正中线外侧1cm处切断上后锯肌，翻向外侧，暴露夹肌。在胸背部和腰部移行处修洁很薄的下后锯肌。沿背阔肌的切断线切开下后锯肌，翻向外侧，寻找其肋骨的止点。

（2）寻找腰上三角 由下后锯肌的下缘、竖脊肌的外侧缘和腹内斜肌的后缘共同围成（图6-6）。有时第12肋也参与围成，则成四边形区域。

5. 解剖背筋膜深层

（1）修洁夹肌表面的项筋膜，观察夹肌的起止点。

（2）解剖并观察胸腰筋膜 腰区的胸腰筋膜特别发达，称为胸腰筋膜后层。沿竖脊肌的中线，纵行切开胸腰筋膜后层，翻向两侧，暴露竖脊肌；将竖脊肌向内侧牵拉，寻找深面的胸腰筋膜中层，观察竖脊肌鞘的组成（图6-3）。在胸腰筋膜中层的深面，还有腰方肌和胸腰筋膜的前层，暂时不要解剖。

6. 解剖竖脊肌和横突棘肌 竖脊肌纵行于脊柱的两侧，是背部深层最长的肌，起自骶骨的背面和髂嵴的后部，向上分为3列：①外侧列是髂肋肌，止于各肋。②中间列是最长肌，止于椎骨的横突，向上止于乳突。③内侧列是棘肌，止于椎骨的棘突。小心钝性分离竖脊肌的三列纤维。将竖脊肌的各部肌束，由棘突、横突和肋角的骨剥离，翻向下，观察半棘肌、多裂肌、回旋肌，由于三者位于椎骨横突与棘突之间，故称为横突棘肌。

7. 解剖枕下三角 在项部与胸背部的移行处沿中线外侧切断夹肌的起点，翻向外上方；再将其深面的半棘肌从枕骨附着部切断，翻向下方。清理枕下三角，注意观察：内上界是头后大直肌，外上界是头上斜肌，外下界为头下斜肌。枕下三角内有由外侧向内侧横行的枕动脉，其下缘有枕下神经穿出，支配枕下肌肉（图6-4）。

8. 解剖椎管

（1）打开椎管 使尸体的头部下垂，腹部垫高。清理各椎骨和骶骨背面所有附着的肌，保存一些脊神经的后支，以便观察其与脊髓和脊神经的关联。在各椎骨的关节突内侧和骶骨的骶中间嵴内侧将椎弓板纵行锯断，再从上、下两端横行凿断椎管的后壁，打开椎管后壁，观察其内面椎弓板之间的弓间韧带。

（2）观察椎管内容物（图6－12、图6－15）　椎管内骨膜与硬脊膜之间是硬膜外隙，清理隙内的脂肪和椎内静脉丛，注意观察有无纤维隔存在；将硬脊膜沿中线纵行剪开，观察和寻找硬脊膜与其深面菲薄透明的蛛网膜之间潜在的硬膜下隙。提起并小心剪开蛛网膜，打开蛛网膜下隙及其下端的终池。观察脊髓、脊髓圆锥、终丝和马尾等结构的特征。软脊膜紧贴脊髓表面，含有丰富的血管。寻找并观察位于脊髓的两侧由软脊膜形成的齿状韧带，思考其作用和临床意义。

最后，用咬骨钳清除几个椎间孔后壁的骨质，认真分辨后纵韧带、椎间盘、脊神经节、脊神经根、脊神经、脊神经前支和后支等重要解剖结构，思考可能造成压迫脊神经的因素。

目标检测

1. 试述肾手术时腰部斜切口的切开层次。
2. 试述成人椎管穿刺抽取脑脊液的进针部位及层次。
3. 试述枕下三角、腰上三角的构成、内容及临床意义。

（刘　娟　丛树园）

书网融合……

本章小结　　　　　微课　　　　　题库

第七章 上 肢

PPT

📖 学习目标

1. **掌握**　腋腔的构成，腋动脉的分段及其分支，腋静脉及属支，臂丛及其分支，腋淋巴结的分群、位置、收纳流注关系及临床意义；肘前区浅、深层结构特点，肘窝的位置、构成及内容；腕前区的表面解剖，浅、深层结构特点，腕管的构成及内容；臂前部和前臂前区血管神经束的位置和内容；手掌各层次的结构特点。

2. **熟悉**　腋鞘及腋窝蜂窝组织的概念；肩胛动脉网构成，肌腱袖的概念；肱骨肌管的位置及内容；臂前部和前臂前区浅静脉和皮神经分布；肘后三角和肘外侧三角的概念；前臂屈肌后间隙的位置和交通；鼻烟壶、手背静脉网、指髓间隙和指腱鞘的概念。

3. **了解**　骨筋膜鞘的概念；皮肤、浅筋膜特点；上肢断层影像解剖。

⇒ 案例引导

　　临床案例　患者，女性，运动员。因骑马被甩下，致左肩部猛烈撞击地上引起左侧头颈部远离肩部并屈向右侧，致使左侧上肢运动障碍，不能上举，左侧肩部、颈部疼痛就诊。查体：患者左上肢无力下垂，肩关节不能屈、展和旋外，前臂旋前，不能屈肘关节，左上肢外侧皮肤感觉消失。诊断为左侧臂丛损伤。

　　讨论　1. 臂丛位于何处？如何构成？
　　　　　　2. 分析患者臂丛损伤的部位并判断臂丛损伤的神经。

第一节　概　述

上肢与下肢相比，骨骼较小，关节囊薄而松弛，副韧带少，肌肉多，较小而细，运动灵活。

一、境界与分区

上肢通过肩部与颈部、胸部和背部相连。其与颈部的分界线是锁骨上缘外侧 1/3 和肩峰至隆椎棘突的连线。与胸部、背部的分界是三角肌前缘、后缘上份与腋前襞、腋后襞下缘中点的连线。

上肢包括肩、臂、肘、前臂、腕和手共 6 个部分。肩部和手部分为三区，其余各部均分为前、后两区。

二、表面解剖

（一）体表标志

1. 肩部　肩部最高处为肩峰，它位于肩关节的上方。沿肩峰向前内，可摸到锁骨，向后内可触及肩胛骨。喙突位于锁骨中、外 1/3 交界处下方的锁骨下窝内。肱骨大结节突出于肩峰的前外侧。腋前襞和腋后襞分为腋窝的前界、后界。腋前襞深部主要由胸大肌下缘构成，腋后襞深部则主要是大圆肌和背阔肌下缘。

2. **臂部** 臂前区可见肱二头肌形成的纵行隆起，其两侧为肱二头肌内侧沟、外侧沟。三角肌粗隆位于臂中部的外侧。

3. **肘部** 肱骨内上髁、肱骨外上髁是肘部两侧最突出处。肱骨外上髁的下方可扪及桡骨头。肘后区最显著的隆起为尺骨鹰嘴。肱骨内上髁与尺骨鹰嘴之间可摸到尺神经沟。屈肘时，肘前区可触及紧张的肱二头肌腱。

4. **腕和手部**

（1）骨性标志 桡骨茎突和尺骨茎突为位于腕桡侧和尺侧的骨性突起，尺骨茎突稍偏后内侧。尺骨茎突的近侧为尺骨头。

（2）腕横纹 腕前区皮肤有三条横纹。腕近侧纹约平尺骨头，腕中纹不恒定，腕远侧纹平对屈肌支持带近侧缘。其中点深面是掌长肌腱，肌腱稍外侧为正中神经入掌处。

（3）腱隆起 握拳，屈腕时，腕前区有三条纵行的肌腱隆起：近中线者为掌长肌腱，其桡侧为桡侧腕屈肌腱，在桡侧腕屈肌腱的外侧有桡动脉，掌长肌腱的尺侧为尺侧腕屈肌腱。手掌和手指伸直时，伸指肌腱在手背皮下清晰可见。

（4）手掌 有三条掌横纹。鱼际纹斜行于鱼际尺侧，近侧端与腕远侧纹中点相交，其深面有正中神经通过；掌中纹略斜行于手掌中部，桡侧端与鱼际纹重叠；掌远纹横行，适对第3～5掌指关节的连线，其桡侧端稍弯向第2指蹼处。手掌两侧有呈鱼腹状的肌性隆起，内侧者称小鱼际，外侧者称鱼际，鱼际、小鱼际间的凹陷称掌心。

（5）解剖学"鼻烟窝" 又称"鼻烟壶"，为位于手背外侧部的浅窝，在拇指充分外展并后伸时明显。其桡侧界为拇长展肌腱和拇短伸肌腱；尺侧界为拇长伸肌腱；近侧界为桡骨茎突。窝底为手舟骨和大多角骨。窝内有桡动脉通过，可扪及其搏动。

（二）对比关系

正常时，肩峰、肱骨大结节和喙突三者之间形成一等腰三角形，当肩关节脱位时，上述关系发生变化。屈肘呈直角时，尺骨鹰嘴尖端与肱骨内上髁、肱骨外上髁三者构成等腰三角形，当肘关节脱位时，上述关系发生变化。

（三）上肢的轴线与提携角

上肢的轴线是经肱骨头→肱骨小头→尺骨头中心的连线。肱骨的纵轴称臂轴，尺骨的长轴称前臂轴。二轴线在肘部相交，臂轴延长线和前臂轴之间构成一锐角，称提携角，正常时为10°～15°。若此角大于15°称肘外翻，小于0°称肘内翻，0°～10°称直肘（图7-1）。

（四）体表投影

1. **上肢动脉干的投影** 上肢外展90°，掌心向上，从锁骨中点至肘前横纹中点远侧2cm处的连线，为腋动脉和肱动脉的体表投影。两者以大圆肌下缘为界，大圆肌下缘以上为腋动脉，以下为肱动脉。从肘前横纹中点远侧2cm处至桡骨茎突前方及至豌豆骨外侧的连线，分别为桡动脉、尺动脉的投影（图7-2）。

2. **上肢神经干的投影**

（1）正中神经 在臂部与肱动脉一致，位于肱二头肌内侧沟内；在前臂为从肱骨内上髁与肱二头肌腱连线的中点至腕远侧纹中点稍外侧的连线。

（2）尺神经 自腋窝顶，经肱骨内上髁与尺骨鹰嘴间，至豌豆骨外侧缘的连线。

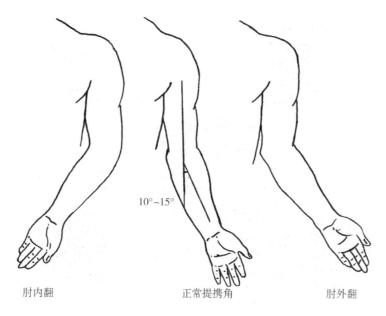

图7-1　提携角

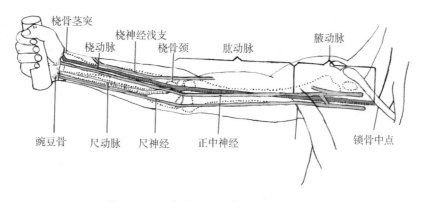

图7-2　上肢动脉干和神经干的体表投影

（3）桡神经　从腋后襞下缘外端与臂交点处起，向下斜过肱骨后方，至肱骨外上髁稍上方连线。

第二节　肩　部

肩部分为腋区、三角肌区和肩胛区。

一、腋区

腋区（axillary region）为位于肩关节下方、臂上段与胸前外侧壁上部之间的区域。上肢外展时，此区出现向上的穹隆状皮肤凹陷，其深面四棱锥形的腔隙称腋窝（axillary fossa）（图7-3）。

（一）腋窝的构成

1. 顶　是腋窝的上口，向上内通颈根部，由锁骨中1/3段、第1肋外缘和肩胛骨上缘围成。有臂丛通过，锁骨下血管于第一肋外缘移行为腋血管。

2. 底　由皮肤、浅筋膜和腋筋膜构成。皮肤借纤维隔与腋筋膜相连，腋筋膜中央部因有皮神经、浅血管和浅淋巴管穿过而呈筛状，故又称筛状筋膜。

3. 四壁　有前壁、后壁和内侧壁、外侧壁。

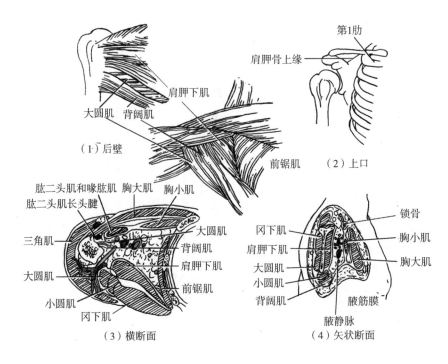

图 7 - 3　腋窝的构成

（1）前壁　由胸大肌、胸小肌、锁骨下肌和锁胸筋膜构成。锁胸筋膜（clavipectoral fascia）是位于锁骨下肌、胸小肌和喙突之间的胸部深筋膜，有头静脉、胸肩峰动脉、静脉和胸外侧神经穿过（图 7 -4）。

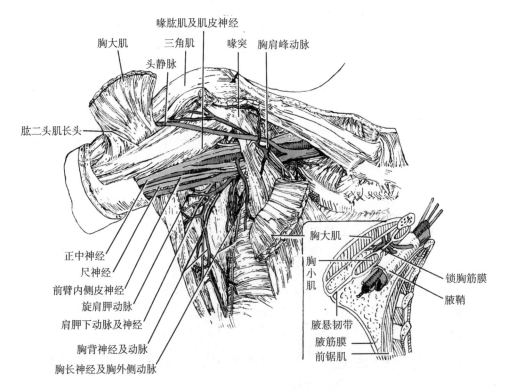

图 7 - 4　腋窝前壁的层次和内容物

（2）后壁　由背阔肌、大圆肌、肩胛下肌和肩胛骨构成。在后壁上有三边孔和四边孔。三边孔

（trilateral foramen）和四边孔（quadrilateral foramen）有共同的上界和下界，上界为小圆肌和肩胛下肌，下界为大圆肌和背阔肌；肱三头肌长头为三边孔的外侧界、四边孔的内侧界；四边孔的外侧界为肱骨外科颈。三边孔内有旋肩胛血管通过，四边孔内有腋神经和旋肱后血管通过（图7-5）。

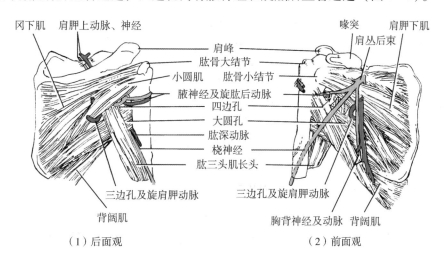

（1）后面观　　　　　　　　　　　　（2）前面观

图7-5　三边孔和四边孔

（3）**内侧壁**　由前锯肌、上4位肋骨及肋间肌构成。

（4）**外侧壁**　由喙肱肌，肱二头肌长、短头和肱骨结节间沟构成。

（二）腋窝的内容

主要有臂丛锁骨下部及其分支、腋动脉及其分支、腋静脉及其属支、腋淋巴结和疏松结缔组织等。（图7-6）

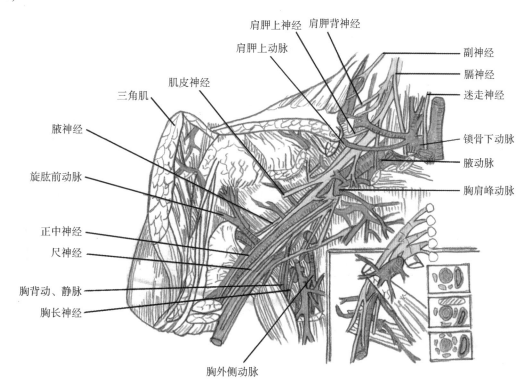

图7-6　腋窝内容

1. 腋动脉（axillary artery） 以胸小肌为标志分为三段（图7-4，图7-6，图7-7）。

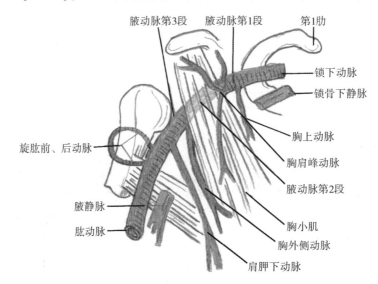

图7-7 腋动脉的分段与分支

（1）**第一段** 位于第1肋外缘与胸小肌上缘之间。前方邻近胸大肌及其筋膜、锁骨下肌、锁胸筋膜及穿过该筋膜的结构；后方邻近臂丛内侧束、胸长神经、前锯肌和第1肋间隙等；外侧邻近臂丛后束和外侧束；内侧有腋淋巴结尖群、腋静脉、胸上动脉及其伴行静脉。该段分出胸上动脉（superior thoracic artery）营养第1、2肋间隙前部。

（2）**第二段** 位于胸小肌的后方。前方有胸大肌、胸小肌及其筋膜覆盖；后方邻近臂丛后束和肩胛下肌；外侧邻近臂丛外侧束；内侧邻近臂丛内侧束和腋静脉。此段有2条分支：胸肩峰动脉（thoracoacromial artery）穿锁胸筋膜后，分支营养胸大肌、胸小肌，三角肌和肩峰等。胸外侧动脉（lateral thoracic artery）由腋动脉发出后，于腋中线前方，沿前锯肌表面下行，营养前锯肌、胸大肌、胸小肌和乳房。

（3）**第三段** 位于胸小肌下缘至大圆肌下缘之间。该段血管前方有胸大肌覆盖，并和正中神经内侧根及旋肱前血管相邻，其末端位置表浅，无肌肉覆盖；后方邻桡神经、腋神经、大圆肌肌腱、背阔肌和旋肱后血管等；外侧邻正中神经外侧根、正中神经、肌皮神经、肱二头肌短头和喙肱肌；内侧邻近尺神经、前臂内侧皮神经和腋静脉。第三段的主要分支有肩胛下动脉和旋肱前动脉、旋肱后动脉。肩胛下动脉（subscapular artery）沿肩胛下肌下缘向后下方走行，分为旋肩胛动脉和胸背动脉。前者穿三边孔至冈下窝，后者与胸背神经伴行入背阔肌。旋肱后动脉（posterior humeral circumflex artery）穿四边孔向后，在肱骨外科颈后方与旋肱前动脉吻合；旋肱前动脉（anterior humeral circumflex artery）较细，绕过肱骨外科颈前方，与旋肱后动脉吻合。

2. 腋静脉（axillary vein） 位于腋动脉的内侧，两者之间有臂丛内侧束、胸内侧神经、尺神经和前臂内侧皮神经；其内侧有臂内侧皮神经。管壁愈着于腋鞘和锁胸筋膜，损伤后易呈开放状态。

3. 臂丛（brachial plexus） 位于腋窝内的部分为臂丛的锁骨下部，主要由三个束构成。内侧束是臂丛下干前股的延续；外侧束由上干、中干的前股合成；后束由三个干的后股合成。各束先位于腋动脉第一段的后外侧，后居第二段的内侧、外侧和后方。腋动脉第三段周围为臂丛各束的分支。外侧束发出胸外侧神经和肌皮神经，内侧束发出胸内侧神经、前臂内侧皮神经、臂内侧皮神经和尺神经。内侧束、外侧束还分别发出正中神经的内侧根、外侧根。后束的分支有桡神经、腋神经、肩胛下神经和胸背神经。此外，还有起自臂丛锁骨上部的胸长神经，它沿腋中线后方，在前锯肌表面下降，并分布于该肌

（图7-6）。

4. 腋淋巴结（axillary lymph nodes） 位于腋动脉及其分支或腋静脉及其属支周围的疏松结缔组织中，可分5群（图7-8）。

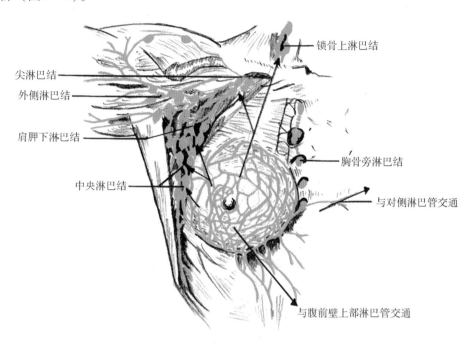

图7-8 腋窝、乳房淋巴结

（1）外侧淋巴结 沿腋静脉远侧端排列，收纳上肢的浅、深淋巴管。其输出淋巴管注入中央淋巴结和尖淋巴结，也可注入锁骨上淋巴结。

（2）胸肌淋巴结 位于胸小肌下缘，沿胸外侧血管排列，收纳胸前外侧壁、脐以上腹壁、乳房外侧部和中央部的淋巴管。其输出淋巴管注入中央淋巴结或尖淋巴结。

（3）肩胛下淋巴结 位于腋窝后壁，沿肩胛下血管排列，收纳肩胛区、胸后壁和背部的淋巴管。其输出淋巴管注入中央淋巴结和尖淋巴结。

（4）中央淋巴结 是最大一群腋淋巴结，位于腋窝底的脂肪组织中，收纳上述3群淋巴结的输出淋巴管。其输出淋巴管注入尖淋巴结。

（5）尖淋巴结 沿腋静脉近侧端排列，收纳中央淋巴结和其他各群淋巴结的输出淋巴管及乳房上部的淋巴管。尖淋巴结输出淋巴管大部分汇合成锁骨下干，少数注入锁骨上淋巴结。左锁骨下干注入胸导管，右锁骨下干注入右淋巴导管。

5. 腋鞘（axillary sheath） 为颈深筋膜深层延续至腋窝，包裹腋动脉、腋静脉和臂丛锁骨下部所形成的筋膜鞘。临床上作臂丛锁骨下部麻醉时，应将药液注入腋鞘内。

6. 腋窝蜂窝组织 为腋鞘周围的疏松结缔组织，随腋鞘及血管神经可达邻近各区。故腋窝内的感染向上可扩散至颈根部，向下可到臂前区、臂后区，经三边孔和四边孔可达肩胛区和三角肌区，向前可至胸大肌、胸小肌之间的胸肌间隙（图7-4）。

二、三角肌区及肩胛区

（一）三角肌区

三角肌区（deltoid region）是指三角肌所在的区域。

1. 浅层结构 皮肤较厚，浅筋膜较致密，脂肪少。腋神经的皮支即臂外侧上皮神经，从三角肌后缘浅出，分布于三角肌表面的皮肤。

2. 深层结构 三角肌表面的深筋膜不发达。三角肌从前方、后方和外侧包绕肩关节。腋神经穿四边孔后，在三角肌深面分前支、后支进入该肌。旋肱前动脉、旋肱后动脉经肱骨外科颈的前方、后方至其外侧，相互吻合，与腋神经一起分布于三角肌、肱骨和肩关节等。

3. 腋神经（axillary nerve） 与旋肱后血管一起穿四边孔，在三角肌深面分为前、后两支。前支的肌支支配三角肌的前中部，后支的肌支支配三角肌后部和小圆肌。其皮支分布于三角肌表面的皮肤。肱骨外科颈骨折时，可损伤腋神经，致三角肌瘫痪，肩不能外展，可出现"方肩"（图7-9）。

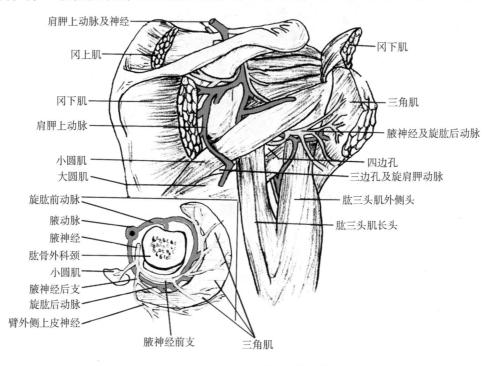

图7-9 三角肌区及肩胛区的结构

（二）肩胛区

肩胛区（scapular region）是指肩胛骨后面的区域。

1. 浅层结构 皮肤较厚，浅筋膜致密，有颈丛的锁骨上神经分布。

2. 深层结构 冈下部深筋膜发达。浅层肌为斜方肌，深层肌有冈上肌、冈下肌、小圆肌和大圆肌。肩胛骨上缘有肩胛切迹，肩胛切迹上方的两端有肩胛上横韧带相连，肩胛上血管和肩胛上神经分别经该韧带的浅面、深面进入肩胛区，分布于冈上肌、冈下肌（图7-10）。

（三）肌腱袖

冈上肌、冈下肌、小圆肌和肩胛下肌的肌腱连成腱板，围绕肩关节的上、后和前方，并与肩关节囊愈着，称肌腱袖（musculotendinous cuff），又称肩袖，对肩关节起稳定作用。肩关节脱位或扭伤，常导致肌腱袖破裂（图7-11）。

（四）肩关节

肩关节由肱骨头和肩胛骨的关节盂组成。关节囊薄而松弛，其前、后壁和上壁有肌肉及韧带加强。因此，肩关节脱位时，肱骨头易从下壁脱出。囊内有肱二头肌长头腱通过。

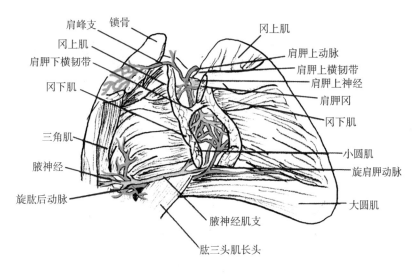

图 7-10 肩胛区的血管和神经（后面观）

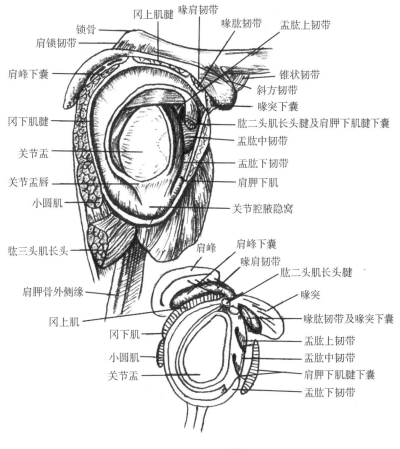

图 7-11 肌腱袖

三、肩胛动脉网

肩胛动脉网位于肩胛骨的周围，是由三条动脉的分支相互吻合形成的：肩胛上动脉经肩胛上横韧带的浅面达冈上窝；旋肩胛动脉经三边孔至冈下窝；肩胛背动脉沿肩胛骨内侧缘下行，分支至冈下窝。该动脉网是肩部血液的重要侧支循环途径。当腋动脉血流受阻时，可维持上肢的血供（图 7-12）。

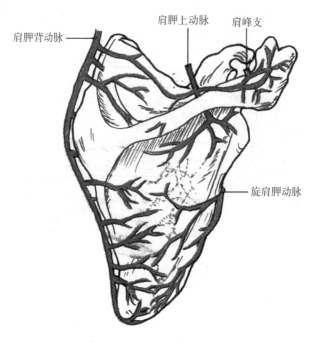

肩胛背动脉　　　肩胛上动脉　　肩峰支

旋肩胛动脉

图 7 - 12　肩胛动脉网

⊕ **知识链接**

肩 周 炎

　　肩周炎又称肩关节周围炎，是肩关节周围肌肉、韧带、肌腱、滑膜囊、关节囊等软组织损伤、退变而引起的关节和关节周围软组织的一种慢性无菌性炎症，以肩关节疼痛、运动功能障碍和肌肉萎缩为主要临床表现的疾病。它的临床表现为起病缓慢，病程较长，中医认为本病由肩部感受风寒所致，又因患病后胸肩关节僵硬，活动受限，好像冻结了一样，所以称"冻结肩""肩凝症"。此病多见于中老年人，女性多于男性，多为慢性病，分急性期、缓解期和恢复期。急性期以缓解疼痛为主，缓解期以恢复功能为主，可采用理疗、推拿和按摩。恢复期增强功能锻炼。

第三节　臂　部

　　上续肩部，下连肘部，被肱骨和臂内、外侧肌间隔分为臂前区和臂后区。

一、臂前区

（一）浅层结构

1. 皮肤与浅筋膜　臂前区（anterior brachial region）的皮肤薄、弹性好，浅筋膜薄而松弛。

2. 浅静脉　主要有头静脉和贵要静脉（图 7 - 13）。

　　（1）头静脉（cephalic vein）　起自手背静脉网的桡侧，行于肱二头肌外侧沟内，经三角肌胸大肌间沟，穿锁胸筋膜注入腋静脉或锁骨下静脉，末端可有吻合支连于颈外静脉。

　　（2）贵要静脉（basilic vein）　起自手背静脉网的尺侧，上行至肱二头肌内侧沟下部，穿深筋膜注入肱静脉或腋静脉。

3. 皮神经 臂外侧上皮神经（superior lateral brachial cutaneous nerve）和臂外侧下皮神经（inferior lateral brachial cutaneous nerve）的终支分别分布于臂外侧上部、下部皮肤。肋间臂神经（intercostobrachial nerve）和臂内侧皮神经（medial brachial cutaneous nerve）分布于臂内侧上、下部的皮肤，前臂内侧皮神经（medial antebrachial cutaneous nerve）在臂下部与贵要静脉伴行（图7-13）。

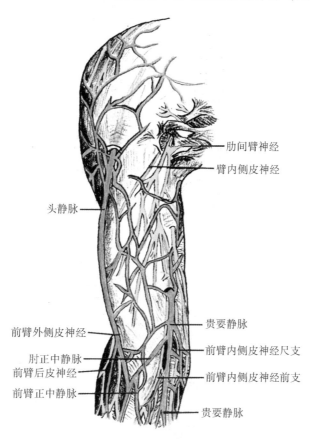

肋间臂神经
臂内侧皮神经

头静脉

前臂外侧皮神经
肘正中静脉
前臂后皮神经
前臂正中静脉

贵要静脉
前臂内侧皮神经尺支
前臂内侧皮神经前支
贵要静脉

图7-13 臂前区浅层结构

（二）深层结构

1. 深筋膜与臂前骨筋膜鞘 臂部的深筋膜称臂筋膜。臂前区深筋膜较薄，向上移行为三角肌筋膜、胸肌筋膜和腋筋膜，向下移行为肘前区筋膜。臂筋膜发出臂内侧肌间隔（medial brachial intermuscular septum）和臂外侧肌间隔（lateral medial brachial intermuscular septum）。伸入到臂肌前、后群之间，附着于肱骨。臂前区深筋膜和臂内、外侧肌间隔及肱骨围成臂前骨筋膜鞘，其内有臂肌前群和行于臂前区的血管、神经等（图7-14）。

2. 臂肌前群 肱二头肌、喙肱肌和肱肌。

3. 血管

（1）肱动脉（brachial artery） 在大圆肌的下缘续于腋动脉，沿肱二头肌内侧沟下行至肘窝，约在桡骨颈平面分为桡动脉和尺动脉。肱动脉后邻喙肱肌、桡神经、肱三头肌和肱肌。肱动脉的分支如下。

1）肱深动脉（deep brachial artery） 在大圆肌腱稍下方，起自肱动脉后内侧壁，与桡神经伴行，行向下外入肱骨肌管，分支营养肱三头肌和肱肌。

2）尺侧上副动脉 约发自臂中份稍上方、肱肌起点水平，伴随尺神经穿臂内侧肌间隔至臂后区（图7-15）。

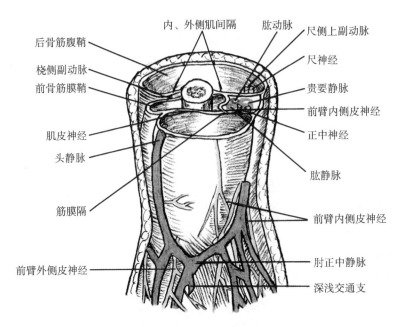

图7-14 臂前部骨筋膜鞘

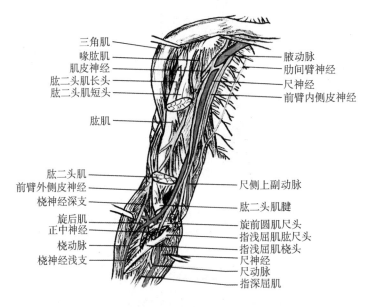

图7-15 臂前区深层结构

3）尺侧下副动脉 约在肱骨内上髁上方约5cm处起始，经肱肌前面行向内下方，至肘关节附近分前、后两支。

（2）肱静脉（brachial veins） 有两条肱静脉伴行于肱动脉的两侧。贵要静脉在臂中点稍下方，穿经臂筋膜，注入内侧的一条肱静脉，或沿肱动脉上行至大圆肌下缘处，与肱静脉汇合成腋静脉。

4. 神经

（1）正中神经（median nerve） 伴肱血管行于肱二头肌内侧沟。在臂上部，行于肱动脉外侧；约在臂中部，斜过动脉前方至其内侧下行至肘窝。

（2）尺神经（ulnar nerve） 在臂上部位于肱动脉的内侧，在臂中部与尺侧上副动脉伴行，穿臂内侧肌间隔至臂后区。

（3）桡神经（radial nerve） 在臂上部位于肱动脉的后方，继而与肱深动脉伴行，进入肱骨肌管至臂后区。

（4）肌皮神经（musculocutaneous nerve） 穿喙肱肌至肱二头肌与肱肌之间，行向外下方，其终支在肘窝外上方、肱二头肌与肱肌之间穿出，移行为前臂外侧皮神经。在臂部发肌支支配臂肌前群（图7-15）。

二、臂后区

（一）浅层结构

1. 皮肤与浅筋膜 臂后区（posterior brachial region）皮肤较厚，浅筋膜较致密。

2. 浅静脉 大多从臂内、外侧转向前面，注入贵要静脉或头静脉。

3. 皮神经 臂外侧上皮神经（腋神经的皮支）终支分布于三角肌区和臂外侧上部皮肤。臂后皮神经（posterior brachial cutaneous nerve）为桡神经皮支，分布于臂后区中部皮肤。肋间臂神经（intercostobrachial nerve）和臂内侧皮神经（medial brachial cutaneous nerve）的终支分布于臂后区内侧上、下部的皮肤。前臂后皮神经（桡神经的皮支）经臂后区外下部穿出，分布于前臂后区皮肤。

（二）深层结构

1. 深筋膜与臂后骨筋膜鞘 臂后区深筋膜较厚。臂后骨筋膜鞘由臂后区深筋膜及内、外侧肌间隔和肱骨围成，内有肱三头肌，桡神经、肱深血管和尺神经等。

2. 臂后群肌 只有一块即为肱三头肌。

3. 肱骨肌管（humeromuscular tunnel） 又称桡神经管，由肱三头肌与肱骨的桡神经沟围成，肱骨肌管内有桡神经和肱深血管通过。

4. 桡神经血管束 由桡神经和肱深血管组成，位于肱骨肌管内。

（1）桡神经 在大圆肌下缘，伴肱深血管斜向下外，进入肱骨肌管，紧贴肱骨的桡神经沟骨面走行，穿臂外侧肌间隔，至肘窝外侧。行程中，发肌支支配肱三头肌（图7-16、图7-17）。

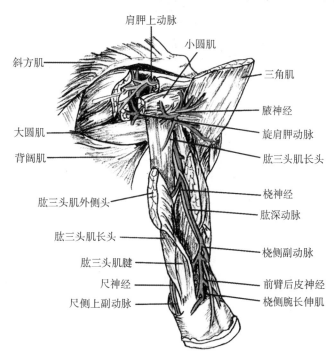

图7-16 臂后区深层结构

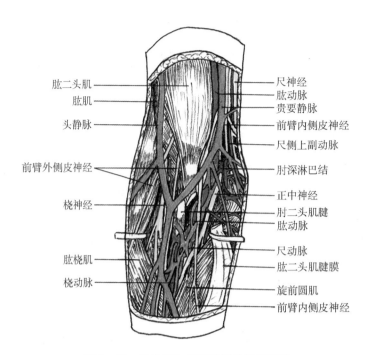

图 7 – 17　肘前区和前臂前区的浅层结构

（2）肱深动脉　在肱骨肌管内分前、后两支，前支称桡侧副动脉（radial collateral artery）与桡神经伴行穿外侧肌间隔；后支称中副动脉（middle collateral artery），在臂后区下行。二者均参与肘关节动脉网的组成（图 7 – 16，图 7 – 18）。

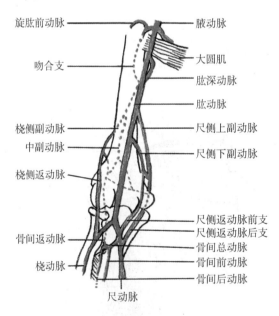

图 7 – 18　肘关节动脉网

（3）肱深静脉　有两条，伴行于肱深动脉的两侧。

5. 尺神经　与尺侧上副动脉伴行，在臂中部以下，沿臂内侧肌间隔后方，肱三头肌内侧头前面下行至尺神经沟。

案例引导

临床案例　患者，男性。外伤致右上肢肿痛、畸形伴功能障碍10余天。查体：右上臂中段肿胀、压痛，可触及骨擦感，有骨擦音，右上肢纵向叩击痛阳性，抬举右前臂时呈"垂腕状"，右侧第1、2掌骨间背面皮肤感觉障碍，X线显示右侧肱骨干骨折。

讨论　1. 臂后群是哪块肌？什么是肱骨肌管？它有哪些结构通过？

　　　2. 骨折损伤了哪些结构？用解剖学知识解释为什么会出现这些功能障碍？

知识链接

肱骨干骨折和骨折移位

肱骨干骨折可因各种暴力因素引起，系肱骨外科颈以下1~2厘米至肱骨髁上2厘米之间的骨折。多发于骨干的中部，其次为下部，上部最少。中、下1/3骨折易合并桡神经损伤。下1/3骨折易发生骨不连。肱骨干骨折后，由于骨折部位肌肉附着点不同，暴力作用方向及上肢体位的关系，肱骨干骨折可有不同的移位情况。如骨折于三角肌止点以上者，近侧骨折端受到胸大肌、大圆肌和背阔肌的牵拉作用向内侧移位；远侧骨折端因三角肌的牵拉作用而向外上移位。如骨折于三角肌止点以下者近侧骨折端因受三角肌和喙肱肌的牵拉作用而向外向前移位；远侧骨折端受到肱二头肌和肱三头肌的牵拉作用，而发生向上重叠移位。如骨折于下1/3部，由于伤员常将前臂悬吊胸前，引起远侧骨折端内旋移位。

第四节　肘　部

肘部介于臂和前臂之间，通过肱骨内、外上髁的冠状面可分为肘前区和肘后区。

一、肘前区

（一）浅层结构

1. 皮肤与浅筋膜　肘前区（anterior cubital region）皮肤薄而柔软，浅筋膜疏松。

2. 浅静脉　头静脉和贵要静脉分别行于肱二头肌腱的外侧和内侧。肘正中静脉（median cubital vein）自头静脉分出，斜向内上方注入贵要静脉。部分人可有前臂正中静脉（median antebrachial vein），常分二支，分别注入贵要静脉和头静脉（图7-17）。

3. 皮神经　前臂内侧皮神经与贵要静脉伴行，前臂外侧皮神经在肱二头肌肌腱外侧穿出深筋膜，伴行于头静脉的后内侧。

4. 肘浅淋巴结（superficial cubital lymph nodes）　位于肱骨内上髁上方，贵要静脉附近，又称滑车上淋巴结（supratrochlear lymph nodes），收纳手和前臂尺侧半的浅淋巴管。其输出淋巴管伴肱静脉注入腋淋巴结。

（二）深层结构

1. 深筋膜　肘前区深筋膜上接臂筋膜，下连前臂筋膜。肱二头肌腱膜（bicipital aponeurosis）是肱二头肌肌腱的部分纤维向内下发散并融入前臂内侧的深筋膜所形成，其深面有肱血管和正中神经通过。

该腱膜与肱二头肌腱交接处，是触摸肱动脉搏动和测量血压的听诊部位。

2. 肘窝（cubital fossa） 是肘前区略呈三角形的凹陷，其尖指向远侧，底位于近侧。

（1）境界 上界为肱骨内上髁、肱骨外上髁的连线，下外侧界为肱桡肌，下内侧界为旋前圆肌，顶由浅入深依次为皮肤、浅筋膜、深筋膜和肱二头肌腱膜，底是肱肌、旋后肌和肘关节囊。

（2）内容 由尺侧向桡侧依次为正中神经、肱动脉和两条肱静脉、肱二头肌腱和桡神经及其分支。肘深淋巴结（deep cubital lymph nodes）位于肱动脉分叉处（图7-17）。

肱动脉在约平桡骨颈高度分为桡动脉和尺动脉。桡动脉越过肱二头肌腱表面斜向外下，至肱桡肌内侧继续下行；尺动脉经旋前圆肌尺头深面至尺侧腕屈肌深方下行。正中神经越过尺血管前方，穿旋前圆肌两头之间，进入前臂指浅屈肌深面。

桡神经位于肘窝外侧缘的肱肌与肱桡肌之间，约在肱骨外上髁前方或稍下方，分为浅、深两支。浅支经肱桡肌深面，至前臂桡动脉的外侧下行；深支穿旋后肌至前臂后区，改称为骨间后神经。肌皮神经于肱二头肌腱外侧穿出深筋膜后移行为前臂外侧皮神经。

二、肘后区

肘后区（posterior cubital region）指通过肱骨内、外上髁的冠状面以后的部分，主要包括肱三头肌腱、血管和神经等结构。

（一）浅层结构

皮肤厚而松弛，浅筋膜不甚发达。鹰嘴皮下囊（subcutaneous bursa of olecranon）是位于皮肤与尺骨鹰嘴之间的滑膜囊，与关节腔不相通。炎症或出血时滑膜囊可肿大。

（二）深层结构

1. 深筋膜 肘后区深筋膜与肱骨下端及尺骨上端的骨膜紧密结合。

2. 肱三头肌腱 附着于尺骨鹰嘴。肌腱的外侧有前臂伸肌群起于肱骨外上髁。

3. 肘肌 是位于肘关节后面外侧部皮下的三角形小肌，起自肱骨外上髁和桡侧副韧带，止于尺骨上端背面和肘关节囊。肘肌收缩时，可协助伸肘。

4. 尺神经 走行于肱骨内上髁后下方的尺神经沟内，其外侧紧邻鹰嘴。尺神经与皮肤间仅隔薄层结缔组织，故在此处极易受损。

（1）肘后三角（posterior cubital triangle） 肘关节屈曲呈直角时，肱骨内、外上髁和尺骨鹰嘴3点构成等腰三角形，称肘后三角。三角形的尖指向前臂。当肘关节伸直时，上述3点成一条直线。肘关节脱位或肱骨内、外上髁骨折时，三者的等腰三角形关系或直线关系会发生改变；而肱骨其他部位骨折时，不会影响它们的三角形和直线关系。

（2）肘外侧三角（lateral cubital triangle） 肘关节屈曲90°时，从桡侧观察，肱骨外上髁、桡骨头与尺骨鹰嘴尖端构成一等腰三角形，称肘外侧三角。其中心点可作为肘关节穿刺的进针点。

（3）肘后窝（posterior cubital fossa） 肘关节伸直时，在尺骨鹰嘴、桡骨头和肱骨外上髁之间形成一个小的凹陷，称肘后窝。窝的深方恰对肱桡关节，并可触及桡骨头。可经此作肘关节穿刺。肘关节积液时，此窝可因肿胀而消失。

三、肘关节动脉网 微课

肘关节动脉网分布于肘关节周围，由肱动脉、桡动脉和尺动脉的数条分支吻合而成。①桡侧副动脉与桡侧返动脉吻合；②中副动脉与骨间返动脉吻合；③尺侧上副动脉、尺侧下副动脉后支与尺侧返动脉后支吻合；④尺侧下副动脉前支与尺侧返动脉前支吻合。在肱深动脉发出点以下结扎肱动脉时，肘关节动脉网可起到侧支循环的作用（图7-18）。

⇒ 案例引导

　　临床案例　患儿，男。从滑板上跌落致左肘部剧痛，左手麻木。医生针刺其左小指和左手掌内侧缘无反应，左手指不能夹纸，X线诊断左肱骨内上髁骨折。

　　讨论　1. 患儿可能是哪条神经损伤？

　　　　　　2. 解释左小指和左手掌内侧缘无反应和左手指不能夹纸的原因。

第五节　前 臂 部

前臂部介于肘部与手部之间，分为前臂前区和前臂后区。

一、前臂前区

前臂前区（anterior antebrachial region）指位于尺骨、桡骨和前臂骨间膜以前的部分，主要包括前臂肌前群和血管、神经等结构。

（一）浅层结构

前臂前区皮肤较薄，移动度大。浅筋膜中有较多的浅静脉和皮神经。

（1）头静脉位于前臂桡侧，在前臂上半部从背面转至前面。头静脉外侧有时有副头静脉由背面转至前面注入头静脉。

（2）贵要静脉位于前臂尺侧，在肘窝下方由背面转向前面。贵要静脉的内侧有可能出现副贵要静脉上行注入贵要静脉（图7-17）。

（3）前臂正中静脉行于前臂前面正中，其管径和支数都不甚恒定，常注入肘正中静脉或贵要静脉。

（4）前臂外侧皮神经经肘正中静脉和头静脉的后方，沿前臂外侧下行，并分布于前臂外侧皮肤。

（5）前臂内侧皮神经在前臂分成前、后两支。前支分布于前臂前内侧部皮肤，后支分布于前臂后内侧部皮肤。

（二）深层结构

1. 深筋膜与前臂前骨筋膜鞘　前臂前区的深筋膜薄而柔韧，近肘部处有肱二头肌腱膜加强，在腕远侧纹的上方增厚，形成腕掌侧韧带，该韧带的远侧深部，深筋膜形成厚而坚韧的扁带，即屈肌支持带。前臂前区的深筋膜还伸入前、后肌群之间，形成内侧、外侧肌间隔。

（1）前臂内侧肌间隔（medial antebrachial intermuscular septum）　前臂深筋膜由前臂内侧缘伸入前、后群肌之间而形成，附于尺骨鹰嘴和尺骨后缘。

（2）前臂外侧肌间隔（lateral antebrachial intermuscular septum）　前臂深筋膜由前臂外侧缘伸入前、后群肌之间而形成，附着于桡骨。

（3）前骨筋膜鞘　由前臂前区深筋膜，内侧、外侧肌间隔，尺骨、桡骨及前臂骨间膜共同围成。鞘内有前臂肌前群、桡血管神经束、尺血管神经束，骨间前血管神经束和正中神经血管束等（图7-19）。

2. 前臂肌前群　共分4层。第一层从桡侧向尺侧依次为肱桡肌、旋前圆肌、桡侧腕屈肌、掌长肌和尺侧腕屈肌；第二层只有指浅屈肌；第三层为桡侧的拇长屈肌和尺侧的指深屈肌；第四层为旋前方肌。旋前圆肌有两个头，浅头为肱头，起自肱骨内上髁；深头为尺头，起自尺骨冠突。两头之间有正中神经穿过。尺头深面有尺动脉通过。掌长肌肌腹短小，肌腱细长，仅有辅助屈腕的功能。其肌腱可作为腱移植材料。

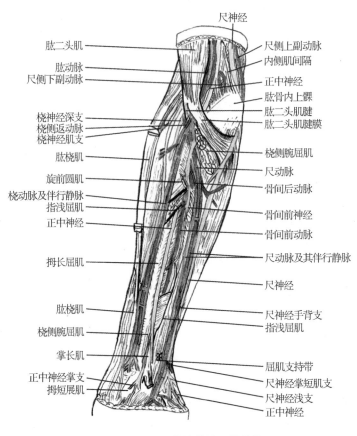

肱二头肌
肱动脉
尺侧下副动脉
桡神经深支
桡侧返动脉
桡神经肌支
肱桡肌
旋前圆肌
桡动脉及伴行静脉
指浅屈肌
正中神经
拇长屈肌
肱桡肌
桡侧腕屈肌
掌长肌
正中神经掌支
拇短展肌

尺神经
尺侧上副动脉
内侧肌间隔
正中神经
肱骨内上髁
肱二头肌腱
肱二头肌腱膜
桡侧腕屈肌
尺动脉
骨间后动脉
骨间前神经
骨间前动脉
尺动脉及其伴行静脉
尺神经
尺神经手背支
指浅屈肌
屈肌支持带
尺神经掌短肌支
尺神经浅支
正中神经

图7-19 前臂前区深层结构

3. 血管神经束 前臂前区有4个血管神经束（图7-19）。

（1）桡血管神经束 由桡动脉及其2条伴行静脉和桡神经浅支组成。走行于肱桡肌内侧或或深面。

1）桡动脉（radial artery） 桡动脉的两侧有桡静脉伴行，行经肱桡肌内侧。在前臂上部，桡动脉位于肱桡肌与旋前圆肌之间；在前臂下部，平桡骨茎突高度处，位于肱桡肌腱和桡侧腕屈肌腱之间，此处位置表浅，仅覆以皮肤和浅、深筋膜，故能摸到桡动脉的搏动。桡动脉在近侧端分出桡侧返动脉。在腕前区分出掌浅支经鱼际表面或穿鱼际至手掌。

2）桡静脉（radial vein） 有2条，始终与桡动脉伴行。

3）桡神经浅支（superficial branch of radial nerve） 为桡神经的皮支，在肱桡肌深面沿桡动脉外侧下行。在前臂近侧1/3段，两者相距较远；中1/3段，两者紧密相伴；在中、下1/3交界处，两者分开，桡神经浅支经肱桡肌腱深面转至前臂后区，下行至手背。

（2）尺侧血管神经束 由尺动脉、尺静脉及尺神经组成。

1）尺动脉（ulnar artery） 经旋前圆肌深面，进入前臂前区。在前臂上1/3段，行于指浅屈肌深面，至下2/3段则位于尺侧腕屈肌与指浅屈肌之间，经屈肌支持带的浅面、豌豆骨桡侧入手掌。尺动脉上端发出骨间总动脉（common interosseous artery），粗而短，随即又分为骨间前动脉和骨间后动脉。

2）尺静脉（ulnar vein） 有两条，与尺动脉伴行。

3）尺神经（ulnar nerve） 经尺神经沟向下，穿尺侧腕屈肌两头之间进入前臂前区，并始终行于尺动脉、尺静脉的尺侧。在前臂上部，位于指深屈肌与尺侧腕屈肌之间，与尺动、静脉相距较远。在前臂下部，位于尺侧腕屈肌桡侧，与尺动脉、尺静脉紧密伴行。在腕前面，尺神经经腕尺侧管入手掌。尺神经在前臂发肌支支配尺侧腕屈肌和指深屈肌尺侧半；在桡腕关节近侧5cm处又分出手背支，经尺侧腕屈肌腱与尺骨之间转向背侧，下行至手背。

（3）正中血管神经束　由正中神经及其伴行血管组成。

1）正中神经　从旋前圆肌的两头之间穿过，进入指浅屈肌深面。在前臂中 1/3 段，正中神经位于指浅屈肌、指深屈肌之间；至前臂下 1/3 段，位于桡侧腕屈肌腱和掌长肌腱之间，此处正中神经位置表浅，表面仅被以皮肤、浅筋膜和深筋膜。在前臂，正中神经发肌支支配旋前圆肌、桡侧腕屈肌、掌长肌和指浅屈肌。

2）正中动脉（median artery）　自骨间前动脉发出。多数为一细小分支，伴随正中神经下降，行程中有同名静脉伴行。

（4）骨间前血管神经束　由骨间前血管和神经组成。

1）骨间前神经（anterior interosseous nerve）　在正中神经穿旋前圆肌两头之间处，从神经干的背侧发出，沿前臂骨间膜前方、拇长屈肌和指深屈肌之间下行，至旋前方肌深面，进入并支配该肌；骨间前神经还发分支支配拇长屈肌和指深屈肌桡侧半。

2）骨间前动脉（anterior interosseous artery）　自骨间总动脉分出后，在拇长屈肌和指深屈肌之间，沿骨间膜前面下行，行程中伴随同名静脉。

4. 前臂屈肌后间隙（posterior space of antebrachial flexor）　是指前臂远侧 1/4 段的潜在性疏松结缔组织间隙，位于指深屈肌和拇长屈肌腱的后方，旋前方肌的前方，间隙的内侧界为尺侧腕屈肌和前臂深筋膜，外侧界为桡侧腕屈肌和前臂深筋膜。此间隙向远侧经腕管可与掌中间隙相通。前臂远段或手掌间隙感染时，炎症可经此间隙互相蔓延（图 7－19）。

二、前臂后区

（一）浅层结构

前臂后区皮肤较前区稍厚，移动度小。浅静脉不发达，为头静脉和贵要静脉的远侧段及其属支。有三条皮神经：前臂后皮神经分布于前臂后区中间部皮肤；前臂内侧皮神经、前臂外侧皮神经分别分布于前臂后区内侧面、外侧面皮肤。

（二）深层结构

1. 深筋膜及前臂后骨筋膜鞘　前臂后区深筋膜厚而坚韧，近侧部有肱三头肌腱膜参加而增强，远侧部至腕背侧增厚形成腕背侧韧带（伸肌支持带）。前臂后骨筋膜鞘由前臂后区的深筋膜，内侧肌间隔、外侧肌间隔、尺骨、桡骨及前臂骨间膜共同围成，内有前臂肌后群和骨间后血管神经束等（图 7－20）。

2. 前臂肌后群　分两层，每层各 5 块。浅层自桡侧向尺侧依次为桡侧腕长伸肌、桡侧腕短伸肌、指伸肌、小指伸肌和尺侧腕伸肌。深层旋后肌位于上外侧，其余 4 肌从桡侧向尺侧依次为拇长展肌、拇短伸肌、拇长伸肌和示指伸肌。

由于伸和展拇指的 3 块肌肉从深层浅出，从而将浅层肌又分为两组：外侧组包括桡侧腕长、短伸肌及肱桡肌，由桡神经支配；后组包括指伸肌、小指伸肌和尺侧腕伸肌，由骨间后神经支配。两组肌间的缝隙，因无神经走行，是前臂后区手术的安全入路。

3. 骨间后血管神经束　由骨间后血管和神经组成，位于前臂后群浅层、深层肌之间。

1）桡神经深支和骨间后神经　桡神经在穿过臂外侧肌间隔后，先发肌支支配肱桡肌和桡侧腕长伸肌，随后在肘窝外缘，肱骨外上髁前方分为浅支、深支。桡神经深支（deep branch of radial nerve）先发肌支至桡侧腕长伸肌、桡侧腕短伸肌和旋后肌，然后穿入旋后肌，并在桡骨头下方 5～7cm 处穿出该肌，改称为骨间后神经（posterior interosseous nerve），下行于前臂后群浅、深两层肌之间，分支至前臂肌后群的其余各肌。

2）骨间后动脉　是骨间总动脉的分支，与同名静脉伴行，穿前臂骨间膜上缘，进入前臂后区，行于前臂后群浅、深层肌之间，分支营养邻近各肌（图7-20）。

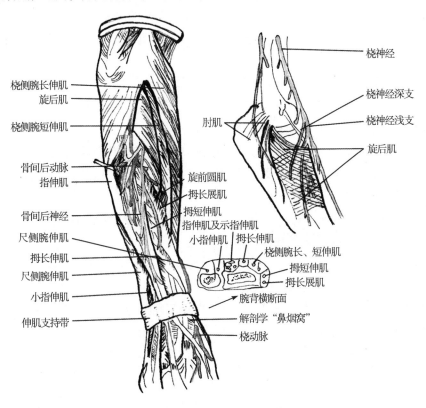

图7-20　前臂后区深层结构

⇒ 案例引导

　　临床案例　患者，男性。因左前臂被重物挤压损伤就诊。查体：左前臂和左手明显肿胀、苍白。左手各指呈曲屈位，各指感觉迟钝、皮温低，左前臂触之张力大，各指被动伸直时，疼痛剧烈，左腕部不能触及桡动脉和尺动脉搏动。诊断为左前臂挤压伤及左前臂前骨筋膜间室综合征。

　　讨论　1. 什么是前臂前骨筋膜鞘？其有哪些内容物？什么是前臂屈肌后间隙？

　　　　　2. 解释出现上述症状和体征的原因。

⊕ 知识链接

前臂神经嵌压综合征

　　发病缓慢，开始时前臂近端疼痛，劳累后加重，随后伸指肌群力量逐渐减弱，最后丧失伸拇、伸指功能，尺侧腕伸肌无力或麻痹，而桡侧腕长伸肌正常，感觉无障碍。检查时于肘前外侧，相当于旋后肌或前臂伸肌群处有压痛。腕背伸、肘轻度桡偏、伸拇，指伸总肌功能丧失，虎口区感觉正常。临床以前臂骨间背侧神经嵌压综合征较多见。前臂肌肉轻度萎缩，当前臂旋后（手掌转向前方）抗阻力时有压痛。肌电图检查显示伸拇、伸指肌有不同程度的神经传导速度减慢。早期可保守治疗，4~6周后无好转则行手术探查并作松解术。骨折、脱位者首先复位。占位性病变宜早期手术切除。

第六节 腕 和 手

腕（wrist）介于前臂和手之间，其上界为尺骨、桡骨茎突近侧2横指的环线，下界相当于屈肌支持带的下缘水平。手可分为手掌、手背和手指三部分。

一、腕

腕是前臂的屈肌腱、伸肌腱和血管、神经到达手的通路，可分为腕前区与腕后区。

（一）腕前区

1. 浅层结构 皮肤及浅筋膜薄而松弛，浅筋膜内有前臂内、外侧皮神经的分支分布，并有数量较多的浅静脉和浅淋巴管。

2. 深层结构

（1）腕掌侧韧带（palmar carpal ligament） 前臂深筋膜向下延续，在腕前区增厚形成腕掌侧韧带，对前臂屈肌腱有固定、保护和支持作用。

（2）屈肌支持带（flexor retinaculum） 位于腕掌侧韧带的远侧深面，又名腕横韧带（transverse carpal ligament），是厚而坚韧的结缔组织扁带，其尺侧端附于豌豆骨和钩骨钩，桡侧端附于手舟骨和大多角骨结节。

（3）腕尺侧管（ulnar carpal canal） 是腕掌侧韧带的远侧部与屈肌支持带之间的间隙，内有尺神经和尺动脉、尺静脉通过。尺神经在腕部表浅，易受损伤。

（4）腕管（carpal canal） 由屈肌支持带与腕骨沟共同围成。管内有指浅屈肌、指深屈肌腱及屈肌总腱鞘、拇长屈肌腱及其腱鞘和正中神经通过。在管内，各指浅、深屈肌腱被屈肌总腱鞘包裹；拇长屈肌腱被拇长屈肌腱鞘包绕。两腱鞘均超过屈肌支持带近侧和远侧各2.5cm。屈肌总腱鞘常与小指指滑膜鞘相通。拇长屈肌腱鞘一直延续到拇指的末节，与拇指的指滑膜鞘相连。正中神经在腕管内变扁平，紧贴屈肌支持带的深面。腕骨骨折时可压迫正中神经，导致腕管综合征（图7-21）。

（5）腕桡侧管（radial carpal canal） 屈肌支持带桡侧端分两层附着于手舟骨结节和大多角骨结节，其间的间隙称为腕桡侧管，内有桡侧腕屈肌腱及其腱鞘通过（图7-21）。

（6）桡动脉及桡静脉 在屈肌支持带的上方，位于肱桡肌与桡侧腕屈肌腱之间。桡动脉在平桡骨茎突水平发出掌浅支，经屈肌支持带浅面进入手掌。桡动脉本干绕过桡骨茎突的远侧，经腕关节的腕桡侧副韧带和拇长展肌腱、拇短伸肌腱之间达腕后区。

（7）掌长肌腱 细而表浅，在腕上部贴正中神经表面下行，至屈肌支持带上缘处，二者分开，正中神经进入腕管，而掌长肌腱经屈肌支持带浅面下行入手掌，续为掌腱膜。

二、腕后区

1. 浅层结构 皮肤比腕前区厚，浅筋膜薄，内有浅静脉及皮神经。头静脉和贵要静脉分别起始于腕后区桡侧和尺侧的浅筋膜内。桡神经浅支与头静脉伴行，越过腕背侧韧带（伸肌支持带）的浅面下行，在"鼻烟窝"的附近分为4~5支指背神经。尺神经的手背支（dorsal branch of ulnar nerve）在腕关节上方由尺神经分出，经尺侧腕屈肌腱和尺骨之间转入腕后区，分支至手背皮肤，并发出3条指背神经。在腕后区正中部有前臂后皮神经的终末支分布。

2. 深层结构

（1）伸肌支持带（extensor retlnaculum） 又名腕背侧韧带（dorsal carpal ligament），由腕后区深筋

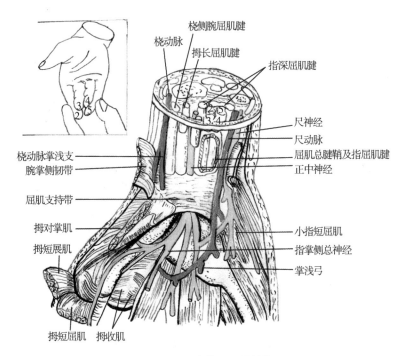

图 7-21 腕前区深层结构

膜增厚形成，其内侧附于尺骨茎突和三角骨，外侧附于桡骨远端外侧缘。伸肌支持带向深部发出 5 个纤维隔，附于尺骨、桡骨的背面，使之形成 6 个骨纤维性管道，9 块前臂后群肌的肌腱及腱鞘在管内通过。

（2）腕伸肌腱及腱鞘　从桡侧向尺侧排列，依次通过各骨纤维管的肌腱及腱鞘为：①拇长展肌腱和拇短伸肌腱及腱鞘；②桡侧腕长伸肌腱、桡侧腕短伸肌腱及腱鞘；③拇长伸肌腱及腱鞘；④指伸肌腱与示指伸肌腱及腱鞘；⑤小指伸肌腱及腱鞘；⑥尺侧腕伸肌腱及腱鞘（图 7-22）。

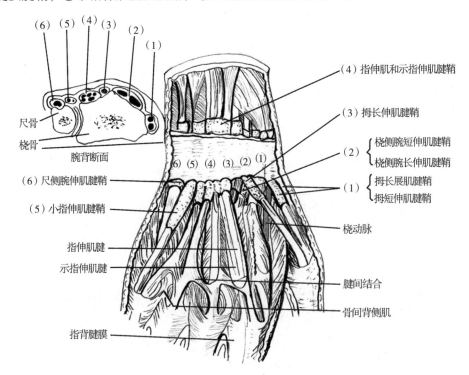

图 7-22　腕后区深层结构

三、手掌

手掌（palm of hand）略呈四边形，是腕和手指间的过渡区。

（一）浅层结构

皮肤厚而坚韧，缺乏弹性，无毛囊，也无皮脂腺，但有丰富的汗腺。浅筋膜在鱼际处较疏松，在掌心部非常致密，有许多纤维将皮肤与掌腱膜紧密连接，并将浅筋膜分隔成无数小格。浅血管、浅淋巴管及皮神经行于其内。

（1）尺神经掌支是尺神经的细小皮支，经腕掌侧韧带浅面下降至手掌，分布于小鱼际皮肤。

（2）正中神经掌支是发自正中神经的细小皮支，在腕掌侧韧带上缘穿出深筋膜，经掌腱膜表面进入手掌，分布于手掌中部及鱼际的皮肤。

（3）第一指背神经的分支分布于鱼际外侧的皮肤。

（4）掌短肌属于退化的皮肌，位于小鱼际近侧部的浅筋膜内，对浅筋膜有固定作用，并可保护其深面的尺神经和尺血管。

（二）深层结构

1. 深筋膜 分为浅、深两层。

（1）浅层 为覆盖于鱼际肌、小鱼际肌和指屈肌腱浅面的致密结缔组织膜。此膜又分为3部，分别为掌腱膜、鱼际筋膜和小鱼际筋膜。

1）掌腱膜（palmar aponeurosis） 掌长肌腱越过屈肌支持带浅面后，腱纤维散开并与手掌中部的深筋膜浅层融合，使该部深筋膜增厚而坚韧，形成有光泽的腱膜性纤维组织膜称为掌腱膜。掌腱膜呈一尖向近侧的三角形。其远侧部分成4束纵行纤维，行向第2~5指近节指骨底（图7-23）。在掌骨头处，掌腱膜深层的横行纤维与其向远端发出的4束纵行纤维之间，围成3个纤维间隙，称指蹼间隙。内含大量脂肪、指血管、神经和蚓状肌腱，是手掌、手背及手指掌、背侧之间的通道。

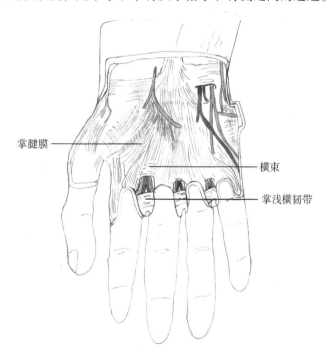

掌腱膜

横束

掌浅横韧带

图7-23 掌腱膜及指蹼间隙

2) 鱼际筋膜（thenar fascia） 被覆于鱼际肌表面，较薄弱。

3) 小鱼际筋膜（hypothenar fascia） 被覆于小鱼际肌表面，较薄弱。

（2）深层 包括骨间掌侧筋膜和拇收肌筋膜，较浅层薄弱。

1) 骨间掌侧筋膜（palmar interosseous fascia） 覆盖于骨间掌侧肌和掌骨的表面，位于各指深屈肌腱的深方。

2) 拇收肌筋膜 骨间掌侧筋膜在第3掌骨前面向桡侧分出一部分，覆盖在拇收肌表面，称拇收肌筋膜。

2. 骨筋膜鞘 从掌腱膜外侧缘发出一纤维隔，经鱼际肌和示指屈肌腱之间向深层伸入，附于第1掌骨，称为掌外侧肌间隔（lateral intermuscular septum of palm）。同样，从掌腱膜内侧缘发出掌内侧肌间隔（medial intermuscular septum of palm），经小鱼际和小指屈肌腱之间伸入，附于第5掌骨。这样，手掌形成了3个骨筋膜鞘，即外侧鞘、中间鞘和内侧鞘。

（1）外侧鞘（lateral compartment） 又名鱼际鞘，由鱼际筋膜、掌外侧肌间隔和第1掌骨围成。内含拇短展肌、拇短屈肌、拇对掌肌、拇长屈肌腱及其腱鞘，以及至拇指的血管、神经等。

（2）中间鞘（intermediate compartment） 又称掌中间鞘，由掌腱膜、掌内、外侧肌间隔，骨间掌侧筋膜及拇收肌筋膜共同围成。其内有指浅、深屈肌腱、蚓状肌、屈肌总腱鞘、掌浅弓、指血管和神经等。

（3）内侧鞘（medial compartment） 又名小鱼际鞘，由小鱼际筋膜、掌内侧肌间隔和第5掌骨围成。其内有小指展肌、小指短屈肌、小指对掌肌和至小指的血管、神经等。此外，在掌中间鞘的后方外侧半还有拇收肌鞘，由拇收肌筋膜、骨间掌侧筋膜、第1掌骨和第3掌骨共同围成，该鞘包绕拇收肌（图7-24）。

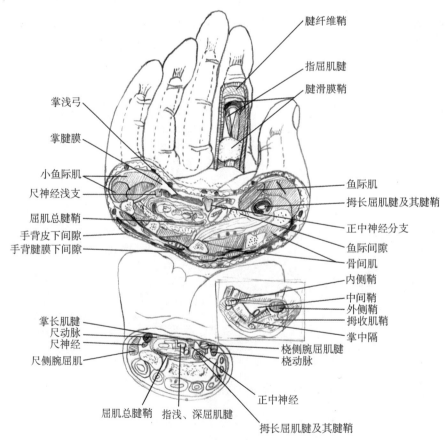

图7-24 手部骨筋膜鞘及其内容

3. **筋膜间隙** 位于掌中间鞘深部，内有疏松结缔组织，包括外侧的鱼际间隙和内侧的掌中间隙（图 7 – 21，图 7 – 22）。两间隙被掌中隔分开。掌中隔（palmar intermediate septum）是连结于掌腱膜外侧缘与骨间掌侧筋膜之间的纤维组织隔，包绕示指屈肌腱和第一蚓状肌后，附着于第 3 掌骨，将手掌筋膜间隙分隔为掌中间隙和鱼际间隙（图 7 – 24，图 7 – 25）。

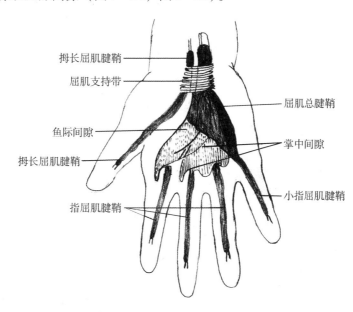

拇长屈肌腱鞘
屈肌支持带
屈肌总腱鞘
鱼际间隙
掌中间隙
拇长屈肌腱鞘
小指屈肌腱鞘
指屈肌腱鞘

图 7 – 25　手掌腱鞘及筋膜间隙

（1）掌中间隙（midpalmar space）　位于掌中间鞘尺侧半的深方。前界自桡侧起，依次为第 3～5 指屈肌腱、第 2～4 蚓状肌；后界为掌中隔后部，第 3、4 掌骨，骨间肌及其前面的骨间掌侧筋膜；内侧界为内侧肌间隔；外侧界为掌中隔。掌中间隙向远侧沿第 2～4 蚓状肌管与第 2～4 指蹼间隙相通，进而可通向手背。掌中间隙的近侧达屈肌总腱鞘的深面，可经腕管与前臂屈肌后间隙相交通。此间隙有感染时，可经上述渠道蔓延。

（2）鱼际间隙（thenar space）　位于掌中间鞘桡侧半深方。它的前界为掌中隔前部、示指屈肌腱和第 1 蚓状肌；后界为拇收肌筋膜；外侧界为外侧肌间隔；内侧界为掌中隔后部。鱼际间隙向远端经第 1 蚓状肌管通向示指背侧，其近侧端为盲端。在拇收肌与骨间掌侧筋膜之间的间隙，称拇收肌后隙（posterior space of adductor pollicis）。

4. **手肌** 有 3 群，外侧群包括拇短展肌、拇短屈肌、拇对掌肌和拇收肌；中间群包括蚓状肌、骨间掌侧肌和骨间背侧肌；内侧群包括小指展肌、小指短屈肌和小指对掌肌。

5. **血管** 手的血液由桡动脉、尺动脉的分支供应，彼此吻合成掌浅弓和掌深弓。

（1）掌浅弓（superficial palmar arch）　由尺动脉终支和桡动脉的掌浅支吻合而成。该弓位于掌腱膜深面，指屈肌腱及屈肌总腱鞘、蚓状肌的浅面。掌浅弓凸向远端，并发出数条分支至手指。

1）指掌侧总动脉（common palmar digital arteries）　共有 3 条，它由掌浅弓凸侧缘发出，分别沿第 2～4 蚓状肌的浅面行向指蹼间隙，并在此处分为 2 支指掌侧固有动脉（proper palmar digital arteries），分布于相邻两指的相对缘。指掌侧总动脉在掌指关节附近还接受来自掌深弓的掌心动脉和来自掌背动脉的穿支（图 7 – 26）。

2）小指尺掌侧动脉（ulnar palmar artery of digitus minimus）　发自掌浅弓凸侧的尺侧缘，沿小鱼际肌表面下降，分布于小指尺侧缘（图 7 – 26）。

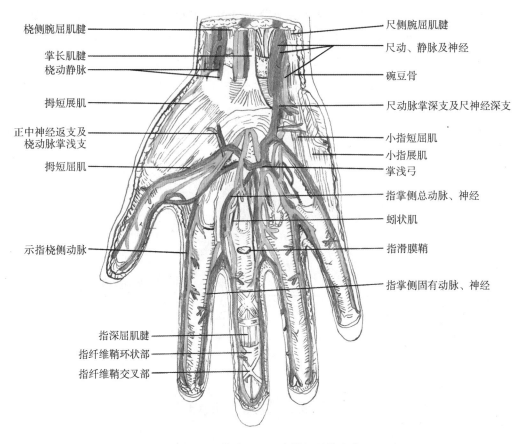

桡侧腕屈肌腱　　　　　　　　　　　　尺侧腕屈肌腱
掌长肌腱　　　　　　　　　　　　　　尺动、静脉及神经
桡动静脉　　　　　　　　　　　　　　豌豆骨
拇短展肌　　　　　　　　　　　　　　尺动脉掌深支及尺神经深支
正中神经返支及桡动脉掌浅支　　　　　小指短屈肌
　　　　　　　　　　　　　　　　　　小指展肌
拇短屈肌　　　　　　　　　　　　　　掌浅弓
　　　　　　　　　　　　　　　　　　指掌侧总动脉、神经
　　　　　　　　　　　　　　　　　　蚓状肌
示指桡侧动脉　　　　　　　　　　　　指滑膜鞘
　　　　　　　　　　　　　　　　　　指掌侧固有动脉、神经
指深屈肌腱
指纤维鞘环状部
指纤维鞘交叉部

图 7 - 26　掌浅弓、正中神经及其分支

（2）掌深弓（deep palmar arch）　由桡动脉终支和尺动脉的掌深支吻合而成（占 96.2%）。该弓位于骨间掌侧肌与骨间掌侧筋膜之间。掌深弓的位置高于掌浅弓 1～2cm，从弓的凸侧发出 3 条掌心动脉（palmar metacarpal arteries），沿骨间掌侧肌下行，至掌指关节处分别与相应的指掌侧总动脉吻合（图 7 - 27）。掌深弓及其分支有同名静脉伴行。桡动脉从手背穿第一掌骨间隙进入手掌后，先发出拇主要动脉，拇主要动脉分成 3 支，分布于拇指两侧缘和示指桡侧缘（图 7 - 28）。

手是劳动器官，由于抓握功能，手掌极易受到压迫。但指掌侧总动脉不仅接受掌浅弓的分支，同时还接受掌深弓的分支，保证了手掌和手指的血液供应。

6. 神经　手掌面有尺神经、正中神经及其分支分布。

（1）尺神经　主干经屈肌支持带的浅面，尺动脉的尺侧进入手掌，至豌豆骨的远侧分为浅、深两支。

1）尺神经浅支（superficial branch of ulnar nerve）　行于尺动脉内侧，发分支至掌短肌，并在该肌的深面分为指掌侧固有神经（proper palmar digital nerve）和指掌侧总神经（common palmar digital nerve）。指掌侧固有神经分布于小指掌面尺侧缘；指掌侧总神经至指蹼间隙处，又分为两条指掌侧固有神经，分布于小指、环指相对缘的皮肤（图 7 - 26）。

2）尺神经深支（deep branch of ulnarnerve）　与尺动脉掌深支伴行，穿经小鱼际肌起始处后，伴行于掌深弓，发出分支至小鱼际诸肌、全部骨间肌及第 3、4 蚓状肌和拇收肌。深支经豌豆骨与钩骨间的一段位置表浅，易受损伤。损伤后，因拇收肌、骨间肌和小指展肌瘫痪，使各手指不能内收和外展，表现为"爪形手"（图 7 - 27，图 7 - 28）。

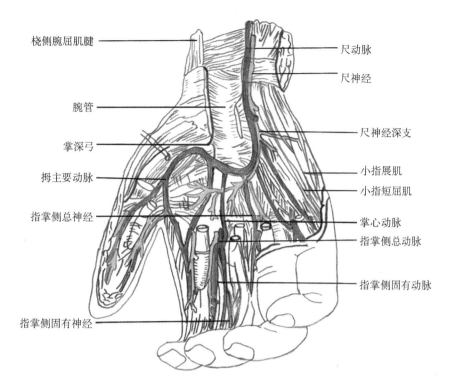

图 7-27 掌深弓、尺神经及其分支

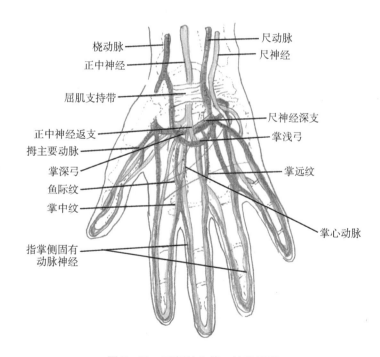

图 7-28 手部的血管、神经投影

（2）正中神经 经腕管入手掌，通常穿经腕管之后立即分为 2 支，与掌浅弓同位于掌腱膜的深面、屈肌腱浅面。

1）外侧支 较小，先发一返支进入鱼际肌，再分成 3 支指掌侧固有神经分别分布于拇指两侧和示指桡侧掌面皮肤。返支约在屈肌支持带下缘处发出，钩绕拇短屈肌后进入拇短展肌深面，分支支配拇短屈肌、拇短展肌和拇对掌肌。返支在手部位置表浅，易受损伤而导致拇指功能部分丧失。

传统概念认为鱼际肌除拇收肌外全部由正中神经（返支）支配，但有研究认为也可能由尺神经支配或由两神经双重支配。这些变异使正中神经损伤时，鱼际肌不一定全部瘫痪，对临床诊断有重要意义。

2）内侧支　较大，立即分为 2 条指掌侧总神经。指掌侧总神经与同名血管伴行，至指蹼间隙处，在同名动脉分支的近侧分为两支指掌侧固有神经，分布于第 2～4 指相对缘皮肤。正中神经还发出肌支支配第 1、第 2 蚓状肌（图 7－26）。

四、手背

手背（dorsum of hand）皮肤和皮下组织都较薄，伸指肌腱在皮肤表面的隆起清晰可见。

全部掌骨也皆可触及。当拇指内收时，第 1 骨间背侧肌隆起，其近端恰为桡动脉入掌处，故可在此触及桡动脉。

（一）浅层结构

皮肤薄而柔软，富有弹性，移动性较大，有毛和皮脂腺。手背的浅筋膜也很薄而疏松，其内布满浅静脉、浅淋巴管和皮神经。

1. 手背静脉网（dorsal venous rete of hand）　浅筋膜内丰富的浅静脉互相吻合形成手背静脉网。其桡侧半与拇指的静脉汇集形成头静脉，尺侧半与小指的静脉会合形成贵要静脉。

2. 浅淋巴管　手背的淋巴回流与静脉相似，也形成丰富的淋巴管网。手掌远端的浅淋巴管网在指蹼间隙处流向手背淋巴管网。因此，手部感染时，手背较手掌肿胀明显。

3. 桡神经浅支　分布于手背桡侧半皮肤，并发出 5 条指背神经（dorsal digital nerves）分布于拇指、示指和中指节近桡侧缘的皮肤。

4. 尺神经手背支　分布于手背尺侧半皮肤，再分出 5 条指背神经分布于小指、环指和中指尺侧缘的皮肤（图 7－29）。

（二）深层结构

1. 手背腱膜（dorsal aponeurosis of hand）　指伸肌腱与手背筋膜的浅层结合形成手背腱膜。腱膜的两侧分别附于第 2、第 5 掌骨。

2. 骨间背侧筋膜（dorsal interosseous fascia）　为覆盖在第 2～5 掌骨和第 2～4 骨间背侧肌表面的手背筋膜深层。在各掌骨近端，骨间背侧筋膜以纤维隔与手背腱膜相连结，远端在指蹼处手背筋膜的两层相结合。

3. 筋膜间隙　由于手背筋膜在掌骨的近、远端彼此结合，因此在浅筋膜、手背腱膜和骨间背侧筋膜之间形成 2 个筋膜间隙。

（1）手背皮下间隙（dorsal subcutaneous space）　为浅筋膜与手背腱膜之间的间隙。

（2）腱膜下间隙（subaponeurotic space）　为手背腱膜与骨间背侧筋膜之间的间隙。两个间隙相互交通，故手背感染时，整个手背肿胀明显（图 7－24）。

4. 指伸肌腱（tendons of extensor digitorum）　在手背有 4 条，分别走向第 2～5 指，并在近节指骨底移行为指背腱膜。

五、手指

手指借掌指关节与手掌相连，运动灵活。手指分掌侧和背侧。拇指腕掌关节为鞍状关节，能完成拇指的对掌运动，运动范围最大，是实现手的握、持、捏、拿功能的重要结构。

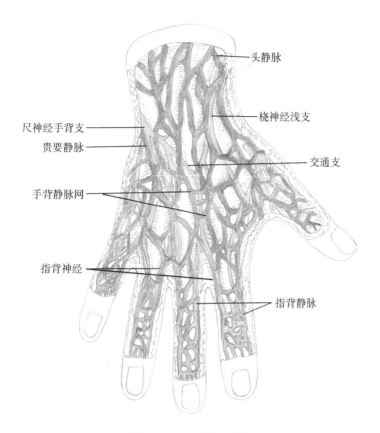

头静脉

桡神经浅支

尺神经手背支

贵要静脉

交通支

手背静脉网

指背神经

指背静脉

图 7 - 29 手背浅层结构

（一）浅层结构

1. 皮肤 掌侧的皮肤厚于背侧，富有汗腺。

2. 浅筋膜 手指掌面的浅筋膜较厚，疏松结缔组织常聚积成球状，有许多纤维隔介于其间，将皮肤直接连于指屈肌腱鞘。手指被刺伤感染时，常导致腱鞘炎。

3. 指髓间隙（pulp space） 又称指髓，位于各指远节指骨远侧 4/5 段掌侧的骨膜与皮肤之间。间隙两侧、掌面和各指末端都是致密的皮肤；近侧有纤维隔连于指远纹和指深屈肌腱的末端，将指髓封闭成密闭的间隙。指髓内有丰富的血管、神经末梢和脂肪，许多纤维隔连于远节指骨骨膜和指腹的皮肤之间，将指腹的脂肪分成许多小叶。当指端感染、肿胀时，局部压力升高，压迫神经末梢和血管，会引起剧烈疼痛；如远节指骨的滋养动脉受压，还会导致远节指骨远侧部坏死。此时，应及时行指端侧方切开引流术，只有切断纤维隔，才能引流通畅（图 7 - 30）。

4. 手指的血管和神经 各手指均有 2 条指掌侧固有动脉和 2 条指背动脉，并分别与同名神经伴行于指掌侧面与背侧面交界线上的前后方。指的浅静脉主要位于指背。浅淋巴管与指腱鞘、指骨骨膜的淋巴管交通，一旦有感染可相互蔓延。

（二）深层结构

1. 指浅屈肌、指深屈肌腱 拇指有一条屈肌腱，其余各指均有浅、深两条屈肌腱，行于各指的指腱鞘内。在近节指骨处，指浅屈肌腱位于指深屈肌腱的掌侧，沿两侧包绕指深屈肌腱，继而向远侧分成两股，附于中节指骨的两侧缘，其中间形成腱裂孔，容指深屈肌腱通过。指深屈肌腱出腱裂孔后，止于远节指骨底。指浅屈肌主要屈近侧指间关节，而指深屈肌可同时屈远、近侧指间关节（图 7 - 31）。两肌腱各有独立的活动范围，又互相协同增强肌力。

2. 指腱鞘（tendinous sheaths of fingers） 包绕指浅屈肌、指深屈肌的鞘管。由腱纤维鞘和腱滑膜鞘

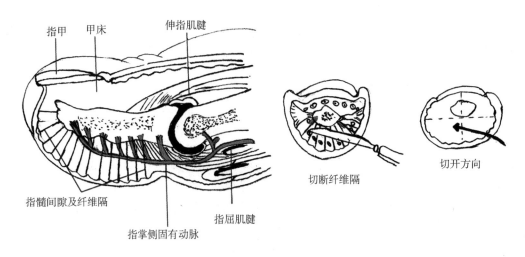

图 7-30 指端结构和切开引流术

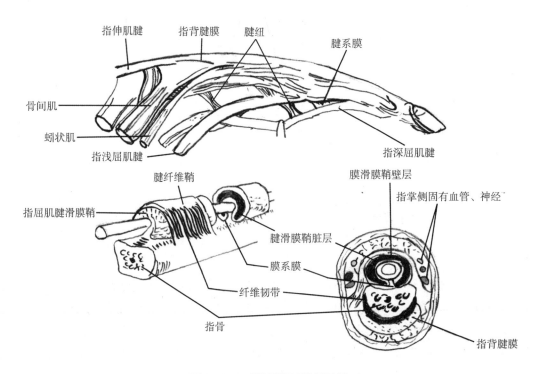

图 7-31 手指屈肌腱及其腱鞘

两部分构成。

（1）腱纤维鞘（tendinous fibrous sheath） 手指的深筋膜增厚，附着于指骨及其关节囊的两侧，形成的骨纤维性管道，对肌腱起约束、支持和滑车作用，并增强肌拉力。

（2）腱滑膜鞘（tendinous synovial sheath） 为包绕各指屈肌腱的双层滑膜形成的囊管状结构，位于腱纤维鞘内。此鞘由滑膜构成，分脏、壁两层。脏层包绕肌腱表面，壁层贴附于腱纤维鞘的内面和骨面。腱滑膜鞘的两端封闭，从骨面移行到肌腱的双层滑膜部分称腱系膜，内有出入肌腱的血管和神经。由于肌腱经常活动，腱系膜大部分消失，仅在血管出入处保留，称腱纽。拇指与小指的滑膜鞘分别与桡侧囊和尺侧囊相通，第2~4指的滑膜鞘从远节指骨底向近侧延伸直达掌指关节处（图7-32）。

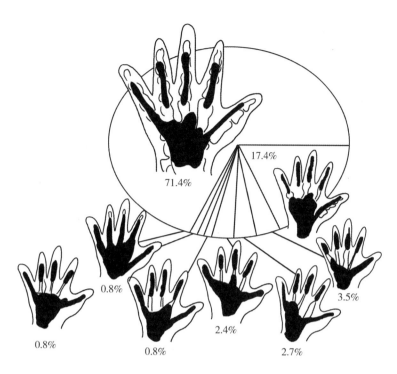

71.4%
17.4%
0.8%
0.8%
0.8%
2.4%
2.7%
3.5%

图 7-32 手部腱滑膜鞘类型

3. 指伸肌腱 越过掌骨头后向两侧扩展，包绕掌骨头和近节指骨背面，形成指背腱膜（dorsal aponeurosis），又称腱帽。指背腱膜向远侧分成 3 束，中间束止于中节指骨底，2 条侧束在中节指骨背面合并后，止于远节指骨底。各束都有肌腱加强。指伸肌腱断裂，各指关节呈屈曲状态，中间束断裂近侧指间关节不能伸直，2 条侧束断裂，远侧指间关节不能伸直。

⇒ 案例引导

　　临床案例　患者，男性，35 岁，建筑工人。因右手示指、小指麻木伴手部活动障碍就诊。查体：右手小鱼际肌及骨间肌轻度萎缩，小指和示指尺侧半感觉迟钝，手背尺侧感觉正常。右手各指屈伸有力，分并指力弱，诊断右腕尺侧管综合征。

　　讨论　1. 什么是腕尺侧管？其内有哪些结构？

　　　　　2. 解释出现上述症状和体征的原因。

⊕ 知识链接

腕管综合征

　　腕管综合征是最常见的周围神经卡压性疾病。腕管是一个由腕骨沟和屈肌支持带组成的骨纤维管道，有正中神经和指浅屈肌腱、指深屈肌腱和拇长屈肌腱通过。无论是腕管内的内容物增加，还是腕管容积减小，都可导致腕管内压力增高。最常见的导致腕管内压力增高的原因是特发性腕管内肌腱周围滑膜增生和纤维化。有时屈肌肌腹过低，类风湿等滑膜炎症，创伤或退行性变导致腕管内骨性结构异常卡压神经，腕管内软组织肿物如腱鞘囊肿等均可使腕管内压力增高，导致正中神经受卡压引起。

⊕ 素质提升

断指再植术

断指再植术是将完全或不完全离断的指体在光学放大镜（显微镜）的助视下，重新接回原位，恢复血液循环，使之成活并恢复一定功能的高、精、细度手术。

我国著名手外科专家、中国工程院院士顾玉东说"人有两件宝，双手和大脑。大脑会思考，双手去创造。"自1966年参与完成世界上第1例足趾游离移植再造拇指手术起，顾玉东与"手"结下不解之缘，他是世界上第一个发现膈神经能够移位替代臂丛肌皮神经，使完全瘫痪的上肢重新恢复屈肘功能的人；第一个证实可以采用伤者健康一侧手臂"颈7神经"修复患肢的运动和感觉功能，让中国臂丛神经损伤治疗走到全球前例的人。被中宣部和国家卫健委评为"最美医生"。他的12字感言是"听党的话，学白求恩，做好医生"。

第七节　上肢的解剖操作

一、胸前区与腋窝

（一）切口

尸体仰卧位。为避免损伤深层结构，切皮时应浅些，具体切口如下。

1. 胸前正中切口　自胸骨柄上缘沿前正中线向下切至剑突。

2. 胸上界切口　自正中切口上端向外沿锁骨切至肩峰。

3. 胸下界切口　自正中切口下端向外下沿肋弓切至腋后线。

4. 胸部斜切口　自正中切口下端向外上方切至乳晕，环绕乳晕（如为女尸则环绕乳房），继续向外上方切至腋前襞上部，在此折转沿臂内侧面向下切至臂上、中1/3段交界处，然后折转向外侧，环切臂部皮肤至臂外侧缘。将上内、下外两块皮瓣翻向外侧，上内侧皮片翻至臂外侧，下外侧皮片翻至腋后线。

（二）层次解剖

1. 解剖浅层结构

（1）解剖女性乳房　自乳头根部向上作垂直切口，自乳头根部外侧缘向外侧作水平切口。剥除乳房外上象限皮肤，清除乳腺表面的脂肪组织，修理出乳腺叶的轮廓。在已清除了乳晕皮肤的部位，以乳头为中心，用刀尖沿放射方向轻划，仔细剖出输乳管，并追踪其至乳腺叶。在乳头处，观察输乳管。

（2）解剖肋间神经前皮支　距胸骨侧缘外侧1~2cm处纵行切开浅筋膜，提起浅筋膜向外侧剥离翻开。可见第2~7肋间神经的前皮支和胸廓内动脉的穿支穿出肋间隙前部，寻认1~2支即可。

（3）解剖肋间神经外侧皮支　沿腋中线附近，胸大肌下缘稍后方，轻微地纵行切开浅筋膜，并翻向前，可见肋间神经外侧皮支穿出肋间隙外侧部，其中第2肋间神经的外侧皮支分出肋间臂神经走向外侧，经腋窝皮下至臂内侧部上份的皮肤。

2. 解剖深层结构

（1）观察胸前筋膜及腋筋膜　除去所有的浅筋膜，显露出胸前外侧壁的深筋膜。胸前外侧壁的深筋膜分浅、深两层。浅层覆盖胸大肌和前锯肌，深层包被胸小肌后并在该肌下缘处向下与浅层融合为一层，至腋窝底续于腋筋膜；深层还从胸小肌上缘延伸至锁骨下缘形成锁胸筋膜并包绕锁骨下肌。此时只能观察到浅层。

（2）找出头静脉　沿三角肌胸大肌间沟切开深筋膜，找到头静脉末端，向近侧修洁至锁骨下窝处。细心剥离，常见 2～3 个锁骨下淋巴结沿头静脉末端排列。在锁骨下窝处不宜深剥，以免损伤此处的锁胸筋膜及其深面的结构。

（3）暴露胸大肌　清除胸大肌表面的浅、深筋膜，显露胸大肌的境界，观察其形态、起止点和肌纤维方向。可沿胸大肌锁骨起点下方、胸肋部起点外侧及腹部起点的外上，距起点 2cm 处弧形切断胸大肌，由下内向上外掀起该肌，显露胸小肌和锁胸筋膜。翻开时可见胸肩峰血管和胸外侧神经，在胸小肌上缘穿过锁胸筋膜进入胸大肌深面。将胸大肌再向外翻，还可见到胸内侧神经的分支穿出胸小肌表面进入胸大肌。清理和观察进入胸大肌的这些血管和神经后，在近胸大肌处，将它们切断。将胸大肌充分掀向外侧直至其止点处（肱骨大结节嵴）。

（4）观察锁胸筋膜　锁胸筋膜附着于锁骨及锁骨下肌、喙突和胸小肌上缘之间。细心剥离此筋膜，可见有胸肩峰血管、胸外侧神经和头静脉穿过，还可见到该筋膜与深面的腋鞘及腋静脉紧密结合。保留穿过锁胸筋膜的各结构，除去该筋膜；显露和切开腋鞘，分离出腋鞘包被的腋血管和臂丛各束。

（5）解剖穿胸小肌上缘的主要结构　胸小肌上缘的血管神经均从锁胸筋膜穿过。

1）解剖胸外侧神经　小心剥离和追踪胸外侧神经，可见其起自臂丛外侧束，经腋动脉前方，至锁胸筋膜深面，观察其分支分布。

2）解剖胸肩峰动脉　剥离胸肩峰动脉，追踪至腋动脉处，观察其分支分布。

3）解剖头静脉和锁骨下淋巴结　在锁骨下方，头静脉末端附近，可见数个锁骨下淋巴结，观察后清除之，修洁头静脉末端直至注入腋静脉处。

（6）解剖胸小肌表面及下缘的结构　清理胸小肌表面的筋膜，观察该肌的形态、起止。在胸小肌表面，可见胸内侧神经从深方穿出后进入胸大肌。在胸小肌起点（第 3～5 肋）稍外上方切断该肌并翻向上方，直至其附着的喙突处，至此，已打开了腋窝前壁。翻起胸小肌时，将进入该肌的胸内侧神经及伴行血管充分游离，尽量保留。

1）解剖并观察胸外侧动脉　在胸小肌下缘以下，前锯肌表面寻找和剥离胸外侧动脉及伴行静脉，向上追踪该动脉至腋动脉起始处。

2）观察胸肌淋巴结　该组淋巴结沿胸外侧血管排列，观察后予以剔除。

（7）以喙肱肌为标志观察解剖腋窝外侧壁及有关的血管神经　①观察并小心除去腋窝外侧壁的疏松结缔组织、残留的腋鞘及血管周围的外侧组淋巴结；②解剖腋窝底：将臂外展 90°，细心清除腋筋膜及其深面的疏松结缔组织，观察位于其内的中央淋巴结，观察后清除；③从喙突向下修洁肱二头肌短头和喙肱肌；④在喙肱肌内侧解剖出进入该肌的肌皮神经及正中神经外侧根和正中神经，并观察臂丛外侧束；⑤循正中神经向内上，解剖出正中神经内侧根及位于二根之间的腋动脉，查看臂丛内侧束；⑥切断腋静脉的属支，保留腋静脉主干；⑦解剖出位于腋动、静脉之间较粗的尺神经和前臂内侧皮神经及位于腋静脉内侧的臂内侧皮神经；⑧观察腋动脉的分段，解剖出各段的分支；⑨在腋动脉后方，找出桡神经。

（8）解剖腋窝后壁及穿三边孔、四边孔的结构。

1）解剖观察穿三边孔的结构　在肩胛下肌和大圆肌表面分离出肩胛下动脉及其分支胸背动脉和旋肩胛动脉，追踪旋肩胛动脉向后穿三边孔。

2）解剖观察穿四边孔的结构　于腋动脉后方清理出腋神经和旋肱后动脉，向后追踪以上结构穿四边孔。

（9）解剖胸背神经　解剖出与胸背动脉伴行的胸背神经，追踪至背阔肌。

（10）解剖肩胛下神经上支和下支　在腋窝后壁上部找出肩胛下神经上支，该支常分两支，分布于肩胛下肌和大圆肌；在肩胛下动脉后方剖出肩胛下神经下支，追踪至大圆肌。

（11）解剖腋窝内侧壁胸小肌下缘的结构　清理前锯肌表面的深筋膜，在胸小肌下缘可见胸外侧血管的分支与属支。在胸外侧血管的后方，沿腋中线附近解剖出胸长神经，向上、下略加追踪，观察其分布。

二、臂前区、肘前区与前臂前区

（一）切口

上肢平置外展，手掌向上。皮肤切口尽量浅些，具体切口如下。

（1）在臂前区、肘前区和前臂前区作一纵切口，自臂上部横切口中点开始，沿上肢前面中线向远侧纵行切开皮肤直至腕前区。

（2）在腕远侧纹作一横切口（不能切深），与纵切口相交，并向两侧切至肱骨内、外侧缘。

（3）在肘前区作一横切口（不能切深），与纵切口相交，并向两侧切至肱骨外上髁稍后方。将皮肤剥离翻向两侧。

（二）层次解剖

1. 解剖浅层结构

（1）寻认头静脉及前臂外侧皮神经　沿三角肌胸大肌间沟向下追踪已经解剖出的头静脉，修洁至腕前区。保留头静脉，除去臂前区外侧部的浅筋膜。在肘部前面，肱二头肌腱外侧，寻找从深筋膜穿出的前臂外侧皮神经，向下追踪至腕前区，观察其与头静脉的伴行关系。

（2）寻认贵要静脉及前臂内侧皮神经　在肱二头肌内侧沟中下部浅筋膜中寻找出贵要静脉，向上追踪至臂中点穿入深筋膜处，向下追踪至腕前区。在臂上部内侧找出已解剖出的前臂内侧皮神经，向下追踪，可见其在臂内侧中、下 1/3 交界处穿出深筋膜，向下与贵要静脉伴行至腕前区。

（3）观察臂内侧皮神经　沿已解剖出的臂内侧皮神经向下追踪，可见其在臂内侧上部穿出深筋膜，分布于臂内侧皮肤。

（4）观察肘正中静脉　在肘前区的浅筋膜内寻找连接于头静脉和贵要静脉之间的肘正中静脉，观察其连接类型，如需要，可以予以切断。

（5）寻找肘淋巴结　在肱骨内上髁上方、贵要静脉附近寻找肘浅淋巴结，观察后可切除。

2. 解剖臂部深筋膜　清除臂前区残余的浅筋膜，保留已剖出的浅静脉和皮神经，显露深筋膜。从臂上部起，沿前面正中线纵行切开深筋膜，在肘前区作一横切口，将臂部深筋膜翻向两侧，观察臂部深筋膜发出的臂内、外侧肌间隔，探查其位置和附着部位，修洁、分离和观察臂肌前群的三块肌。

3. 观察肱二头肌内、外侧沟及有关血管神经

（1）解剖正中神经　自腋窝向下沿肱二头肌内侧沟追踪正中神经，观察其与肱动脉的位置关系。

（2）修洁肱动脉　在大圆肌下缘向下修洁肱动脉及其两侧伴行的肱静脉直至肘窝。观察和保留贵要静脉，切除肱静脉其他属支，保留肱静脉本干。

（3）解剖肱动脉的分支 ①在臂上部，大圆肌腱稍下方，找出由肱动脉后内侧壁发出的肱深动脉，向外下方追踪其和桡神经伴行穿入肱骨肌管处为止；②在臂中部稍上方，喙肱肌止点平面，找出肱动脉后内侧壁发出细长的尺侧上副动脉，修洁与观察其与尺神经穿臂内侧肌间隔入臂后区；③在肱骨内上髁上方约5cm处找出尺侧下副动脉，观察其走行；④仔细寻认肱动脉的肌支，观察分布。

（4）修洁尺神经 从臂丛内侧束向下追踪尺神经至臂中部并修洁之。观察其与肱动脉的位置关系，在臂内侧肌间隔处剥离尺神经至臂后区。

（5）修洁肱二头肌外侧沟内的结构 ①已剖出的头静脉沿外侧沟上行，进入三角肌胸大肌间沟；②在三角肌止点下方2.5cm处，分离肱桡肌和肱肌，找出并游离桡神经至肱二头肌外侧沟，同时寻认其发出的肌支；在肱骨外上髁前方解剖出桡神经分出的浅、深二支。继续向下剥离浅支至肱桡肌深面，向下剥离深支至其穿旋后肌处。

4. 观察前臂深筋膜、肱二头肌腱膜及腕掌侧韧带 保留已分离出的浅静脉和皮神经，清除肘窝、前臂前区及腕前区所有多余的浅筋膜，显露和观察前臂深筋膜。首先修洁和保留肱二头肌腱膜；然后纵行切开前臂深筋膜至腕前区上部，并将其翻向两侧。探查前臂内、外侧肌间隔，观察其位置与附着部位；观察腕前区深筋膜，可见有横行纤维增厚的部分，即腕掌侧韧带，可保留之。然后纵行切开腕掌侧韧带并翻向两侧，以显露位于其深面的屈肌腱及远侧深面的屈肌支持带。

5. 解剖肘窝

（1）清理肘窝的边界 找到肱二头肌腱后，在其内侧沿血管纵行切断肱二头肌腱膜和肘窝内的深筋膜，修洁旋前圆肌和肱桡肌，观察肘窝的境界，显露肘窝的内容。

（2）解剖肘窝内结构 以肱二头肌腱及旋前圆肌为标志，观察其与血管神经的相互关系。修洁肱二头肌腱，在其内侧解剖出肱动脉并修洁至分为桡、尺动脉为止。切除伴行静脉，于肱动脉的内侧修洁正中神经，向下追踪至其穿入旋前圆肌两头之间。沿正中神经主干插入止血钳，将旋前圆肌肱头切断并翻向外下方，显露正中神经和该肌的尺头。在正中神经的背侧寻找骨间前神经。拉开旋前圆肌尺头，寻找其深方通过的尺动脉及其发出的骨间总动脉。

6. 解剖前臂前群肌、血管和神经

（1）观察前臂前群浅层肌 清理起自肱骨外上髁上方的肱桡肌；清理起自肱骨内上髁的浅层肌，观察和辨认各肌的名称、排列顺序、走行和终止部位。将指浅屈肌和浅层的肌肉分离，观察其向下延续的4条肌腱。

（2）解剖并观察桡血管神经束 将肱桡肌拉向外侧，修洁桡动脉和桡神经浅支，观察二者之间的位置关系。追踪桡神经浅支至前臂中、下1/3交界处，查看其经肱桡肌腱深面转向背侧；桡动脉在桡骨茎突下方转向手背，寻认桡动脉的分支。

（3）解剖观察尺血管神经束 将尺侧腕屈肌拉向内侧，找出尺动脉和尺神经。在腕上方约5cm处切断指浅屈肌腱并翻起该肌（注意勿损伤其外侧的正中神经），向上追踪尺神经至尺神经沟处，向下追踪至腕前区并寻找尺神经的分支。观察尺神经和尺动脉间的位置关系。

（4）解剖观察正中神经 在旋前圆肌两头之间找出已解剖出的正中神经，追踪至指浅屈肌和指深屈肌之间。修洁正中神经至腕前区，观察其分支分布。

（5）解剖观察前臂前群深层肌 将已切断的指浅屈肌翻向内侧，观察深面的拇长屈肌和指深屈肌的位置和形态。在腕上方向两侧分开此二肌，观察其深面旋前方肌的位置与形态。

7. 观察骨间总动脉、骨间前动脉和骨间后动脉 在旋前圆肌尺头深面，查找已解剖出的骨间总动脉，向外下剥离此动脉至前臂骨间膜上缘处，查看分出的骨间前、后动脉。在拇长屈肌与指深屈肌之间寻找骨间前、后动脉和骨间前神经，追踪至旋前方肌上缘。观察骨间后动脉穿经前臂骨间膜上缘至前臂骨间膜后方。

8. 观察前臂屈肌后间隙 在腕上方，观察拇长屈肌、指深屈肌与旋前方肌之间的前臂屈肌后间隙。插入刀柄伸向腕管，理解其交通关系。

三、肩胛区、臂后区、肘后区及前臂后区

（一）切口

尸体俯卧，上肢外展，做下列皮肤切口。

（1）自枕外隆凸向下，沿后正中线垂直切至第5腰椎棘突处。

（2）自第七颈椎棘突尖向两侧肩峰作一水平切口（不要深切）。

（3）从肩峰向下沿臂上部外侧切至臂上、中1/3交界处，与臂前区的横切口相接。

（4）约在肩胛骨下角高度，从正中线向两侧水平切至腋前线。

（5）在肘后区作一横切口与肘前区横切口相接。

（6）沿臂后中线作纵切口至腕背侧横切口。

（7）在腕背作横切口与腕前区横切口相接。

剥离皮肤，翻开皮瓣，显露浅筋膜。

（二）层次解剖

1. 解剖浅筋膜及浅层结构 在三角肌后缘中点下方浅筋膜中找出臂外侧皮神经；在臂后区中部浅筋膜中找出臂后皮神经；在臂后中、下1/3交界处外侧部找出前臂后皮神经。在前臂后区下部的内、外侧部寻找贵要静脉、头静脉和前臂内、外侧皮神经；在中间部剖出前臂后皮神经。保留皮神经和浅静脉，除去所有浅筋膜，显露深筋膜。

2. 解剖肩胛区的肌、血管和神经

（1）解剖肩胛上动脉和肩胛上神经 ①清除斜方肌表面的浅、深筋膜，沿肩胛冈切断斜方肌的附着点。将该肌翻起，清理辨认肩胛骨后面的肩肌；②将冈上肌、冈下肌在中份切断翻起，解剖并寻找位于两肌深面的肩胛上动脉和肩胛上神经。

（2）解剖腋神经和旋肱后动脉。

1）修洁小圆肌、大圆肌和肱三头肌长头，从后方观察三边孔和四边孔的境界。

2）清除三角肌表面的深筋膜，将手指自三角肌后缘探入，把肌肉与其深部的结构分开，沿肩胛冈和肩峰下方1~2cm处切断三角肌后部纤维，翻向外侧。观察腋神经和旋肱后动、静脉从四边孔穿出后进入三角肌和小圆肌。

（3）解剖旋肩胛动脉 在三边孔内清理旋肩胛动脉和静脉，继续修洁穿出三边孔后的旋肩胛动脉直至冈下窝。

3. 解剖桡神经和肱深动脉 沿臂后正中纵行切开深筋膜，翻向两侧，修洁肱三头肌。在肱三头肌长头和外侧头之间钝性分离，寻找桡神经和肱深动脉进入肱骨肌管处，将镊子沿桡神经走行方向插入肱骨肌管，切断肱三头肌外侧头，打开肱骨肌管，显露管内的桡神经和肱深血管。向上、下修洁神经和动脉，寻认其分支分布与走行。

4. 解剖尺神经 在尺神经沟内找出尺神经，向上、下略加追踪。

5. 解剖前臂背侧深筋膜及伸肌支持带 保留浅静脉和皮神经，去除多余的浅筋膜，显露深筋膜并

观察腕背侧上部的伸肌支持带。保留伸肌支持带，纵行切开深筋膜，翻向两侧，显露前臂肌后群。

6. 解剖前臂背侧深层结构

（1）解剖前臂肌后群　剥离和辨认浅层诸肌，观察形态、位置和起止。分离并向两侧拉开桡侧腕伸肌和指伸肌，清理和辨认深层的 5 块肌肉观察其位置、走行和终止部位。

（2）解剖骨间后血管神经束　找出桡神经深支穿旋后肌处，向下追踪深支，可见其自旋后肌中部穿出，穿出后的神经即骨间后神经，向下修洁至旋后肌下缘；解剖出骨间后血管，观察它们的位置与走行。

四、手掌与手指掌面

（一）切口

（1）自腕前区横切口中点至中指指端作一纵切口。

（2）由腕前区横切口中点至拇指指端作一斜切口。

（3）沿第 2～5 指根部作一横切口。将手掌、拇指和中指掌侧面皮肤翻开。

（二）层次解剖

1. 解剖浅筋膜　在鱼际处浅筋膜内寻找前臂外侧皮神经终支、桡神经浅支和正中神经掌支的分支；在小鱼际处寻认尺神经掌支并观察掌短肌。保留皮神经，除去浅筋膜，显露手掌深筋膜浅层。

2. 解剖掌腱膜和骨筋膜鞘

（1）解剖掌腱膜　从屈肌支持带上方切断掌长肌腱，向远侧剥离掌腱膜，同时切断掌腱膜内、外侧缘发出的掌内、外侧肌间隔，直至指蹼间隙处。将掌腱膜翻向远侧，切勿损伤其深方的结构。

（2）观察三个骨筋膜鞘　掌腱膜深方为掌中间鞘；小鱼际筋膜深方为内侧鞘；鱼际筋膜深方为外侧鞘。探察内、外侧鞘与中间鞘，清除小鱼际筋膜和鱼际筋膜，显露手内肌。

3. 解剖尺神经、尺动脉及其分支

（1）解剖探查尺动脉及其分支　在豌豆骨桡侧，切除腕掌侧韧带。打开腕尺侧管，修洁管内走行的尺动脉和尺静脉后，向远侧追踪尺动脉，可见其在管内发出掌深支，继续解剖探查尺动脉末端与桡动脉掌浅支吻合成的掌浅弓，修洁由弓发出的 3 条指掌侧总动脉至指蹼处。

（2）解剖尺神经及其分支　在腕尺侧管内，修洁尺神经，可见其在豌豆骨与钩骨之间分为浅、深支，再向下剥离尺神经浅支，追踪观察其分支走行与分布。

4. 解剖正中神经及其分支

（1）解剖腕管　修洁屈肌支持带后，将其纵行切开。分离腕管内的屈肌腱、屈肌腱鞘和正中神经。

（2）于腕管内向远侧剥离正中神经，在屈肌支持带下缘找出正中神经的返支，追踪至鱼际肌，再向下追踪正中神经的 3 条指掌侧总神经，直至指蹼间隙处。观察其与同名动、静脉的伴行情况。

5. 观察屈肌腱鞘　在腕管内纵行切开屈肌总腱鞘，向远侧探查它与指滑膜鞘的关系，观察指浅、深屈肌腱之间的位置关系。切开拇长屈肌腱鞘，观察其与拇指腱滑膜鞘的交通。

6. 解剖掌深层结构

（1）解剖鱼际肌　在鱼际肌内侧缘找出桡动脉的掌浅支，保留掌浅支和正中神经返支。观察鱼际浅层的两块肌肉，切断二肌，辨认深面的两块鱼际肌和拇长屈肌腱。

（2）解剖小鱼际肌　辨认浅层的两块肌肉。寻找尺神经深支和尺动脉的掌深支。横断小指展肌，观察小指对掌肌。

（3）解剖蚓状肌　分离指浅、深屈肌腱，查看蚓状肌的起始与走行。

（4）解剖指蹼间隙　除去各指蹼间隙处的脂肪。修洁各指掌侧总动脉和总神经的末端，观察它们的分支和分布。修洁蚓状肌腱。探查该间隙的交通。

（5）探查手掌的筋膜间隙　用止血钳挑起示指屈肌腱和第 1 蚓状肌，观察其深面的鱼际间隙，挑起第 3、4、5 指屈肌腱及第 2、3、4 蚓状肌，观察它们深方的掌中间隙，并向近侧探查其交通。

（6）解剖观察掌深弓和尺神经深支　向桡侧拉开各指屈肌腱及蚓状肌（或在腕管近侧切断各腱），除去其深方的疏松结缔组织和骨间掌侧筋膜。循着已解剖出的尺神经深支和尺动脉的掌深支，向桡侧继续追踪，观察尺动脉的掌深支和桡动脉末端吻合成的掌深弓。修洁掌深弓及其凸侧发出的 3 条掌心动脉。修洁与掌深弓伴行的尺神经深支及其分支。

7. 解剖手指掌侧面　从指蹼间隙处向远端修洁指掌侧固有神经和血管，观察其位置；除去浅筋膜，显露手指掌侧面的腱纤维鞘。纵行切开腱纤维鞘，观察指浅、深屈肌腱的位置关系及其终止部位。观察腱滑膜鞘的结构。

五、手背与手指背面

（一）切口

（1）自腕背横切口正中至拇指甲根作一斜切口。

（2）从腕背横切口中点至中指甲根作一纵切口。

（3）沿掌指关节背侧作一横切口。

（4）沿示、中、环指背面中线各作纵切口。翻开或切除手背和手指背面的皮肤。

（二）层次解剖

1. 观察手背浅层结构

（1）解剖手背浅筋膜　因浅筋膜薄，翻剥皮肤时勿损伤浅静脉和皮神经。

（2）解剖手背静脉网　先修洁手背浅筋膜内的手背静脉网，并向桡、尺侧追踪观察其汇合成头静脉和贵要静脉。

（3）解剖观察桡神经浅支和尺神经手背支　在手背近侧端剖出桡神经浅支，在尺侧剖出尺神经手背支，观察两者在手背的吻合及其发出的 5 条指背神经的走行与分布。

（4）解剖伸肌支持带形成的 6 个骨纤维管和通过的肌腱　清除腕背侧的浅筋膜，显露伸肌支持带，观察其形态及附着部位，纵行切开伸肌支持带，观察其发出的 5 个纤维隔及附着部位。修洁 6 个骨纤维管内的肌腱及其腱鞘，辨认各伸指肌腱及其腱鞘的排列情况。

（5）观察手背动脉的行径　在桡侧修洁至拇指的三个长肌腱，观察解剖学"鼻烟窝"各边界。除去窝内的疏松结缔组织，修洁在窝内走行的桡动、静脉。略向上追踪至前臂前区，向下追踪至其穿第 1 骨间背侧肌入手掌。

2. 解剖手背筋膜间隙　保留浅静脉和皮神经。逐渐清除浅筋膜，显露手背腱膜，观察两者之间的手背皮下间隙。清除手背腱膜，显露骨间背侧筋膜，观察两者之间的手背腱膜下间隙。观察伸指肌腱的腱间结合。

3. 解剖手指背面　追踪伸指肌腱至手指背面，观察指腱膜。

目标检测

1. 简述肩胛动脉网的位置、组成和作用。
2. 叙述三边孔和四边孔的组成以及其中穿行的结构。
3. 试述手掌由浅入深经过的层次。
4. 试述肘窝的组成。肘窝内有哪些主要结构?
5. 试述上肢前面的皮神经分布和来源以及皮肤的神经节段性分布。

书网融合……

本章小结   微课   题库

第八章 下 肢

PPT

📖 **学习目标**

    1. 掌握 下肢的体表标志和重要结构的体表投影；臀部的深层结构尤其是梨状肌上、下孔内通过的结构；股前内侧区的浅层结构（浅静脉和皮神经）；大腿前骨筋膜鞘和内侧骨筋膜鞘的内容物；肌腔隙、血管腔隙的境界及内容物；股三角的境界、内容物；股鞘、股管及股环的结构特点；收肌管的位置、概念及内容物；股后区浅层结构中的股后皮神经；大腿后骨筋膜鞘内容物（坐骨神经的走行及分布范围）；腘窝的位置、境界及内容物；小腿内侧区的浅层结构（大隐静脉及隐神经）；小腿前骨筋膜鞘及外侧骨筋膜鞘的内容物；小腿后区的浅层结构（小隐静脉及腓肠神经）；小腿后骨筋膜鞘的内容物；踝管的概念及内容物；足底的层次结构。

    2. 熟悉 收肌腱裂孔的概念及通过的结构；髋关节动脉网；膝后区的浅层结构；小腿外侧区的浅层结构（腓浅神经）；踝前区的层次结构；足背的层次结构。

    3. 了解 下肢的境界和分区；膝前区的层次结构。

第一节 概 述

下肢除行走和运动的功能外，还能保持身体直立并支持体重。故下肢骨比上肢骨粗大，骨连结的形式较上肢复杂，稳定性大于灵活性。下肢的骨骼肌也较上肢发达。

一、境界与分区

下肢与躯干直接相连。前方以腹股沟韧带与腹部分界；后方以髂嵴与腰、骶部分界；上端内侧邻会阴部。下肢由近及远可分为臀、股、膝、小腿、踝和足部。除臀部外，其他各部又可分若干区。

二、表面解剖

（一）体表标志

1. 臀部与股部 在臀部，可扪及髂嵴全长及前端的髂前上棘和后端的髂后上棘。在髂前上棘后上方5~7cm处，可扪及髂结节。在其下方约10cm处能触及股骨大转子。两侧髂嵴最高点连线经过第4腰椎棘突。髋关节屈曲时，在臀下部内侧可摸及坐骨结节。在腹股沟内侧端的前内上方，可扪及耻骨结节，向内为耻骨嵴，两侧耻骨嵴连线中点稍下方为耻骨联合的上缘。髂前上棘与耻骨结节之间为腹股沟韧带。

2. 膝部 可扪及髌骨和下方的髌韧带，其下端可触及胫骨粗隆。髌骨两侧可触及股骨内、外侧髁和胫骨内、外侧髁。股骨内、外侧髁的突出部为股骨内、外上髁，股骨内上髁的上方可触及收肌结节。屈膝时，在膝部后方两侧可摸到外侧的股二头肌腱与内侧的半腱肌腱和半膜肌腱。

3. 小腿部 前面为纵行的胫骨前嵴。在胫骨粗隆后外方可触及腓骨头及其下方的腓骨颈。

4. 踝与足　踝部内外两侧可触及或看到内踝和外踝，后方可扪及跟腱，其下方为跟骨结节。足内侧缘中部稍后有舟骨粗隆，外侧缘中部可触及第五跖骨粗隆。

（二）对比关系

下肢骨折或关节脱位时，骨性标志间的正常位置关系可能会发生变化，掌握这些变化规律有助于临床诊断和治疗。常用的对比关系如下。

1. Nelaton 线　侧卧位，髋关节屈 90°~120°，自坐骨结节至髂前上棘的连线称 Nelaton 线。正常时该线恰好通过股骨大转子尖。当髋关节脱位或股骨颈骨折时，大转子尖可移位于此线上方。

2. Kaplan 点　仰卧位，两下肢伸直并拢，当两髂前上棘处于同一水平面时，由两侧大转子尖过同侧髂前上棘作延长线。正常时两侧延长线相交于脐或脐以上，该交点称 Kaplan 点。髋关节脱位或股骨颈骨折时，此点偏移至脐下并偏向健侧。

（三）颈干角和膝外翻角

股骨颈与股骨干长轴之间向内的夹角称为颈干角，正常成人 125°~130°。大于此角为髋外翻，小于此角为髋内翻（图 8-1）。股骨体长轴线与胫骨长轴线在膝关节处相交成向外的夹角，正常时约 170°，其补角称膝外翻角，男性略小于女性。若外侧夹角 <170° 为膝外翻（"X"形腿），>170° 为膝内翻呈 "O" 形腿或"弓形腿"（图 8-2）。

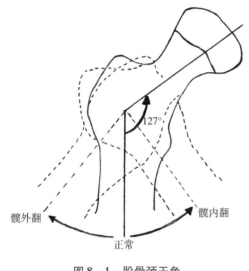

图 8-1　股骨颈干角

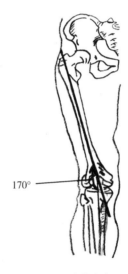

图 8-2　膝外翻角

（四）体表投影

1. 臀上动、静脉与神经　髂后上棘与股骨大转子尖连线的中、内 1/3 交点为其经梨状肌上孔出入盆腔的投影点。

2. 臀下动、静脉与神经　髂后上棘至坐骨结节连线的中点为其出盆腔的投影点。

3. 坐骨神经　其出盆腔的投影点在髂后上棘至坐骨结节连线中点外侧 2~3cm 处。坐骨神经干的体表投影为股骨大转子与坐骨结节连线的中、内 1/3 交点至股骨内、外侧髁之间中点（或腘窝上角）的连线。

4. 股动脉　髋关节稍屈并外展及旋外时，由髂前上棘与耻骨联合连线的中点至收肌结节连线的上 2/3 段。

5. 腘动脉　股后中、下 1/3 交界线，与股后正中线交点内侧约 2.5cm 处至腘窝中点的连线为斜行段投影；腘窝中点至腘窝下角的连线为垂直段投影。

6. 胫前动脉 腓骨头到胫骨粗隆连线中点与内、外踝前面连线中点的连线。

7. 胫后动脉 腘窝下角至内踝与跟腱内缘之间中点的连线。

8. 足背动脉 内、外踝经足背连线的中点至第1、2跖骨底之间的连线。

第二节 臀 部

一、境界

上界为髂嵴，下界为臀沟，内侧界为骶、尾骨外侧缘，外侧界为髂前上棘至大转子间的连线。

二、浅层结构

臀部皮肤较厚，富含皮脂腺和汗腺。浅筋膜发达，但有个体差异。近髂嵴和臀部的脂肪较厚，中部较薄，内侧在骶骨后面及髂后上棘附近很薄。长期卧床时，该处易受压形成褥疮。浅筋膜中的皮神经分为三组：臀上皮神经（superior cluneal nerves）由第1~3腰神经后支的外侧支组成，在第3、4腰椎棘突平面穿出竖脊肌外侧缘，走行于竖脊肌与髂嵴交点处的骨纤维管后至臀部皮下。臀上皮神经一般有3支，以中支最长，有时可达臀沟。腰部急性扭伤或神经在骨纤维管处受压时，可引起腰腿疼痛。臀下皮神经（inferior cluneal nerves）发自股后皮神经，绕臀大肌下缘至臀下部皮肤。臀内侧皮神经（medial cluneal nerves）为第1~3骶神经后支的分支，较细小，在髂后上棘至尾骨尖连线的中点穿出，分布于骶骨后面和臀内侧皮肤。此外，臀部外上方尚有髂腹下神经的外侧皮支分布（图8-8）。

三、深层结构

（一）深筋膜

臀部深筋膜又称臀筋膜（gluteal fascia）。上部与髂嵴骨膜相延续，在臀大肌上缘分两层包绕臀大肌，并向臀大肌内发出许多纤维小隔分隔肌束。内侧部愈着于骶骨背面骨膜，外侧部移行为阔筋膜，并参与组成髂胫束。臀筋膜损伤是腰腿痛的病因之一。

（二）肌层

臀肌分为三层。浅层为臀大肌（gluteus maximus）和阔筋膜张肌（tensor fascia lata）。臀大肌略呈方形，可维持人体直立和后伸髋关节。在臀大肌和坐骨结节间有臀大肌坐骨囊（sciatic bursa of gluteusmaximus），臀大肌外下方的腱膜与股骨大转子间还有臀大肌转子囊（trochanteric bursa of gluteusmaximus）。中层自上而下为臀中肌（gluteus medius）、梨状肌（piriformis）、上孖肌、闭孔内肌腱、下孖肌和股方肌（quadratus femoris）。深层有臀小肌（gluteus minimus）和闭孔外肌（obturator externus）。

在臀肌之间，由于血管神经的穿行或结缔组织的填充，形成许多间隙。这些间隙成为感染蔓延的通道。其中，臀大肌深面的间隙较广泛，可经梨状肌上、下孔通盆腔，借坐骨小孔通坐骨直肠（肛门）窝，沿坐骨神经到达股后区。

（三）梨状肌上、下孔及其穿行的结构

梨状肌起于盆腔后壁，第2~4骶前孔的外侧，向外穿过坐骨大孔（greater sciatic foramen）出盆腔，与坐骨大孔的上、下缘之间各留有一间隙，分别称为梨状肌上孔和梨状肌下孔，各孔内有重要的血管和神经通过。

1. **梨状肌上孔** 穿经该孔的结构,由外侧向内侧依次为臀上神经(superior gluteal nerve)、臀上动脉(superior gluteal artery)和臀上静脉(superior gluteal vein)。臀上神经分上、下两支支配臀中、小肌和阔筋膜张肌后部;臀上动脉也分浅、深两支,浅支主要营养臀大肌,深支营养臀中、小肌及髋关节。静脉与动脉伴行(图8-3)。

2. **梨状肌下孔** 穿经此孔的结构,自外侧向内侧依次为坐骨神经(sciatic nerve)、股后皮神经(posterior femoral cutaneous nerve)、臀下神经(inferior gluteal nerve)、臀下动、静脉(inferior gluteal artery and vein)、阴部内动、静脉(internal pudendal artery and vein)和阴部神经(pudendal nerve)(图8-3)。

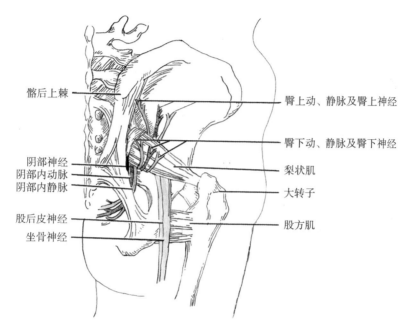

图8-3 臀部的血管神经

臀下动、静脉主要供应臀大肌,并与臀上血管相吻合,还发出分支供应髋关节。阴部内动、静脉自梨状肌下孔出骨盆后,即越过骶棘韧带经坐骨小孔入坐骨直肠窝,营养会阴部结构。股后皮神经伴随坐骨神经下行最后分布至股后部皮肤,并有分支至臀下部皮肤。阴部神经伴阴部内动、静脉进入坐骨直肠窝,分布于会阴部。

3. **坐骨神经与梨状肌的关系** 坐骨神经是全身最粗大的周围神经,起于骶丛,多以单干形式出梨状肌下孔。在臀大肌深面,坐骨结节与股骨大转子连线中点的内侧下降进入股后区,行于大收肌和股二头肌长头之间,下降至腘窝上角,分为胫神经和腓总神经两个终末支(图8-4)。

⊕ **知识链接**

坐骨神经出盆腔时与梨状肌的位置关系

坐骨神经出盆腔时与梨状肌的位置关系变化较多。常见类型有:以一总干出梨状肌下孔者约占66.3%;坐骨神经在盆腔内分为两支,胫神经出梨状肌下孔,腓总神经穿梨状肌肌腹者,约占27.3%;其他变异型约占6.4%(图8-4)。因为坐骨神经与梨状肌关系十分密切,当梨状肌损伤、痉挛或出血肿胀时,易压迫坐骨神经引起腰腿痛,称之为梨状肌损伤综合征。

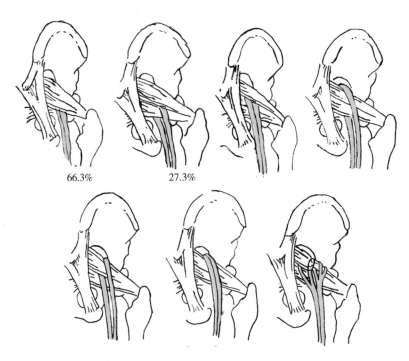

66.3%　　　　27.3%

图 8 - 4　坐骨神经与梨状肌的关系

（四）坐骨小孔及其穿行结构

坐骨小孔（lesser sciatic foramen）由骶棘韧带、坐骨小切迹、骶结节韧带围成，该孔内通过的结构由外侧向内侧依次为：阴部内动、静脉和阴部神经。这些结构由坐骨小孔进入坐骨直肠窝，分布于会阴部。

（五）髋关节的韧带及髋周围动脉网

1. 髋关节的韧带　分为囊内韧带和囊外韧带两部分。囊外韧带主要有：髂股韧带位于髋关节的前方，起自髂前上棘，向下以两条纤维束附着于转子间线的内侧和外侧，可限制髋关节的过伸运动。除髋关节屈曲运动外，在其他运动时，该韧带均处于紧张状态，故对防止髋关节脱位有重要作用。耻股韧带和坐股韧带分别起于耻骨和坐骨，加强髋关节囊的前、后壁。囊内韧带主要有股骨头韧带，附着于股骨头凹和髋臼切迹之间，内有血管通过，对股骨头有一定的营养作用。

2. 髋关节周围　有髂内、外动脉及股动脉等动脉的分支分布，组成吻合丰富的动脉网。通常所说的"臀部十字吻合"位于臀大肌深面，股方肌与股骨大转子附近。十字吻合分别由两侧的旋股内、外侧动脉，上部的臀上、下动脉和下部的股深动脉第 1 穿动脉等组成。其次，在近髋关节的盆侧壁处，还有旋髂深动脉、髂腰动脉、骶外侧动脉、骶正中动脉等及其间的吻合支。盆内脏器两侧之间的动脉吻合也较丰富，故结扎一侧髂内动脉时，可借髋周围动脉网建立侧支循环，以代偿髂内动脉分布区的血液供应（图 8 - 5）。

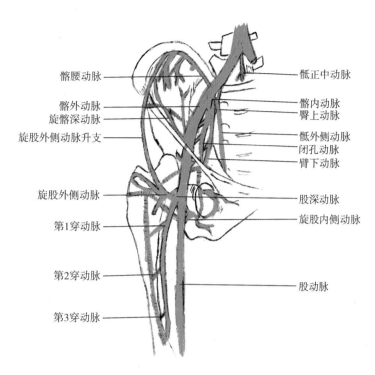

髂腰动脉　　　　　　　　　　　　　　　　　骶正中动脉

髂外动脉　　　　　　　　　　　　　　　　　髂内动脉
旋髂深动脉　　　　　　　　　　　　　　　　臀上动脉

旋股外侧动脉升支　　　　　　　　　　　　　骶外侧动脉
　　　　　　　　　　　　　　　　　　　　　闭孔动脉
　　　　　　　　　　　　　　　　　　　　　臀下动脉

旋股外侧动脉　　　　　　　　　　　　　　　股深动脉

　　　　　　　　　　　　　　　　　　　　　旋股内侧动脉
第1穿动脉

第2穿动脉　　　　　　　　　　　　　　　　股动脉

第3穿动脉

图 8 – 5　髋关节周围动脉网

第三节　股　部

股部前上方以腹股沟韧带与腹部分界，后方以臀沟与臀部为界，上端内侧邻会阴部，下端以髌骨上方 2 横指处的水平线与膝分界。经股骨内、外侧髁的垂线，可将股部分成股前内侧区和股后区。

一、股前内侧区

（一）浅层结构

皮肤厚薄不均，外侧较厚，内侧较薄而柔软，皮脂腺较多。浅筋膜近腹股沟处分为浅深两层，浅层为脂肪层，深层为膜性层，分别与腹前壁下部的脂肪层（Camper 筋膜）和膜性层（Scarpa 筋膜）相延续。膜性层在腹股沟韧带下方约 1cm 处与股部深筋膜（阔筋膜）相融合。浅筋膜富含脂肪，有浅动脉、浅静脉、浅淋巴管、浅淋巴结及皮神经分布。

1. 浅动脉　股部浅动脉的起始、走行、口径大小与临床的皮瓣移植有密切关系。主要有：旋髂浅动脉（superficial iliac circumflex artery），多由股动脉发出，沿腹股沟韧带走向髂前上棘，分布于腹前壁下外侧部。腹壁浅动脉（superficial epigastric artery），单独或与旋髂浅动脉、阴部外动脉共干起于股动脉，于腹股沟韧带内侧半下方约 1cm 处穿阔筋膜，分支供应腹前壁下部。阴部外动脉（external pudendal artery）起于股动脉，分布于外生殖器皮肤。此外尚有发自旋股外侧动脉的股外侧浅动脉。

2. 大隐静脉（great saphenous vein）　全长约 76cm。起于足背静脉弓内侧，经内踝前方，沿小腿内侧缘伴隐神经上行，经股骨内侧髁后方约 2cm 处，进入大腿内侧部，与股内侧皮神经伴行，向前上在耻骨结节外下方穿隐静脉裂孔，汇入股静脉，其汇入点称隐股点。汇入股静脉前，大隐静脉收纳了五条属支，即：旋髂浅静脉（superficial iliac circumflex vein）、腹壁浅静脉（superficial epigastricvein）、阴部外静脉（external pudendal vein）、股内侧浅静脉（superficial medial femoral vein）和股外侧浅静脉（superficial lateral femoral vein）。它们汇入大隐静脉的形式有不同的类型（图 8 – 6），相互间吻合丰富。大隐静脉曲张行高位结扎时，须分别结扎并切断各属支，以防复发。大隐静脉管腔内，有 9 ~ 10 对静脉瓣，以保证血液向心回流。

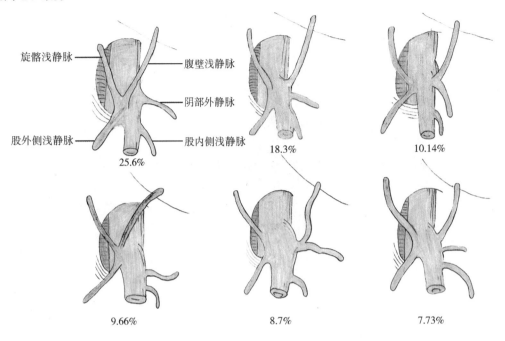

图 8 - 6　大隐静脉属支汇入大隐静脉的类型

3. 浅淋巴结　集中分布于股前内侧区上部，统称为腹股沟浅淋巴结（superficial inguinal lymph nodes）。分为两群：上群又称斜群，有 2 ~ 6 个淋巴结，斜行排列于腹股沟韧带下方，又可分为内、外侧两组，主要收集腹前外侧壁下部、会阴、外生殖器、臀部及肛管和子宫的淋巴；下群又称远侧群或纵群，有 2 ~ 7 个淋巴结，沿大隐静脉末段纵行排列，以大隐静脉为界，亦可分为内、外侧两组，主要收纳下肢的浅淋巴管、会阴和外生殖器的部分淋巴液。其输出淋巴管注入腹股沟深淋巴结或髂外淋巴结（图 8 - 7）。

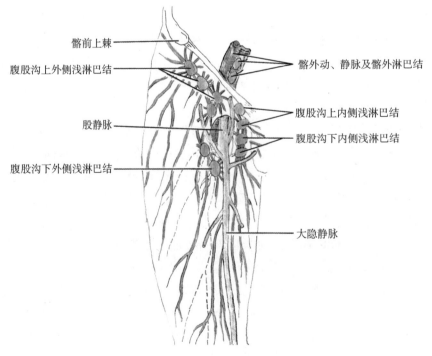

图 8 - 7　腹股沟浅淋巴结

⊕ **知识链接**

大隐静脉曲张

正常情况下，下肢浅静脉依靠肌肉收缩及深、浅静脉的交通和静脉瓣的作用防止血液逆流。但部分人的大隐静脉因先天管壁薄弱，如果长期站立工作或慢性腹压增高，易导致管壁扩张，使得静脉瓣关闭不全，深、浅静脉血液逆流，致使静脉管壁进一步扩张迂曲，最终导致大隐静脉曲张。

4. 皮神经 股前内侧区的皮神经有着不同的来源（图 8 - 8）。股外侧皮神经（lateral femoral cutaneous nerve），来自腰丛，在髂前上棘下方 5 ~ 10cm 处穿出深筋膜，分为前、后两支：前支较长，分布于大腿外侧皮肤；后支较短，分布于臀区外侧皮肤。股神经前皮支（anterior cutaneous branches of femoral nerve），为股神经分支，在大腿前面中部穿过缝匠肌和深筋膜，分布于大腿前面中间部的皮肤。股神经内侧皮支（medial cutaneous branches of femoral nerve），来自股神经，于大腿下 1/3 穿缝匠肌内侧缘和深筋膜，分布于大腿中、下部内侧皮肤。闭孔神经皮支（cutaneous branches of obturator nerve）多数穿股薄肌或长收肌，分布于股内侧中、上部的皮肤。此外，也有生殖股神经及髂腹股沟神经的分支，分布于股前区上部中、内侧皮肤。

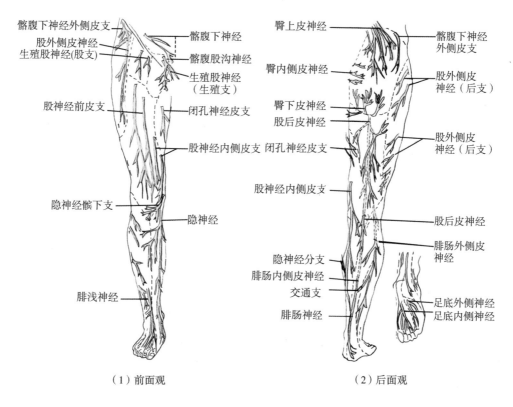

（1）前面观　　　　　　　（2）后面观

图 8 - 8　下肢皮神经

（二）深层结构

1. 深筋膜 大腿深筋膜也称阔筋膜（fascia lata）或大腿固有筋膜。上方附着于腹股沟韧带及髂嵴，与臀筋膜和会阴筋膜相续；下方与小腿筋膜和腘筋膜相续。阔筋膜坚韧致密，为全身最厚的筋膜。在大腿外侧，阔筋膜明显增厚形成一扁带状结构，称为髂胫束。

（1）髂胫束（iliotibial tract） 起自髂嵴前份，上部分为二层，包裹阔筋膜张肌，二者紧密结合不易分离，下端附于胫骨外侧髁、腓骨头和膝关节囊外下部。临床上常用髂胫束作为体壁缺损、薄弱部或膝关节交叉韧带修补重建的材料。

（2）隐静脉裂孔（saphenous hiatus） 又称卵圆窝，为腹股沟韧带中、内 1/3 交点下方约两横指处阔筋膜上的卵圆形薄弱区。表面覆盖一层疏松结缔组织称筛筋膜（cribriform fascia），有大隐静脉及其属支穿入。隐静脉裂孔外侧缘锐利，上端止于耻骨结节并与腹股沟韧带和腔隙韧带相续，下端与耻骨肌筋膜相续，形状呈镰状，因此又称为镰状缘。

2. 骨筋膜鞘 阔筋膜向大腿深部发出股内侧、股外侧和股后 3 个肌间隔，伸入各肌群之间，并附于股骨粗线，与骨膜及阔筋膜共同形成 3 个骨筋膜鞘（图 8-9），容纳相应的肌群、血管及神经。

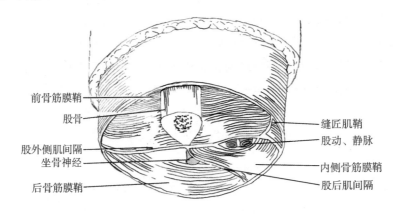

图 8-9 股骨中部骨筋膜鞘

（1）前骨筋膜鞘 包绕股前群肌、股动、静脉、股神经及腹股沟深淋巴结。

（2）内侧骨筋膜鞘 包绕股内侧群肌、闭孔动、静脉和闭孔神经。

（3）后骨筋膜鞘 见股后区。

⊕ **知识链接**

股骨骨折

股骨骨折是临床多发病，由于受暴力作用和肌肉不同方向的牵拉，骨折断端常发生错位。如骨折上 1/3 骨折后，骨折近侧端受髂腰肌等的牵拉及髋关节旋外肌的作用可发生外展、外旋和前屈；而远侧端受内收肌的牵拉向后、内、上移位，造成向外的成角和缩短畸形。骨折中 1/3 骨折后，骨折两断端表现为凸向外侧的成角畸形。骨折下 1/3 骨折后，骨折下断端受腓肠肌的牵拉常向后倾斜，凸向腘窝，易压迫或者刺激腘窝内的神经和血管。

3. 肌腔隙与血管腔隙 腹股沟韧带与髋骨间被髂耻弓（iliopectineal arch）（连于腹股沟韧带和髋骨的髂耻隆起之间的韧带）分隔成内、外侧两部分：外侧的肌腔隙和内侧的血管腔隙，是腹、盆腔与股前内侧区之间的重要通道（图 8-10）。

（1）肌腔隙（lacuna musculorum） 前界为腹股沟韧带外侧部，后外界为髂骨，内侧界为髂耻弓。内有髂腰肌、股神经和股外侧皮神经通过。腰椎结核时，脓液可沿腰大肌及其筋膜，经此腔隙扩散至大腿根部，并可能刺激股神经产生症状。

（2）血管腔隙（lacuna vasorum） 前界为腹股沟韧带内侧部，后界为耻骨肌筋膜及耻骨梳韧带（pectineal ligament），内侧界为腔隙韧带（lacunar ligament）（又称陷窝韧带），外界为髂耻弓。此腔隙内有股鞘及其包含的股动、静脉、生殖股神经股支和淋巴管通过。

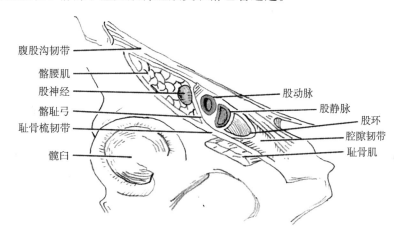

图 8 – 10 肌腔隙与血管腔隙

4. 股三角（femoral triangle） 位于股前内侧区上 1/3 部，呈一底朝上、尖向下的倒三角形凹陷，向下与收肌管相续。

（1）境界 上界为腹股沟韧带，外下界为缝匠肌内侧缘，内下界为长收肌内侧缘，前壁为阔筋膜，后壁自外侧向内侧分别为髂腰肌、耻骨肌和长收肌及其筋膜。

（2）内容 股三角内的结构由外侧向内侧依次为：股神经、股鞘及其包含的股动、静脉、股管及腹股沟深淋巴结和脂肪组织等。股动脉居中，于腹股沟韧带中点深面，由髂外动脉延续而成。外侧为股神经，内侧为股静脉。掌握此种关系可便于股动脉压迫止血，股动、静脉穿刺及股神经麻醉时的定位（图 8 – 11）。

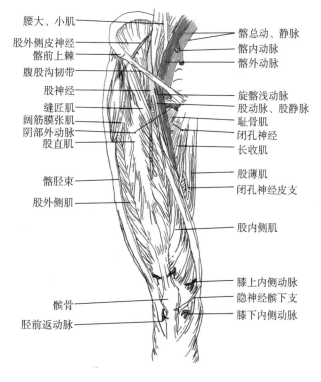

图 8 – 11 髋关节周围动脉网

1）**股鞘（femoral sheath）** 为腹横筋膜及髂筋膜向下延续，包绕股动、静脉上段的筋膜鞘，位于腹股沟韧带内侧半和阔筋膜的深面。呈漏斗形，长3~4cm，向下与股血管的外膜融合，移行为股血管鞘。股鞘内有两条纵行的纤维隔，将鞘分为三个腔：外侧容纳股动脉，中间容纳股静脉，内侧形成股管，股管内有腹股沟深淋巴结和脂肪（图8-12）。

2）股管（femoral canal） 为股鞘内侧份漏斗状的筋膜间隙，平均长约1.3cm。其前壁为腹股沟韧带、腹横筋膜、隐静脉裂孔镰状缘的上端和筛筋膜；后壁为髂腰筋膜、耻骨梳韧带、耻骨肌及其筋膜；内侧壁为腔隙韧带及股鞘内侧壁；外侧壁为股静脉内侧的纤维隔。股管下端为盲端，称股管下角。股管上口称股环（femoral ring），卵圆形，其内侧界为腔隙韧带，后界为耻骨梳韧带，前界为腹股沟韧带，外侧界为股静脉内侧的纤维隔。股环是股管上通腹腔的通道，被薄层疏松结缔组织覆盖，称股环隔，上面衬有壁腹膜。从腹腔面观察，此处壁腹膜呈一小凹，称股凹，位置高于股环约1cm。股管内有1~2个腹股沟深淋巴结和脂肪组织（图8-13）。

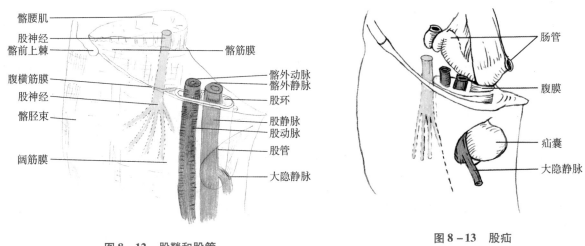

图8-12 股鞘和股管

图8-13 股疝

⊕ 知识链接

股 疝

腹压增高时，腹腔脏器（主要为肠管）可被推向股凹，随壁腹膜一起经股环突至股管，最后由隐静脉裂孔处突出，形成股疝。壁腹膜形成股疝疝囊，其浅面的结构由浅入深依次为皮肤、浅筋膜、筛筋膜、股鞘前壁、腹膜外筋膜形成的股环隔。由于股环上方常有腹壁下动脉的闭孔支或变异的闭孔动脉经过陷窝韧带附近，故行股疝修补术时，应特别注意避免损伤此动脉，该动脉损伤后容易回缩，造成大出血。因股环本身狭小，其前、后和内侧三界均为韧带，不易延伸，所以股疝易发生绞窄。

3）股动脉（femoral artery） 股动脉是髂外动脉自腹股沟韧带中点深面向下的延续，在股三角内行向股三角尖，继而经收肌管下行，穿收肌腱裂孔至腘窝，移行为腘动脉。股动脉在起始处发出三条浅动脉（腹壁浅动脉、旋髂浅动脉和阴部外动脉）均与同名静脉伴行。股动脉的最大分支为股深动脉（deep femoral artery），于腹股沟韧带下方3~5cm处起自股动脉的后外侧，走向内下，行于长收肌和大收肌之间，沿途发出旋股内、外侧动脉，3~4条穿动脉及肌支，同时参与髋周围及膝关节动脉网的组成（图8-14）。

4）股静脉（femoral vein） 为腘静脉向上的延续。起自收肌腱裂孔，与股动脉伴行，位于股动脉后方，逐渐转至股动脉内侧，继而穿血管腔隙移行为髂外静脉。股静脉除收集大腿深部静脉外，主要收纳

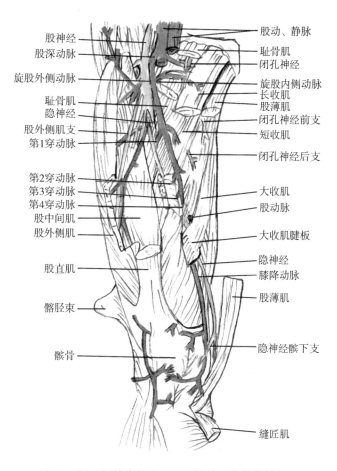

股神经
股深动脉
旋股外侧动脉
耻骨肌
隐神经
股外侧肌支
第1穿动脉
第2穿动脉
第3穿动脉
第4穿动脉
股中间肌
股外侧肌
股直肌
髂胫束
髌骨

股动、静脉
耻骨肌
闭孔神经
旋股内侧动脉
长收肌
股薄肌
闭孔神经前支
短收肌
闭孔神经后支
大收肌
股动脉
大收肌腱板
隐神经
膝降动脉
股薄肌
隐神经髌下支
缝匠肌

图 8 – 14 股前内侧区深层的肌肉、血管和神经

大隐静脉的血液。

5）腹股沟深淋巴结（deep inguinal lymph nodes） 在股静脉上部附近及股管内，有 3～4 个淋巴结。收纳下肢和会阴部的深、浅淋巴。其输出淋巴管注入髂外淋巴结。

6）股神经（femoral nerve） 起于腰丛，沿髂筋膜深面，经肌腔隙内侧部，进入股三角。主干短而粗，随即发出众多肌支、皮支和关节支。肌支分布至股四头肌、缝匠肌和耻骨肌；关节支至髋和膝关节；皮支有股神经前皮支和内侧皮支，分布至股前内侧区的皮肤。其中最长的皮神经为隐神经（saphenous nerve），在股三角内走行于股动脉外侧，下行入收肌管，在收肌管下端穿大收肌腱板，行于缝匠肌和股薄肌之间，在膝关节内侧穿深筋膜，伴大隐静脉，分支分布于髌骨下方、小腿内侧和足内侧缘的皮肤。

5. 收肌管（adductor canal） 又称 Hunter 管，位于股中 1/3 段前内侧，缝匠肌的深面，大收肌和股内侧肌之间，是一断面呈三角形，长 15～17cm 的管状间隙。前壁为张于股内侧肌与大收肌间的收肌腱板，浅面覆以缝匠肌；外侧壁为股内侧肌；后壁为长收肌和大收肌。上口与股三角尖相通，下口为收肌腱裂孔（adductor tendinous opening），通腘窝上角，所以收肌管又称股腘管。股三角或腘窝的炎症，可借此相互蔓延。收肌管内的结构：前为股神经的股内侧肌支和隐神经；中为股动脉；后为股静脉以及淋巴管和疏松结缔组织。股动脉在收肌管下段发出膝降动脉（descending genicular artery）。

6. 股内侧区的血管和神经 有闭孔动、静脉和闭孔神经。闭孔动脉（obturator artery）起于髂内动脉，穿闭膜管出骨盆至股内侧，分前、后两支，分别位于短收肌的前、后方，营养内收肌群、髋关节和股方肌，并与旋股内侧动脉吻合。闭孔静脉与同名动脉伴行，回流至髂内静脉。闭孔神经（obturator nerve）起于腰丛，伴闭孔血管出闭膜管后，亦分两支：前支支配内收肌群大部及膝关节；后支支配闭孔外肌和大收肌。

二、股后区

（一）浅层结构

皮肤较薄，浅筋膜较厚。股后皮神经位于阔筋膜与股二头肌之间，沿股后正中线下行至腘窝上角。沿途分支分布于股后区、腘窝及小腿后区上部的皮肤。

（二）深层结构

1. 后骨筋膜鞘 包绕股后群肌、坐骨神经及深淋巴结和淋巴管。鞘内的结缔组织间隙上通臀部，下达腘窝，炎症可沿此间隙内的血管神经束互相蔓延。

2. 坐骨神经（sciatic nerve） 是全身最粗大的周围神经，起于骶丛，多以单干形式出梨状肌下孔。在臀大肌深面，坐骨结节与股骨大转子连线中点的内侧下降进入股后区，行于大收肌和股二头肌长头之间，下降至腘窝上角，分为胫神经和腓总神经两个终末支（图 8 – 15）。

在股后部，坐骨神经主要从内侧发出肌支，支配股二头肌长头、半腱肌、半膜肌和大收肌，由腓总神经发出的神经支配股二头股短头。

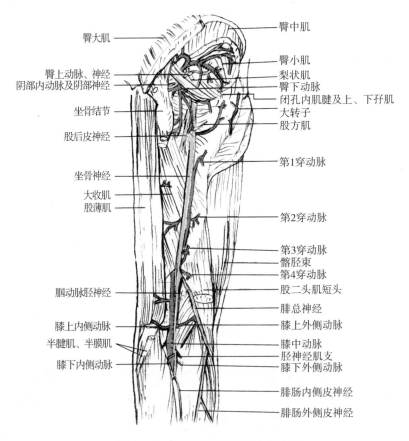

图 8 – 15　臀部及股后区的血管神经

第四节　膝　部

膝部是从髌骨上缘上方 2 横指到胫骨粗隆高度的范围，分为膝前区和膝后区。

一、膝前区

膝前区的主要结构包括皮肤、筋膜、滑液囊和肌腱等。伸膝时，明显可见并能扪及股四头肌腱、髌骨及髌韧带的轮廓。髌韧带两侧的深面，填以髌下脂垫（infrapatellar fatpad）。屈膝时，该处呈浅凹，是膝关节腔穿刺的常用部位。

（一）浅层结构

皮肤薄而松弛，皮下脂肪少，移动性大。皮肤与髌韧带之间，有髌前皮下囊（subcutaneous prepatellar bursa），慢性劳损时易发生炎症。在膝内侧，有隐神经自深筋膜穿出并发髌下支；在外上和内上方有股外侧皮神经、股神经前皮支和内侧皮支的终末分布；外下方有腓肠外侧皮神经分布。

⊕ **知识链接**

隐 神 经

隐神经穿出收肌管前壁时，被周围结缔组织包裹不易活动，肢体活动或体位不当时，神经易受持续性牵拉。挤压造成局部水肿粘连，进而造成神经卡压，引起下肢疼痛或感觉异常。

（二）深层结构

膝前区的深筋膜是阔筋膜的延续，并与其深面的肌腱融合。膝外侧部有髂胫束，内侧部有缝匠肌腱和股薄肌腱共同形成的"大鹅足"。其深面有一较大的滑液囊，称"鹅足囊"。中间部为股四头肌腱，附着于髌骨底及两侧缘，继而延续为髌韧带（patellar ligament），止于胫骨粗隆。在髌骨两侧，股四头肌腱与阔筋膜一起，形成髌支持带（patellar retinaculum），附着于髌骨、髌韧带及胫骨内、外侧髁。在股四头肌腱与股骨之间，有一大的髌上囊（suprapatellar bursa），多与膝关节腔相通。当关节腔积液时，可出现浮髌感。此时可在髌骨两侧缘中点，行关节腔穿刺抽液检查。髌韧带两侧的凹陷处，向后可扪及膝关节间隙，此处相当于半月板的前端（图 8－16）。

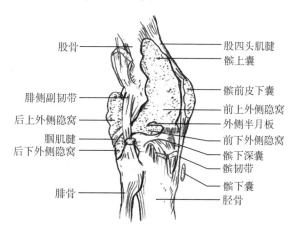

图中标注（左）：股骨、腓侧副韧带、后上外侧隐窝、腘肌腱、后下外侧隐窝、腓骨

图中标注（右）：股四头肌腱、髌上囊、髌前皮下囊、前上外侧隐窝、外侧半月板、前下外侧隐窝、髌下深囊、髌韧带、髌下囊、胫骨

图 8－16 膝关节滑膜囊

二、膝后区

膝后区主要为腘窝（popliteal fossa），伸膝时，此部深筋膜紧张；屈膝时腘窝边界清晰可见，其内上和外上界的半腱肌、半膜肌和肌二头肌腱均可触及。

（一）浅层结构

皮肤松弛薄弱，移动性较大。浅筋膜中有小隐静脉穿入深筋膜，其周围有腘浅淋巴结。此区的皮神经为股后皮神经终末支、隐神经及腓肠外侧皮神经的分支。

（二）深层结构

1. 腘窝的境界　腘窝为膝后区的菱形凹陷。外上界为股二头肌腱，内上界主要为半腱肌和半膜肌，下内和下外界分别为腓肠肌内、外侧头。腘窝顶（浅面）为腘筋膜，是大腿阔筋膜的延续，向下移行为小腿深筋膜。腘筋膜由纵、横交织的纤维构成，致密而坚韧，患腘窝囊肿或腘动脉瘤时，因腘筋膜的限制而胀痛明显。腘窝底自上而下为股骨腘面、膝关节囊后部及腘斜韧带、腘肌及其筋膜。

2. 腘窝内容　腘窝内含有重要的血管和神经。在腘窝中部，由浅入深依次为胫神经、腘静脉和腘动脉。腘窝外上界还有腓总神经。血管周围有腘深淋巴结（图8－17）。

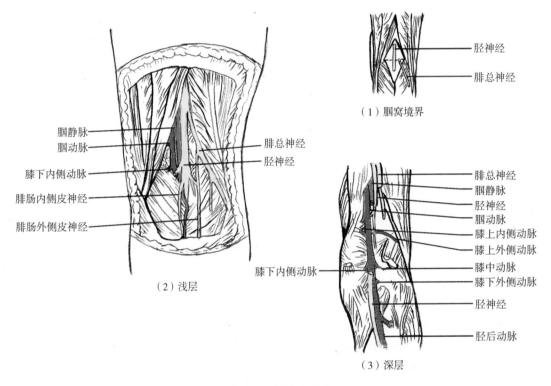

图8－17　腘窝内容物

（1）**胫神经与腓总神经**　胫神经（tibial nerve）位于腘窝的最浅面，在腘窝上角由坐骨神经分出，沿腘窝中线下行，到腘肌下缘穿比目鱼肌腱弓，进入小腿后区。在腘窝内，发出肌支、关节支至附近肌肉和膝关节。另发出腓肠内侧皮神经（medial sural cutaneous nerve），伴小隐静脉下行至小腿后面，加入腓肠神经（sural nerve）。腓总神经（common peroneal nerve）为坐骨神经的另一终末支，自腘窝上角，沿股二头肌腱内侧缘行向外下，越腓肠肌外侧头表面，至腓骨头下方，绕腓骨颈，在此分为腓浅和腓深神经。腓总神经在腘窝发出关节支和皮支（腓神经交通支，communicating branch of peroneal nerve）和腓肠外侧皮神经（lateral sural cutaneous nerveve）。

（2）**腘动脉（popliteal artery）**　是股动脉的延续，位置最深，与股骨腘面及膝关节囊后部紧贴，故股骨髁上骨折易损伤腘动脉。腘动脉上部位于胫神经内侧，中部居胫神经前方，下部转至胫神经外侧。腘动脉在腘窝的分支有5条：膝上内侧动脉、膝上外侧动脉、膝中动脉、膝下内侧动脉和膝下外侧动脉，供应膝关节，并参与膝关节动脉网的组成。其他分支营养膝部的肌肉。在腘肌下缘，腘动脉分成胫前动脉和胫后动脉两终支。

（3）**腘静脉**（popliteal vein）　由胫前、后静脉在腘窝下角处汇合而成，并接受小隐静脉注入。在腘窝内伴胫神经和腘动脉上行，位于二者之间，并与腘动脉包于同一筋膜鞘内。

（4）**腘深淋巴结**（deep popliteal lymph nodes）　位于腘血管周围，4~5个。收纳小腿以下的深淋巴和小腿后、外侧和足外侧部的浅淋巴管。其输出淋巴管注入腹股沟深淋巴结。

三、膝关节的韧带及膝关节动脉网

1. 膝关节的韧带　有囊外韧带和囊内韧带，其共同作用为加强关节的稳定性。囊外韧带主要有：髌韧带位于膝关节前下方，由股四头肌腱移行而来，向下附着于胫骨粗隆，两侧有侧副韧带加强：腓侧副韧带为附着于股骨外侧髁与腓骨头之间的条索状结构，与关节囊分离；胫侧副韧带张于股骨内侧髁与胫骨内侧髁之间，呈三角形，分为浅、深两层，其中深层与关节囊及内侧半月板连接紧密。侧副韧带在屈膝时松弛，伸膝时紧张，可防止膝关节过伸，同时亦可防止膝关节过度内收和外展。膝关节后部有腘斜韧带，由胫骨内侧髁至股骨外侧髁。囊内韧带主要为交叉韧带：前交叉韧带附着于胫骨髁间前窝和股骨内侧髁的外侧面，防止胫骨过度前移；后交叉韧带附着于胫骨髁间后窝与股骨外侧髁的内侧面，防止胫骨过度后移。另外，在膝关节内有膝横韧带。

2. 膝关节动脉网　膝关节的血供十分丰富，由股动脉、腘动脉、胫前动脉和股深动脉的多个分支在膝关节周围吻合形成动脉网。主要有旋股外侧动脉降支、膝降动脉、膝上内侧动脉、膝上外侧动脉、膝中动脉、膝下内侧动脉、膝下外侧动脉、股深动脉的第3穿动脉和胫前返动脉。膝关节动脉网不仅能保证供给膝关节的营养，而且腘动脉损伤或栓塞时，可变成侧支循环的重要途径，以保证肢体远端的血供（图8-18）。

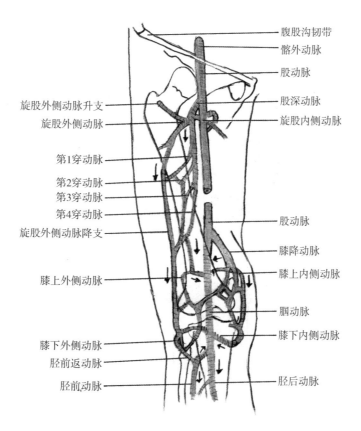

图 8-18　膝关节动脉网

第五节　小　腿　部

小腿上界为平胫骨粗隆的环形线，下界为内、外踝基部的环形连线。经内、外踝的垂线，可将小腿分为小腿前外侧区和小腿后区。

一、小腿前外侧区

（一）浅层结构

皮肤较厚而紧，移动性小，多毛发，血供较差，损伤后愈合较慢。浅筋膜疏松，含少量脂肪。轻度水肿时，于内踝上方易出现压痕。浅静脉为大隐静脉及其属支。大隐静脉起于足背静脉弓的内侧，经内踝前方约1cm处（大隐静脉切开术的常用部位），上行于小腿前内侧。大隐静脉及其属支在此区与小隐静脉和深静脉有广泛的交通和吻合。

此区的皮神经主要有两条：隐神经伴大隐静脉行至足内侧缘，在小腿上部隐神经居静脉后方，在小腿下部绕至静脉前方；腓浅神经（superficial peroneal nerve）由腓总神经分出，于小腿外侧中、下1/3交点处，穿出深筋膜至皮下，随即分成内、外侧支，行至足背。

（二）深层结构

小腿前外侧区深筋膜较致密。在胫侧，与胫骨体内侧面的骨膜紧密融合；在腓侧，发出前、后肌间隔，止于腓骨骨膜。这样，深筋膜，前、后肌间隔，胫、腓骨骨膜及骨间膜，共同围成前骨筋膜鞘和外侧骨筋膜鞘，容纳相应肌群及血管和神经（图8－19）。

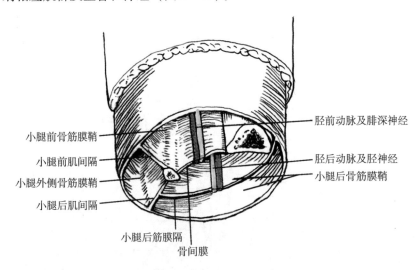

图 8－19　小腿中部骨筋膜鞘

1. 前骨筋膜鞘　容纳小腿前群肌、腓深神经和胫前血管。

（1）**胫前动脉**（anterior tibial artery）　于腘肌下缘由腘动脉分出后，即向前穿骨间膜，进入小腿前骨筋膜鞘，紧贴骨间膜前面，伴腓深神经下行。上1/3段位于胫骨前肌和趾长伸肌之间。下2/3段位于胫骨前肌和踇长伸肌之间，主干下行至伸肌上支持带下缘处，移行为足背动脉。胫前动脉起始部发出胫前返动脉，加入膝关节动脉网；中部发肌支营养小腿前群肌肉及胫、腓骨；下部在踝关节附近发内、外踝前动脉，与踇内、外侧动脉吻合，参与构成踝关节动脉网（图8－20）。

（2）**胫前静脉**（anterior tibial veins）　2支，与同名动脉伴行。

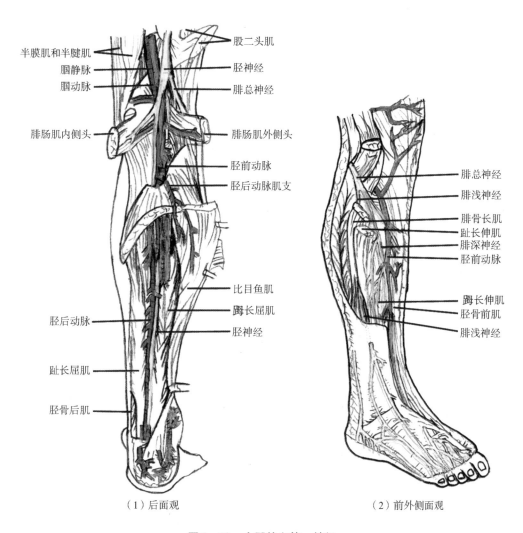

半膜肌和半腱肌
腘静脉
腘动脉
腓肠肌内侧头
胫后动脉
趾长屈肌
胫骨后肌

股二头肌
胫神经
腓总神经
腓肠肌外侧头
胫前动脉
胫后动脉肌支
比目鱼肌
踇长屈肌
胫神经

腓总神经
腓浅神经
腓骨长肌
趾长伸肌
腓深神经
胫前动脉
踇长伸肌
胫骨前肌
腓浅神经

（1）后面观　　　　　　　　　　　　（2）前外侧面观

图 8-20　小腿的血管、神经

（3）腓深神经（deep peroneal nerve）　在腓骨颈高度发自腓总神经，穿腓骨长肌起始部及前肌间隔，进入前骨筋膜鞘与胫前血管伴行。发肌支支配小腿前群肌和足背肌。皮支仅分布于第1、2趾相对面的背侧皮肤。腓深神经损伤可致足下垂和不能伸趾。

2. 外侧骨筋膜鞘　包绕小腿外侧群肌、腓浅血管及腓浅神经等。腓浅神经也是在腓骨颈高度由腓总神经分出，下行于腓骨长、短肌之间，发肌支支配此二肌。于小腿外侧中、下1/3交点处，穿出深筋膜至皮下，分布于小腿外侧及足背皮肤（第1趾蹼及第1、2趾相对面皮肤除外）。腓浅神经损伤常导致足不能外翻。

二、小腿后区

（一）浅层结构

此区皮肤柔软，弹性好，血供丰富，是临床上常用的带血管蒂皮瓣的供皮区。浅筋膜较薄，内有小隐静脉及其属支、腓肠内侧皮神经、腓肠外侧皮神经、腓神经交通支和腓肠神经等。

1. 浅静脉　小腿后区的浅静脉为小隐静脉（small saphenous vein）及其属支。小隐静脉起于足背静脉弓的外侧端，伴腓肠神经绕外踝后方于小腿后区正中线上行，至腘窝下角处，穿腘筋膜入腘窝，稍上升一段后汇入腘静脉。小隐静脉有7~8个静脉瓣，并有交通支和穿支与大隐静脉和深静脉相交通。静脉瓣发育不良或深静脉回流受阻，可导致小隐静脉和大隐静脉曲张。

2. 皮神经　小腿后区的皮神经主要有腓肠外侧皮神经、腓肠内侧皮神经和腓肠神经。腓肠外侧皮神经由腓总神经发出，于腘窝外侧角穿出深筋膜，分布于小腿后区外上部皮肤。腓肠内侧皮神经在腘窝由胫神经发出，伴小隐静脉下行于腓肠肌内、外侧头之间，多数在小腿中份穿深筋膜浅出，与腓肠外侧皮神经发出的交通支吻合形成腓肠神经。后者继续伴小隐静脉下行，分支分布于小腿后区下部皮肤，并经外踝后方至足背外侧缘，移行为足背外侧皮神经（lateral dorsal cutaneous nerve）分布于足背外侧部的皮肤。

（二）深层结构

此区深筋膜较致密，与胫、腓骨的骨膜、骨间膜及后肌间隔共同围成小腿后骨筋膜鞘，容纳小腿后群肌肉及血管神经束（图 8 - 19）。

1. 后骨筋膜鞘　小腿后骨筋膜鞘分浅、深两部。浅部容纳小腿三头肌，向下逐渐缩窄，仅包绕跟腱及周围脂肪；深部容纳小腿后群深层肌及腘肌，在小腿上部，由外侧向内侧依次为踇长屈肌、胫骨后肌和趾长屈肌。在内踝后上方，趾长屈肌腱越胫骨后肌腱浅面向外侧，至足底与踇长屈肌腱形成"腱交叉"。

2. 血管神经束

（1）胫后动脉（posterior tibial artery）　为腘动脉的直接延续，在小腿后区深、浅肌层之间下行，沿途分支营养邻近肌肉。主干经内踝后方进入足底。胫后动脉起始处发腓动脉，沿胫骨后肌表面，斜向外下，在踇长屈肌与腓骨之间，下降于外踝后方，移行为外踝支。腓动脉主要营养邻近肌肉和胫、腓骨（图 8 - 20）。

（2）胫后静脉（posterior tibial veins）　为 2 支，与同名动脉伴行。

（3）胫神经（tibial nerve）　是腘窝内胫神经的延续，伴胫后血管行于小腿后群浅、深肌之间，经内踝后方进入足底。该神经发肌支支配小腿后群肌。皮支为腓肠内侧皮神经，伴小隐静脉分布于小腿后面的皮肤。

第六节　踝与足部

踝部上界平内、外踝基底的环线，下界为过内、外踝尖的环线，其远侧为足部。踝部以内、外踝分为踝前区和踝后区。足部又可分为足背和足底。

一、踝前区与足背

（一）浅层结构

皮肤较薄，浅筋膜较为疏松，缺少脂肪，浅静脉和肌腱等结构清晰可见。浅静脉有足背静脉弓及其属支。其内、外侧端逐渐分别合成大、小隐静脉。皮神经为足背内侧的隐神经和外侧的腓肠神经终支（足背外侧皮神经），足背中央有腓浅神经终支（足背内侧皮神经和足背中间皮神经），在第 1、2 趾相对面侧有腓深神经。

> ⊕ **知识链接**
>
> #### 凹陷性水肿
>
> 因心功能不全或其他原因导致全身水肿时，水肿常最先出现于身体最低、且浅筋膜较疏松的部位，如小腿下部、踝部、足背等处。诊断时按压足背或内踝上方皮肤，可出现凹陷性水肿。

（二）深层结构

踝前区深筋膜为小腿深筋膜的延续，增厚形成两个支持带。

1. 伸肌上支持带（superior extensor retinaculum） 又称小腿横韧带，呈宽带状，位于踝关节上方，连于胫、腓骨下端之间。深面有内、外侧两个间隙：内侧通过胫骨前肌腱、胫前血管和腓深神经；外侧通过蹈长伸肌腱、趾长伸肌腱和第 3 腓骨肌。

2. 伸肌下支持带（inferior extensor retinaculum） 又称小腿十字韧带，位于踝关节前方的足背区，呈横"Y"字形，外侧端附于跟骨外侧面，内侧端分叉附于内踝及足内侧缘。伸肌下支持带向深面发出纤维隔，形成 3 个骨纤维管：内侧者通过胫骨前肌腱，中间者通过蹈长伸肌腱、足背动脉和腓深神经，外侧者通过趾长伸肌腱和第 3 腓骨肌腱。各肌腱均有腱鞘包绕（图 8-21）。

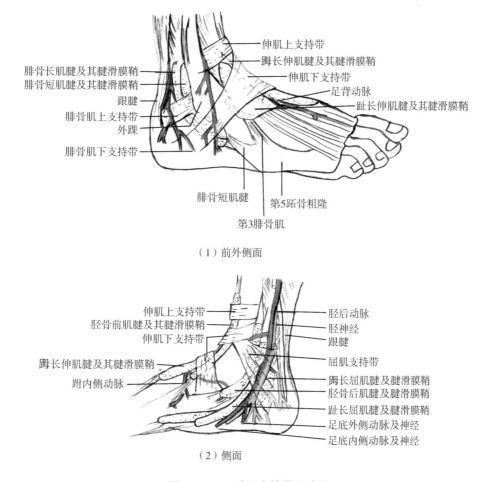

（1）前外侧面

（2）侧面

图 8-21 下肢肌支持带及腱鞘

3. 足背动脉（dorsal artery of foot） 在伸肌上支持带下缘续于胫前动脉。在踝关节前方行于蹈长伸肌腱和趾长伸肌腱之间，位置表浅，其搏动易于触摸。主干继续沿着蹈短伸肌内侧缘和深面前行，沿途发跗外侧动脉，行向足背外侧；跗内侧动脉 1~3 支，行向足背内侧及足底；弓状动脉向足背外侧弓状弯行，与跗外侧动脉吻合，并发 3 支跖背动脉；足底深支，穿第 1 跖骨间隙至足底与足底动脉吻合；第 1 跖背动脉，为足背动脉主干的终末，分布于蹈蹈趾和第 2 趾背面的内侧（图 8-22）。

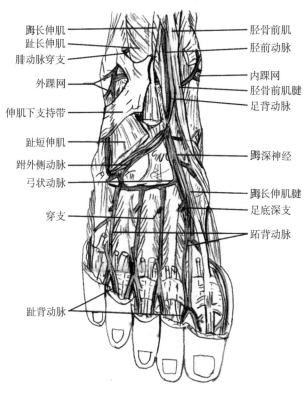

图 8-22　踝前区及足背

4. 腓深神经　多行于足背动脉的内侧，分成内、外侧两终支，分布于足背肌、足关节及第1、2趾相对面背侧的皮肤。

5. 足背筋膜间隙及内容　足背深筋膜分两层：浅层为伸肌下支持带的延续，附着于足内、外缘；深层紧贴骨间背侧肌及跖骨骨膜。两层间为足背筋膜间隙，容纳趾长伸肌腱及腱鞘，趾短伸肌及腱鞘、足背动脉及其分支和伴行静脉以及腓深神经（图8-21）。

二、踝后区

上界为内、外踝基部后面的连线，下界为足跟下缘。正中线深面有跟腱附着于跟骨结节。跟腱与内、外踝之间各有一浅沟：内侧浅沟深部有小腿屈肌腱及小腿后区的血管、神经穿入足底；外侧浅沟内有小隐静脉、腓肠神经及腓骨长、短肌腱通过。

（一）浅层结构

此区皮肤上部移动性大，足跟皮肤角化层较厚。浅筋膜较疏松，跟腱两侧有较多脂肪。跟腱与皮肤之间有跟皮下囊，跟腱止端与跟骨骨面之间有跟腱囊。

（二）深层结构

1. 踝管（malleolar canal）　踝后区的深筋膜在内踝和跟骨结节内侧面之间的部分增厚，形成屈肌支持带，又称分裂韧带。此韧带与跟骨内侧面和内踝共同围成踝管。支持带向深面发出3个纤维隔，将踝管分成4个通道，通过的结构由前向后依次为：①胫骨后肌腱；②趾长屈肌腱；③胫后动、静脉和胫神经；④长屈肌腱（图8-23）。

🌐 **知识链接**

踝 管

踝管是小腿后区与足底间的一个重要通道，故小腿后区或足底感染时，可借踝管互相蔓延。由于某种原因（如跟骨畸形、腱鞘囊肿）使踝管通道变狭窄时，有可能压迫踝管内容物，形成"踝管综合征"。主要表现为踝部以下胫神经分支分布区感觉障碍。如足跟内侧，足底及足趾出现烧灼性疼痛和皮肤感觉减退。

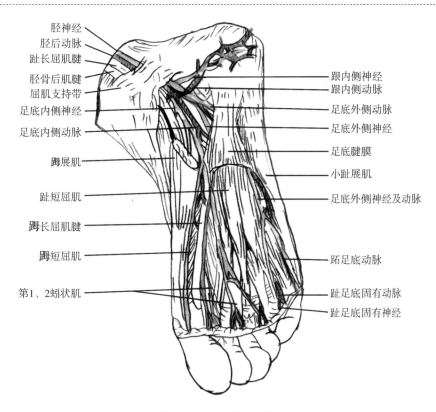

胫神经	跟内侧神经
胫后动脉	跟内侧动脉
趾长屈肌腱	足底外侧动脉
胫骨后肌腱	足底外侧神经
屈肌支持带	足底腱膜
足底内侧神经	小趾展肌
足底内侧动脉	足底外侧神经及动脉
踇展肌	跖足底动脉
趾短屈肌	趾足底固有动脉
踇长屈肌腱	趾足底固有神经
踇短屈肌	
第1、2蚓状肌	

图 8 – 23 踝后区及足底

2. 腓骨肌上、下支持带 外踝后下方的深筋膜增厚，形成腓骨肌上、下支持带。腓骨肌上支持带连于外踝后缘与跟骨外侧面上部之间，限制腓骨长、短肌腱于外踝后下方；腓骨肌下支持带前端续于伸肌下支持带，后端止于跟骨外侧面前部，有固定腓骨长、短肌腱于跟骨外侧面的作用。两肌腱在穿经支持带深面时，共同包于一个总腱鞘内（图 8 – 24）。

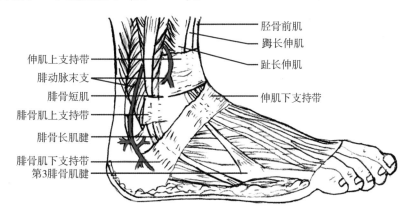

	胫骨前肌
伸肌上支持带	踇长伸肌
腓动脉末支	趾长伸肌
腓骨短肌	伸肌下支持带
腓骨肌上支持带	
腓骨长肌腱	
腓骨肌下支持带	
第3腓骨肌腱	

图 8 – 24 踝与足背外侧面

3. 踝关节的韧带　踝关节内、外侧各有一些韧带加强，主要有内侧韧带和外侧韧带。内侧韧带起于内踝下缘，止于舟骨、距骨和跟骨前内侧面，呈"三角形"。外侧韧带分成 3 部：距腓前韧带位于外踝前缘和距骨前外侧面之间；距腓后韧带位于外踝后缘和距骨后突之间；跟腓韧带位于外踝尖和跟骨外侧面中部之间。外侧韧带比内侧韧带薄弱，更易损伤（图 8 – 25）。

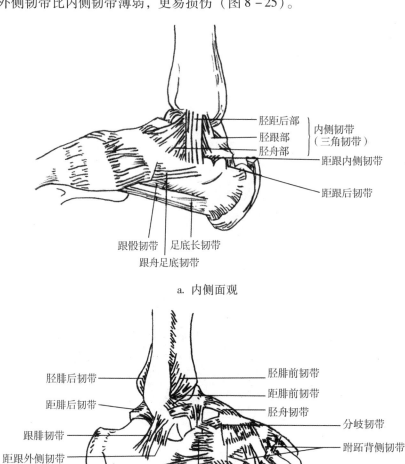

a. 内侧面观

b. 外侧面观

图 8 – 26　足的韧带

三、足底

（一）浅层结构

足底皮肤厚、致密而坚韧，移动性差，尤以足跟、足外侧缘和踇趾基底部更为增厚。这些部位是身体重力的支持点，容易因摩擦增厚而形成胼胝。浅筋膜内致密的纤维束将皮肤与足底深筋膜紧密相连。

（二）深层结构

足底深筋膜分两层。浅层覆于足底肌表面，两侧较薄，中间部增厚称跖腱膜（又称足底腱膜），相当于手掌的掌腱膜；深层覆于骨间肌的跖侧，又称骨间跖侧筋膜。

1. 足底腱膜（plantar aponeurosis）　三角形，含有较多的纵行纤维。后端稍窄，附于跟骨结节前缘内侧部。其两侧缘向深部发出肌间隔，止于第 1、5 跖骨，在足底形成三个骨筋膜鞘。

（1）内侧骨筋膜鞘　容纳踇展肌、踇短屈肌、踇长屈肌腱以及血管和神经。

（2）中间骨筋膜鞘　容纳趾短屈肌、足底方肌、踇收肌、趾长屈肌腱、蚓状肌、足底动脉弓及其分支、足底外侧神经及分支等。

（3）外侧骨筋膜鞘　容纳小趾展肌、小趾短屈肌及血管和神经。

2. 足底的血管和神经　胫后动脉及胫神经穿踝管至足底，即分为足底内、外侧动脉和足底内、外侧神经。足底内侧动脉较细小，伴同名静脉和神经沿足底内侧缘前行，分布于邻近组织，末端与第1～3跖足底动脉吻合。足底外侧动脉较粗，伴同名静脉和神经斜向前外，穿趾短屈肌深面至足底外侧缘，分支分布于邻近组织，终支向内弯行至第1趾骨间隙处，与足背动脉的足底深支吻合成足底弓。由足底弓发出4个跖足底动脉，分布于各趾。足底内侧神经支配足底内侧部的肌肉和关节、足底内侧半及内侧三个半趾底面的皮肤。足底外侧神经支配足底外侧部肌肉和关节、足底外侧半及外侧一个半趾底面的皮肤。

⊕ **知识链接**

骨筋膜鞘

　　足底骨筋膜鞘对感染有一定的限制作用，但中间骨筋膜鞘中除容纳肌、血管和神经外，还含有较多的疏松结缔组织，故足底外伤感染时，易导致中间骨筋膜鞘蜂窝组织炎。炎症可沿足底弓和足背动脉足底深支周围的疏松结缔组织蔓延至足背，甚至可经踝管向小腿后骨筋膜鞘蔓延。

（三）足弓

足弓（arch of foot）由跗骨与跖骨借韧带和关节连结而成，可分为内、外侧纵弓及横弓（图8－26）。

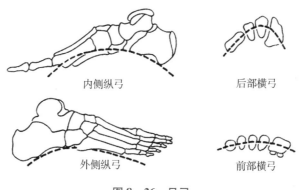

内侧纵弓　　　后部横弓

外侧纵弓　　　前部横弓

图8－26 足弓

1. 内侧纵弓　较高，由跟骨、距骨、足舟骨、第1～3楔骨和第1～3跖骨及其连结共同构成。主要由胫骨后肌腱、趾长屈肌腱、踇长屈肌腱、足底方肌、足底腱膜及跟舟足底韧带等结构维持。

2. 外侧纵弓　较低，由跟骨、骰骨、第4、5跖骨及其连结构成。主要由腓骨长肌腱、足底长韧带及跟骰足底韧带等结构维持。

3. 横弓　由骰骨、第1～3楔骨、第1～5跖骨基底部及其间的连结构成，主要由腓骨长肌腱、胫骨前肌腱及踇收肌横头等结构维持。

足弓是人体直立、行走及负重的装置，其弹性能缓冲地面对身体产生的震荡，可保护足底血管和神经免受压迫。足弓的发育不良或受损，可引起足弓塌陷，导致扁平足。

第七节　下肢的解剖操作

一、股前内侧区

（一）切口

尸体仰卧位，做三个切口。

1. 上切口　从髂前上棘切至耻骨结节。

2. 下切口　经胫骨粗隆水平向内、外侧切至小腿的内、外侧。

3. 纵切口　由上切口中点向下，沿大腿前面作纵切口，切至下切口。

各切口均应浅切，向两侧翻起皮肤，注意避免切断浅筋膜内的血管和神经。

（二）层次解剖

1. 解剖浅筋膜内结构

（1）解剖大隐静脉及其属支与伴行的浅动脉　在股骨内侧髁后缘脂肪组织内寻找大隐静脉及伴行的隐神经。向上追踪大隐静脉至耻骨结节下外3cm处，可见其穿过股部深筋膜注入股静脉。用镊子将大隐静脉近侧端稍提起，用刀柄将隐静脉裂孔下外侧缘的轮廓画清，清楚地显示隐静脉裂孔的边缘，观察其形状、大小和位置。在附近分别解剖大隐静脉的五条属支。先找出腹壁浅静脉、旋髂浅静脉、阴部外浅静脉及伴行的三条同名动脉（动脉很细小，可单独起自股动脉，亦可共干起于股动脉。暂不追踪动脉的起点）。观察大隐静脉末段与股静脉之间是否有阴部外动脉通过，临床上常用该动脉作为寻找大隐静脉根部的标志。寻找股内侧浅静脉和股外侧浅静脉，这两条浅静脉的注入点位置较低。最后全面观察大隐静脉五条属支的类型和大隐静脉与深静脉的交通支。纵行剖开一段大隐静脉以观察静脉瓣。

（2）观察腹股沟浅淋巴结　在腹股沟韧带下方及大隐静脉近端两旁的脂肪中，寻找和观察腹股沟浅淋巴结。观察后可除去。

（3）解剖皮神经　在浅筋膜内寻找下列皮神经：①股外侧皮神经，在髂前上棘下方5~10cm处穿出深筋膜；②股神经前皮支和内侧皮支于大腿中、下部沿缝匠肌表面穿出深筋膜；③闭孔神经皮支于大腿上部内侧穿出阔筋膜（大约在缝匠肌中点内侧3横指处可找到该神经）。追踪这些皮神经至远端，尽量保留下来。

2. 解剖深筋膜　保留浅血管和皮神经，去除浅筋膜，仔细观察阔筋膜，可见外侧与内侧厚薄不一。股外侧面阔筋膜增厚的部分叫髂胫束，起自髂嵴，止于胫骨外侧髁。臀大肌下份附着于髂胫束，阔筋膜张肌包于髂胫束上份两层之间。由腹股沟韧带中点稍下向下纵行切开阔筋膜，用刀柄将其与深层组织分离，翻向两侧，至髂胫束前缘时切断阔筋膜以保留髂胫束。

3. 解剖股前群肌肉　仔细去除股前部的阔筋膜，解剖缝匠肌和股四头肌。观察股四头肌四个头的位置及纤维方向。检查股四头肌腱，观察其包绕髌骨形成髌韧带附着于胫骨粗隆的情况。

4. 解剖股三角及其内容

（1）观察股三角的位置、边界及股鞘的结构特点　注意股鞘为包绕股血管的漏斗形薄层筋膜鞘。纵切股鞘可见其分为三个纵形的腔，分别容纳股动、静脉和股管。

（2）解剖股动脉及主要分支　在髂前上棘至耻骨联合上缘的中点（腹股沟中点），腹股沟韧带下方，寻找股动脉，并追踪至股三角的尖，观察其深入缝匠肌的深面，进入收肌管。在股动脉主干上部后外侧，距腹股沟韧带3~5cm处解剖出它的最大分支股深动脉。股深动脉在股三角内有两个主要分支，旋股外侧动脉和旋股内侧动脉。旋股外侧动脉一般从股深动脉外侧发出，走在缝匠肌和股直肌深面。切断缝匠肌上端和股直肌中部，并翻起肌肉，可见旋股外侧动脉分为升、横、降3支。在股深动脉内侧解剖出旋股内侧动脉，可见它从髂腰肌和耻骨肌之间穿向深面。此两条动脉有时可直接发自股动脉。沿股深动脉主干追踪寻找沿途发出的3~4支穿动脉，观察它们穿过短收肌与大收肌至大腿后部。

（3）解剖股静脉、观察腹股沟深淋巴结　在股动脉内侧解剖出股静脉，注意其先位于股动脉内侧，至股三角尖走向股动脉后方。清理股深静脉时，勿损伤股深动脉分支，并注意寻找腹股沟深淋巴结，观察后除去。

（4）探查股管　股静脉内侧的潜在性间隙即股管，内有腹股沟深淋巴结和脂肪。观察股管长约1.5cm，外侧壁是将股静脉与其分隔的纤维隔，前壁为阔筋膜，后壁为耻骨肌筋膜。股管上口叫股环，用小指顺股静脉内侧向上探，可通向股环。下口是盲端，对着卵圆窝的内上份。

（5）解剖股神经　在腹股沟韧带下方，股动脉的外侧，切开覆盖于髂腰肌表面的髂腰筋膜，暴露股神经及髂腰肌。解剖追踪股神经的分支，形如马尾，分别支配耻骨肌、缝匠肌、股四头肌及股前内侧区皮肤。其中有一支与股动脉伴行进入收肌管，称隐神经，追踪并修洁之。

5. 解剖收肌管及其内容　将已切断的缝匠肌向上、下翻起，如有皮神经穿过此肌，可切断。注意缝匠肌下段的深面有一层致密的结缔组织，叫腱板，架于股内侧肌与长收肌、大收肌之间。缝匠肌与腱板共同组成收肌管前壁。纵行切开腱板，暴露收肌管内结构，主要是股三角内结构的延续，如股神经的股内侧肌支、隐神经和股动、静脉等。用镊子分离管内结构，观察动、静脉与神经的关系，隐神经从外侧跨过股动脉前方至内侧。在收肌管内寻找隐神经发出的髌下支和股动脉发出的膝降动脉（或膝最上动脉），观察其二者伴行，共同从股薄肌与缝匠肌腱之间穿出，分布于膝内侧。注意股动脉在收肌管内逐渐跨向股静脉的前内侧，两者共同通过收肌腱裂孔至腘窝。

6. 解剖股内侧肌群及闭孔神经　分离内侧的股薄肌，再清理长收肌和耻骨肌。在长收肌起点下约3cm处切断该肌，向上、下翻起暴露深部的短收肌。清理短收肌及其表面的闭孔神经前支和位于其深面的闭孔神经后支。清理短收肌后下方的大收肌，注意该肌下部的收肌腱裂孔，股动、静脉由此进出腘窝，改名为腘动、静脉。

二、小腿前外侧区与足背

（一）切口

为了同时解剖小腿前外侧区和足背，作四条切口。

（1）在内、外踝水平作一过踝关节前方的横切口。

（2）沿足趾根部，趾蹼背侧作一横切口达足背内、外侧缘。

（3）延长大腿前面的纵切口直达内、外踝水平的横切口处。

（4）循上述第1、2条切口的中点，纵切足背皮肤，直达第3趾尖。

将皮肤翻向两侧。注意膝部、踝部、足背部的皮肤切口要浅，剥皮要薄，切勿损伤浅筋膜内的浅静脉和皮神经。

（二）层次解剖

1. 浅筋膜

（1）小腿前外侧区浅筋膜内结构

1）解剖大隐静脉和隐神经　沿股前内侧区解剖出的大隐静脉向下追踪并修洁至足背，保留之。同时找出与其伴行的隐神经。从足背静脉弓外侧端找出小隐静脉，往上追踪至其通过外踝的后下方。同时找出与小隐静脉伴行的腓肠神经。

2）解剖腓浅神经　在清除小腿浅筋膜前，先在小腿外侧中、下1/3交界处，仔细找出腓浅神经的皮支，并追踪修洁至足背远端，保留之。

（2）解剖足背浅筋膜内的结构　找出足背静脉弓，沿其内侧端清理出大隐静脉起始段及伴行的隐神经。从外侧端清理出小隐静脉及伴行的腓肠神经终支足背外侧皮神经。在足背正中部位修洁和保留腓浅神经的两终支足背内侧和足背中间皮神经，观察其分布。在第1、2趾蹼处切开浅筋膜，寻找腓深神经的终末支。

2. 深筋膜　清除所有浅层脂肪，暴露小腿及足背的深筋膜。观察深筋膜各部不同的厚度：从胫骨外侧髁前方向下纵行切开深筋膜，可见小腿上部深筋膜较厚，其深面有肌肉附着不易分离；小腿中部深筋膜较薄，肌肉较易分离；小腿下部和踝关节上方的深筋膜横行纤维增厚，即伸肌上支持带（小腿横韧带）。踝关节前下方近足背处，深筋膜又显著增厚，呈横位的"Y"型，即伸肌下支持带（小腿十字韧带）。检查它们的境界及附着点，清除深筋膜，仅保留伸肌上、下支持带。

3. 小腿前外侧区深层结构

（1）解剖小腿前、外侧群肌　于小腿下1/3从内侧到外侧依次解剖小腿前方的胫骨前肌、跨长伸肌、趾长伸肌和其外侧的第三腓骨肌；在小腿外侧，修洁腓骨长、短肌。清理深筋膜时注意观察在伸肌上支持带及腓骨肌支持带深面经过的肌腱皆包以腱滑液鞘，其功能是保护肌腱，减少摩擦。

（2）解剖胫前动脉和伴行静脉　分离胫骨前肌与趾长伸肌的上段，在两肌之间，骨间膜前面，解剖出胫前动脉和伴行静脉（除去静脉保留动脉）。清理动脉时注意勿伤及附近的神经。向上尽量分开胫骨前肌与趾长伸肌，在胫骨粗隆水平处横断胫骨前肌，切除胫骨前肌上份残端的肌纤维，沿胫前动脉向上，找出向内上行于胫骨前肌深面、紧贴胫骨外侧髁的胫前返动脉（与胫前返神经伴行），两者分支分布于膝关节。在小腿下份腓骨内侧，纵切伸肌上持带。于第三腓骨肌外侧，找出腓动脉的穿支，该支有时粗大，可代替足背动脉。

（3）解剖腓浅、腓深神经　在腓骨颈外侧找出腓总神经，观察其绕过腓骨颈前面，穿入腓骨长肌深面，并分成三个分支：胫前返神经、腓浅神经和腓深神经。将尖头镊沿腓总神经方向向前插入腓骨长肌，按腓总神经的走向切断该肌，上述三条神经就会暴露。胫前返神经与胫前返动脉伴行；腓浅神经在腓骨长、短肌之间下行，观察其支配两肌的肌支以及在小腿前外侧中、下1/3交界处穿出深筋膜，分为内、外两支的情况。沿胫前动脉（小腿前群肌深面）寻找和修洁腓深神经达足背。

4. 解剖足背的深层结构　清理跨长伸肌腱和趾长伸肌腱，并找出其深面的跨短伸肌和趾短伸肌。在足趾根部切断跨长、短伸肌腱及趾长、短伸肌腱，翻向近侧。在踝关节前方找出腓深神经。再找出与腓深神经伴行的足背动脉和足背静脉，追踪该动脉至第1跖间隙近侧端，寻找发出的第1跖背动脉和足底深支。

三、臀区及股后区

（一）切口

尸体俯卧位。

1. 上切口　从髂前上棘沿髂嵴切到髂后上棘，再向内侧切至骶部正中。

2. 正中切口　由上切口内侧端沿骶部正中垂直向下切至尾骨尖。

3. 下切口　沿臀沟作一弧形切口至臀部外侧。

4. 膝下切口　经腘窝下方（相当于胫骨粗隆水平）作一横切口。

5. 股后纵切口　由第3切口中点向下沿股后正中线纵切至膝下切口。

将臀区皮肤翻向外侧，股后区皮肤翻向两侧。注意切口不宜过深，以免损伤浅筋膜中的血管、神经。

（二）层次解剖

1. 解剖浅筋膜内结构　于髂嵴上方、竖脊肌外缘，浅筋膜内寻找由第1～3腰神经发出的后支，即臀上皮神经，并向下追踪至臀上部。在臀大肌下缘中点附近，寻找从下向上的臀下皮神经2～3支（为股后皮神经的分支）。股后部浅筋膜中无重要结构，可直接去除。

2. 观察深筋膜　臀区深筋膜非常发达，它发出纤维束深入到臀大肌肌束内，故不易清理。追查臀筋膜的延续，可见其向上附着于髂嵴，向外下方移行于阔筋膜，向下移行于股后深筋膜。观察后可沿肌纤维方向仔细剥离并除去深筋膜。

3. 解剖深层结构

（1）解剖臀大肌及股后皮神经　在臀大肌下缘与股二头肌相交处，纵行切开深筋膜直达腘窝。在深筋膜的深面，寻找股后皮神经。修洁臀大肌上、下缘。沿臀大肌起点约2cm处弧形切开臀大肌。在未切断该肌之前，先用手指或刀柄伸入臀大肌的深面，尽可能地钝性分离，边分边切，注意不要损伤其深面的血管、神经。臀大肌切开后向两侧翻开，用镊子清理进入臀大肌上部的臀上动、静脉的浅支，以及进入臀大肌下部的臀下动、静脉和神经。将臀大肌向外侧翻开，可见此肌与股骨大转子之间的滑液囊。

（2）解剖梨状肌上孔的血管和神经　清理梨状肌上缘，使之与臀中肌分离，清理并切断臀中肌中份，将此肌翻开即可见臀小肌。在梨状肌的内上方，寻找由梨状肌上孔穿出的臀上动脉、静脉和臀上神经，并修洁之。臀上动脉分浅、深两支，浅支分布至臀大肌，深支伴臀上神经分布至臀中、小肌。

（3）解剖梨状肌下孔的血管和神经　在梨状肌下方可见人体最粗大的坐骨神经，其内侧为股后皮神经，再内侧为臀下动、静脉和臀下神经，它们分布至臀大肌，依次解剖和修洁这些神经和血管，并保留之。在最内侧解剖出阴部内动、静脉和阴部神经，它们行径隐蔽，出梨状肌下孔后，立即进入坐骨小孔，然后走向坐骨直肠窝至会阴部。

（4）观察坐骨神经及其毗邻　清理坐骨神经周围结缔组织，可见该神经自梨状肌下孔穿出后（有时在梨状肌上缘或梨状肌中穿出）在坐骨结节与大转子连线中点偏内下行。在臀大肌下缘与股二头肌长头之间坐骨神经位置表浅。提起坐骨神经，在其深面由上而下清理上孖肌、闭孔内肌腱、下孖肌和股方肌。垂直切断股方肌并翻开，可见其深面的闭孔外肌腱。

（5）观察股后区的肌肉及神经和血管　分别修洁半腱肌、半膜肌和股二头肌。在股二头肌深面，追踪坐骨神经及支配股后群肌和部分大收肌的肌支。在坐骨神经深面寻找股深动脉发出的穿动脉，观察其穿过短收肌和大收肌，营养股后区肌肉的情况。

四、腘窝及小腿后区　📱微课

（一）切口

（1）在腘窝下缘已有一横切口。

（2）于内、外踝水平过踝关节后方作一横切口。

（3）沿小腿后区正中作一纵切口，与切口1、2相连。将小腿皮肤翻向两侧。

（4）由切口2中点作一垂直切口直达足跟，把皮肤尽量向两侧翻开。注意踝部的横切口不宜过深。

（二）层次解剖

1. 解剖浅筋膜内结构　在外踝后下方的浅筋膜中，解剖出小隐静脉及伴行的腓肠神经，向上追踪至穿入腘窝的深筋膜为止。小心清除小腿后面及腘窝的浅筋膜，注意小隐静脉穿入腘筋膜的位置，观察在小腿后面中、下份，小隐静脉是否有穿支与深静脉交通，大、小隐静脉之间是否有吻合支。沿腓肠神经向上解剖，于小腿后正中线深筋膜深面，可找到腓肠内侧皮神经（起自胫神经）。在腓骨头后方约5cm处，找出由腓总神经发出的腓肠外侧皮神经和腓神经交通支，观察腓肠神经是怎样形成的。

2. 解剖深筋膜　切开厚而坚韧的腘筋膜，在小隐静脉末端附近，有时可见1~2个腘淋巴结，看到后除去。然后修洁腘窝边界的肌肉，同时修去小腿后区的深筋膜。

3. 解剖深层结构

（1）观察腘窝境界　观察腘窝上内侧界的半膜肌和半腱肌，上外侧界的股二头肌，下内侧界和下外侧界的腓肠肌内、外侧头，并修洁之。

（2）解剖腘窝中的血管和神经　清理股二头肌内侧缘，找出腓总神经，追踪至腘窝外侧角，可见其在腓骨头下方绕腓骨颈向前穿入腓骨长肌（至小腿前外侧面的部分已解剖）。在腘窝中线清理胫神经，可见其发分支到小腿三头肌，还有若干关节支。

用木枕垫在踝关节前方，使小腿后群肌肉放松。先清理腓肠肌的内、外侧头，钝性分离，使之与跖肌、比目鱼肌及腘肌分开。将腓肠肌内、外侧头从起点下约5cm处（胫神经分支穿入点以下）切断，将该肌翻向下方，再小心切开包裹腘动、静脉的筋膜鞘。暴露腘静脉，并拉向一侧，其深面为腘动脉。解剖腘动脉在腘窝发出的五条关节支：①膝上内侧动脉；②膝上外侧动脉；③膝中动脉；④膝下外侧动脉；⑤膝下内侧动脉。

（3）解剖小腿后区的肌肉、血管和神经　仔细解剖穿过比目鱼肌上缘倒"U"形腱弓的胫神经和胫后动、静脉。沿腱弓切断比目鱼肌内侧份，翻向外侧。可见该肌深面为小腿深筋膜隔，分隔小腿后面浅、深两群肌肉，观察后将其清除。然后切开腘肌表面的筋膜，显露腘肌。辨认胫骨后肌（中间）、趾长屈肌（胫侧）和姆长屈肌（腓侧），注意三者在内踝上、下位置关系的变化。

在胫骨后肌表面，清理胫后动、静脉及胫神经。在腘肌下缘，观察腘动脉分成胫前、后动脉。解剖胫前动脉及伴行静脉至穿骨间膜为止。清理胫后动脉及其肌支，追踪至屈肌支持带深面。在腘肌下缘胫后动脉起点稍下方，寻找腓动脉及伴行静脉，沿腓骨内侧缘向下追踪至腓骨肌支持带深面。观察胫神经在小腿后面的分支，向下追踪至屈肌支持带深面。

（4）解剖踝管及其内容　在内踝与跟骨之间切开屈肌支持带，打开踝管，观察支持带向深面发出的纤维隔和形成的四个骨纤维管。解剖踝管内结构，从前向后依次为胫骨后肌腱、趾长屈肌腱、胫后动脉及伴行静脉、胫神经和姆长屈肌腱等。

五、足底

在踝前垫一木枕，使足底朝上。

（一）切口

（1）从足跟沿足底正中线纵切至中趾的趾端。

（2）沿趾根从足底外侧横切至足底内侧。

剥离足底皮肤，可见皮肤及浅筋膜很厚，以足跟、姆趾根及足底外侧更明显。

（二）层次解剖

1. 解剖足底浅、深筋膜　修去浅筋膜，注意其内的脂肪及纤维束结实，趾蹼处横行纤维发达。解剖深筋膜，可见内侧部最薄，外侧部较厚，中间部最厚称足底腱膜。修去内、外侧部，保留足底腱膜，注意勿损伤深面的结构。观察足底腱膜向前分裂成5束，终于五趾，两侧向深部发出内、外侧肌间隔，附于第1、5跖骨。于趾蹼处沿趾间隙纵行切开足底腱膜，清除脂肪组织，寻找通向趾部的神经和血管。

2. 解剖足底浅层肌及血管和神经　在跟骨前方5cm处，横断足底腱膜，割断内、外侧肌间隔，向远侧翻起，注意勿损伤深面的结构。由内侧向外侧修洁姆展肌、趾短屈肌和小趾展肌，解剖出其间的足底内、外侧神经及血管。

3. 解剖足底中层肌及血管和神经　在中部切断趾短屈肌，翻向远侧，暴露跬长屈肌腱及趾长屈肌腱。观察两肌腱在足底内侧相互交叉。进一步察看足底方肌及四个蚓状肌。观察走在足底方肌浅面的足底外侧神经、血管及其分支；观察走在跬展肌与趾短屈肌之间的足底内侧神经、血管及其分支。

4. 解剖足底深层肌及血管和神经　在跟结节前方切断足底方肌、趾长屈肌腱及跬长屈肌腱，翻向远侧，暴露跬短屈肌、跬收肌和小趾短屈肌。在足底内侧切断跬展肌起端，翻向远侧，露出胫骨后肌腱。在足底外侧切断小趾展肌止端，翻向近侧，露出腓骨长肌腱。检查二肌腱的止点。切断跬收肌斜头及横头起端，翻向远侧，露出足底动脉弓、足底外侧神经深支以及3个骨间足底肌和4个骨间背侧肌。

目标检测

1. 试述股三角的境界及其内容。
2. 试述收肌管的组成、经过结构及其临床意义。
3. 试述腘窝的境界及其内容。

书网融合……

本章小结

微课

题库